前列腺多参数 MRI 图谱

PI-RADS 解读及解剖-MR 影像-病理对照

Atlas of Multiparametric Prostate MRI

With PI-RADS Approach and Anatomic-MRI-Pathological Correlation

主编 Joan C. Vilanova Violeta Catalá
Ferran Algaba Oscar Laucirica

主审 叶慧义

主译 王海屹

河南科学技术出版社

· 郑州 ·

内容提要

本书以磁共振成像在前列腺癌的应用为中心，首先介绍了前列腺癌 MRI 诊断的基础——前列腺 MRI 技术及前列腺解剖，随后结合前列腺影像报告及数据系统(PI-RADS)第 2 版的内容进行了解读，为读者传授准确诊断前列腺癌的方法，同时作者针对前列腺癌 MRI 诊断方面的要点及存在的问题或陷阱进行了细致的阐述，并对 MRI 在前列腺癌分级中的作用及如何分析进行了阐释，最后介绍了前列腺癌复发及随访的相关知识，使读者不仅学习前列腺癌的 MRI 诊断，同时从临床角度了解前列腺癌采用不同治疗方法后的监测及随访策略。本书适合影像科及泌尿外科医师，以及相关专业的住院医师、进修医师、研究生阅读。

图书在版编目（CIP）数据

前列腺多参数 MRI 图谱/（西）琼 C・维拉诺瓦等主编；王海屹译. 一郑州：河南科学技术出版社，2020.01
ISBN 978-7-5349-9707-5

Ⅰ.①前… Ⅱ.①琼… ②王… Ⅲ.①前列腺疾病－核磁共振成像－诊断学－图谱 Ⅳ.①R697.04-64

中国版本图书馆 CIP 数据核字（2019）第 221463 号

First published in English under the title:
Atlas of Multiparametric Prostate MRI: With PI-RADS Approach and Anatomic－MRI－Pathological Correlation

Edited by Joan C. Vilanova, Violeta Catalá, Ferran Algaba and Oscar Laucirica

著作权合同登记号：豫著许可备字-2019-A-0091

出版发行： 河南科学技术出版社
北京名医世纪文化传媒有限公司
地址：北京市丰台区万丰路 316 号万开基地 B 座 1-114　　邮编：100161
电话：010-63863186　010-63863168
策划编辑： 孟凡辉
文字编辑： 陈　鹏
责任审读： 周晓洲
责任校对： 龚利霞
封面设计： 吴朝洪
版式设计： 崔刚工作室
责任印制： 陈震财
印　　刷： 河南瑞之光印刷股份有限公司
经　　销： 全国新华书店、医学书店、网店
开　　本： 889 mm×1194 mm　1/16　　**印张：** 10　　**字数：** 240 千字
版　　次： 2020 年 1 月第 1 版　　2020 年 1 月第 1 次印刷
定　　价： 118.00 元

如发现印、装质量问题，影响阅读，请与出版社联系并调换

编者名单

主　审　叶慧义

主　译　王海屹

译　者　（以姓氏笔画为序）

丁效蕙　中国人民解放军总医院第一医学中心病理科

马　露　北京大学第三医院放射科

王海屹　中国人民解放军总医院第一医学中心放射科

叶慧义　中国人民解放军总医院第一医学中心放射科

申艳光　北京中医药大学第三附属医院影像中心

史涛坪　中国人民解放军总医院第一医学中心泌尿外科

白　旭　中国人民解放军总医院研究生院

刘琳琳　北京市第一中西医结合医院放射科

许　伟　中国人民解放军总医院第一医学中心放射科

张　桃　内蒙古自治区国际蒙医医院影像中心

张乐乐　北京市昌平区医院放射科

赵国全　中国人民解放军总医院第一医学中心放射科

唐业欢　广西医科大学第一附属医院放射科

前　言

前列腺磁共振成像(MRI)在前列腺癌的检出、局部分期、主动监测和治疗后随访方面发挥着极为重要的作用。如何进行规范的前列腺 MRI 扫描,如何正确解读前列腺 MR 图像及如何避免陷阱和错误,对于从事前列腺癌诊断及治疗的影像医师及泌尿外科医师而言,是日常工作的基本要求。

由 Joan C. Vilanova 教授等主编的《前列腺多参数 MRI 图谱》一书,以前列腺影像报告及数据系统(PI-RADS)第 2 版(PI-RADS V.2)内容为纲,全面系统介绍了前列腺 MRI 扫描技术,前列腺解剖,前列腺癌病理,PI-RADS V.2 的阅片模式,阅片中存在的陷阱及如何避免的技巧,前列腺癌 MRI 的局部分期及 MRI 在前列腺癌复发及随访中的价值。对于影像医生和泌尿外科医生,认真阅读及揣摩本书的要点,相信能够规范前列腺 MRI 阅片的习惯,显著提高前列腺癌 MRI 诊断及分期的水平。本书的翻译过程中,得到了各位译者在内的各位影像医生的积极参与,更特别邀请解放军总医院第一医学中心放射诊断科叶慧义教授作为本书的主审,邀请病理科丁效蕙老师,泌尿外科史涛坪老师对本书中病理、外科、解剖等内容进行了仔细翻译和校对,相信一定会让本书可读性更强。

我们要知晓的是,随着经验积累、文献报道,PI-RADS 将不断获得更新和发展。2019 年上半年,PI-RADS V.2 进行了小幅度的更新,由 PI-RADS V.2 更新为 PI-RADS V.2.1。其中对扫描技术,DWI 在移行带病变评分中的权重等方面进行了调整。但总的来说,与 PI-RADS V.2 版保持了一致的方向。有兴趣的读者可在阅读本书的基础上结合 PI-RADS V.2.1 的更新进一步的学习。

总之,希望我们对《前列腺多参数 MRI 图谱》的翻译,能够帮助各位同道全面系统了解前列腺 MRI,养成良好的前列腺 MRI 阅片习惯,提高前列腺癌 MRI 诊断水平,最终使更多的患者获益。

目 录

第一章

前列腺MRI技术

内容

1.1 引言

前列腺癌(PCa)是男性患者中最常见的实体肿瘤,2015 年美国有 220 800 例新发病例和 27 540 例死亡[1]。在欧洲,2012 年前列腺癌发病率约 23%(译者注:原文献指 2012 年男性各种新发肿瘤病例中前列腺癌占约 23%),年直接死亡超过 92 000 例[2]。不过,欧洲 2005－2007 年前列腺癌的 5 年生存率稳步上升至 83.4%[3]。

目前,通常认为前列腺癌是一种多灶疾病,表现为一个主要病灶(标志病变)和一个或多个单独的相对小的病灶。从临床角度来看,必须区分前列腺癌的两种亚型:隐匿或非临床显著癌(Gleason≤6)和临床显著癌(Gleason≥7),如果治疗不当,可能会导致患者寿命减少和(或)生活质量降低[4]。现在,Gleason 评分 3 + 4 是否可被认为是低风险疾病,尚处在讨论中[5]。为了改善患者分层,一种新的分级系统已经被提议来解决 Gleason 系统本身的问题[6]。

目前,临床上可疑前列腺癌患者常规要进行血清前列腺特异性抗原(PSA)和直肠指检(DRE)筛查。

DRE 敏感度很低,只能发现体积超过 0.2ml 的肿瘤。此外,PSA 在除前列腺癌之外的良性病变中也可以升高,例如良性前列腺增生(BPH)和前列腺炎。最近的一项研究指出,尽管基于 PSA 的筛查在疾病的早期阶段(当病变局限于腺体时)提高了前列腺癌的检出率,但其在前列腺癌特定的生存率以及筛查患者的平均生存率方面均未显示出显著的益处。此外,这类筛查往往造成过度诊断和过度治疗[7,8]。

然而,尽管 PSA 的特异性较低,但它可以作为前列腺癌诊断的独立变量[9]。随着该血液标志物的升高,尤其是进行性升高,临床上前列腺癌的可能性增大。从这个角度考量,PSA 的血液水平在 3～4ng/ml 时,前列腺癌风险为 27%,Gleason 评分 > 7 分的肿瘤风险为 6.7%。

多参数 MRI(mpMRI)已被证明是区分高侵袭性和低侵袭性前列腺癌的有用工具,因此适用于临床显著癌患者的分层,尤其是之前经直肠超声检查(TRUS)阴性的情况[10]。因此,2015 年欧洲泌尿外科学会(EAU)关于前列腺癌的指南中认可多参数 MRI 在活检阴性但临床高度怀疑前列腺癌的这些病例中的作用[11]。通过 MRI-超声融合系统或 MR 直接引导下活检(in-bore biopsy)针对多参数 MRI 可疑区域进行靶向活组织检查,这无疑使前列腺癌的诊断发生了改变[12]。从这个意义上说,最近的数据显示,与 TRUS 活检的标准诊断途径相比,靶向活检对临床显著癌的检出率提高了 18%[13]。

1.2 多参数 MR 成像(mpMRI)

近年来,MRI 对前列腺癌治疗方面的影响越来越大。通过使用形态学和功能序列的组合,多参数 MRI 可以分析、区分不同的肿瘤特征。此外,更重要的是,多参数 MRI 可以区分必须治疗的前列腺临床显著癌(Gleason>7)和不需要立即治疗的非临床显著癌,从而可避免由过度治疗带来的副作用。

1.2.1 临床考量

一般认为,如果是为了检出肿瘤病灶,那么前列腺多参数 MRI 成像可在任何时间进行。只有在近期进行过 TRUS 引导的活检时,出血区域在 T_1 加权序列上表现为高信号或在扩散加权成像(DWI)和动态对比增强(DCE)图像上有磁敏感伪影,会干扰多参数 MRI 的结果。然而,活检后的出血对前列腺临床显著癌的检出影响不大,尤其是以前 TRUS 引导下活检结果为阴性时。不过,出血可能导致前列腺癌的局部分期混淆,因此建议系统穿刺活检为阳性结果时,需要延迟 6 周再进行多参数 MRI 检查。

另一个争论的领域是在多参数 MRI 之前患者是否需要进行特定的准备。多参数 MRI 检查前建议直肠是清洁的,这是因为空气和粪便的存在会导致 DWI 图像扭曲变形或干扰直肠内线圈的正确放置(如果使用的话)。通常,建议在试验前将直肠排空,并且在某些中心,多参数 MRI 检查前需要进行灌肠。对于更进一步的操作,例如用导管清空直肠空气或在俯卧位进行研究,通常很少实行。

此外,是否使用解痉药来减少肠蠕动也存在争论,可能需要根据所使用的方案来确定是否需要使用(即 3D 快速自旋回波 T_2 加权序列相对比 2D 序列,对蠕动敏感——即更容易产生伪影)。

1.2.2 技术考量

1.2.2.1 磁场场强

前列腺多参数 MRI 检查通常采用高场磁场(1.5T 或以上)。由于信噪比(SNR)的提高,3.0T 磁体与低场强(1.5T)磁体相比具有明显的优势,可提高空间和(或)时间分辨率。尽管如此,3T 和 1.5T 场强均可用于前列腺癌的检测、诊断和分期,前列腺成像报告和数据系统(PI-RADS)2.0 版指南[14]中详细指出,如果有 3.0T 场强则推荐使用。

3T 场强的主要缺点之一是更易产生磁敏感伪影、信号不均匀和几何失真。

1.2.2.2 线圈

即使在具有更多通道(16 通道或更高通道)的表面线圈出现之后,直肠内线圈的使用仍然是一个争论的问题。当与表面线圈组合使用时,直肠内线圈可增加信噪比,从而改善形态学序列的空间分辨率及基于扩散和 DCE-MRI 序列的信号强度。当对体积较大的患者进行成像时,两种类型的线圈的组合使用很有价值,而仅用表面线圈不能提供足够的信号强度,如最优序列采集或某些临床需求如临床分期。然而,直肠内线圈的使用也存在若干缺点,例如准备和检查时间延长。直肠内线圈还可能导致前列腺的变形,增加患者的不适感。为了使得直肠内线圈相关的易感性伪影达到最小化,需要仔细安置线圈,并用液体全氟化碳或钡悬浮液代替空气来扩张球囊。

具有高场强和多元件表面线圈的现代 MRI 扫描仪能够在没有直肠内线圈的情况下成功进行前列腺研究。目前认为 3T 多参数 MRI 检查可无需使用直肠内线圈,其图像质量与 1.5T 直肠内线圈的成像质量相似。1.5T 场强是否需要直肠内线圈更具争议性,可能与每个机器的特定特征,所使用的相控阵线圈的元件数量、尺寸和序列设计有关。目前的趋势是在 1.5T 和 3T 磁体中尽量少使用直肠内线圈。此外,最近的一项荟萃分析显示,使用直肠内线圈进行局部前列腺癌分期并未对前列腺包膜外侵犯的检测带来额外的益处,仅略微提高了精囊受累检测的灵敏度[15]。

1.2.3　多参数 MRI 序列和扫描方案

典型的多参数 MRI 方案由两组序列组成：形态学（T_1 和 T_2 加权序列）序列和不同类型的功能序列（DWI、DCE-MRI 和磁共振波谱成像）。序列的组合根据临床需要和采集时间来决定。如今，磁共振波谱成像（MRS）的应用越来越少。此外，由于临床对多参数 MRI 需求的日益增加和磁共振仪数目的限制，双参数 MRI（即仅包括 T_2 加权序列和 DWI）正积极应用于前列腺癌的筛查。在这方面，PI-RADS 2.0 版还降低了 DCE-MRI 在前列腺癌检测中的作用[16]。

PI-RADS 2.0 版对于如何执行多参数 MRI 方案进行了详细的解释，并就不同序列的设计提出建议，以保证多参数 MRI 的质量。

1.2.3.1　形态学序列

T_1 加权序列

大视野（FOV）的横轴位或冠状位自旋回波（SE）或梯度回波（GE）序列，施加或不施加脂肪抑制技术，可用于排除前列腺和精囊中的活检后出血及在前列腺癌分期研究中检测局部区域性淋巴结转移和骨转移（图 1.1）。T_1 加权序列通常在横轴位采集，与其余序列的方位相同。如前所述，T_1WI 逐渐较少用于检测。同时需要注意，DCE-MRI 的基线预扫描，可以准确地检测出血的存在，这样在检测方案中不必进行特定的 T_1 加权序列扫描。

人们越来越关注组织 T_1 弛豫时间的测定，如 T_1 mapping，以区分前列腺癌与正常前列腺组织和其他良性病变，例如前列腺炎。初步数据显示癌症的 T_1 值低于正常外周带[17]。

T_2 加权图像

T_2 加权图像用于评估前列腺区域解剖结构（图 1.2 和图 1.3）。由于其固有的高信号，外周带可以很容易地与移行带和中央带以及前纤维肌性间质区分开。在 PI-RADS 2.0 版指南中，T_2 加权图像是检测移行带和中央带前列腺癌的主要序列。此外，T_2 加权序列可以发现外周带前列腺显著癌，尽管其表现并不特异。因此，在 PI-RADS 2.0 版指南中外周带的前列腺癌检测不考虑这些采集。此外，T_2 加权图像是前列腺癌局部分期的关键，可评估前列腺包膜外侵犯、精囊腺浸润以及淋巴结受累情况。

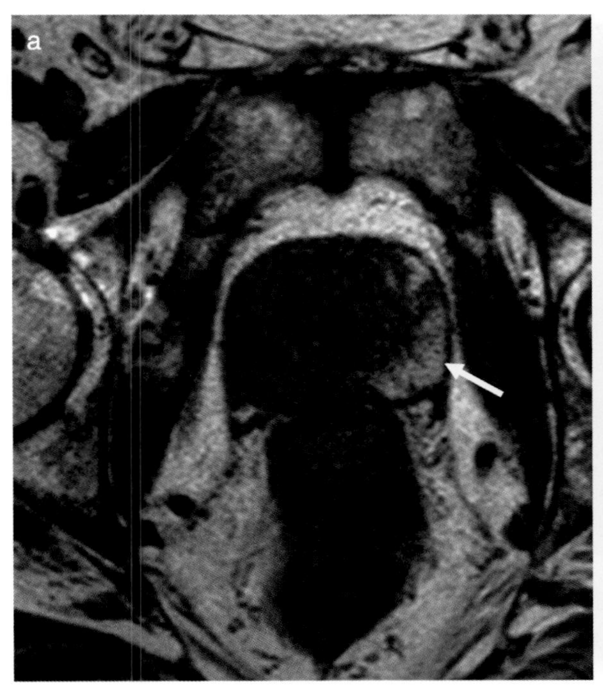

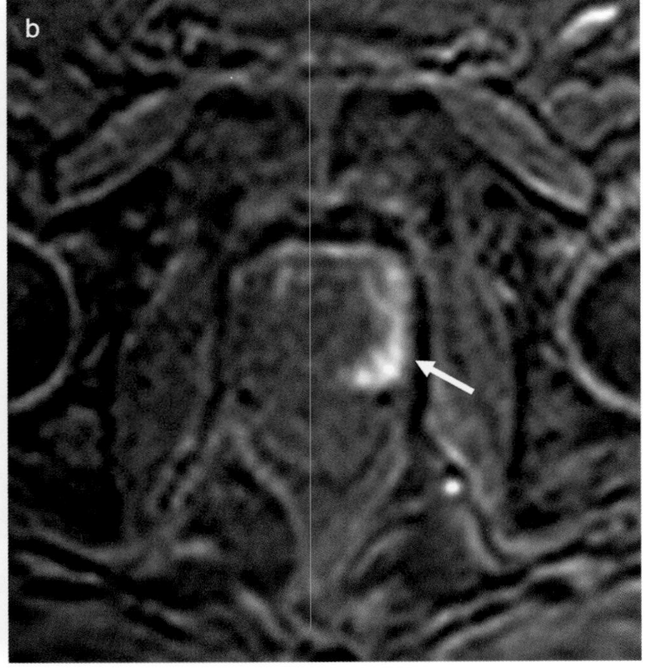

图 1.1　T_1 加权序列中显示活检后出血区域表现为高信号：横轴位 TSE T_1 加权序列（a）及预扫脂肪抑制（FFE）T_1 加权图像（b）显示左侧中央腺体和外周带高信号

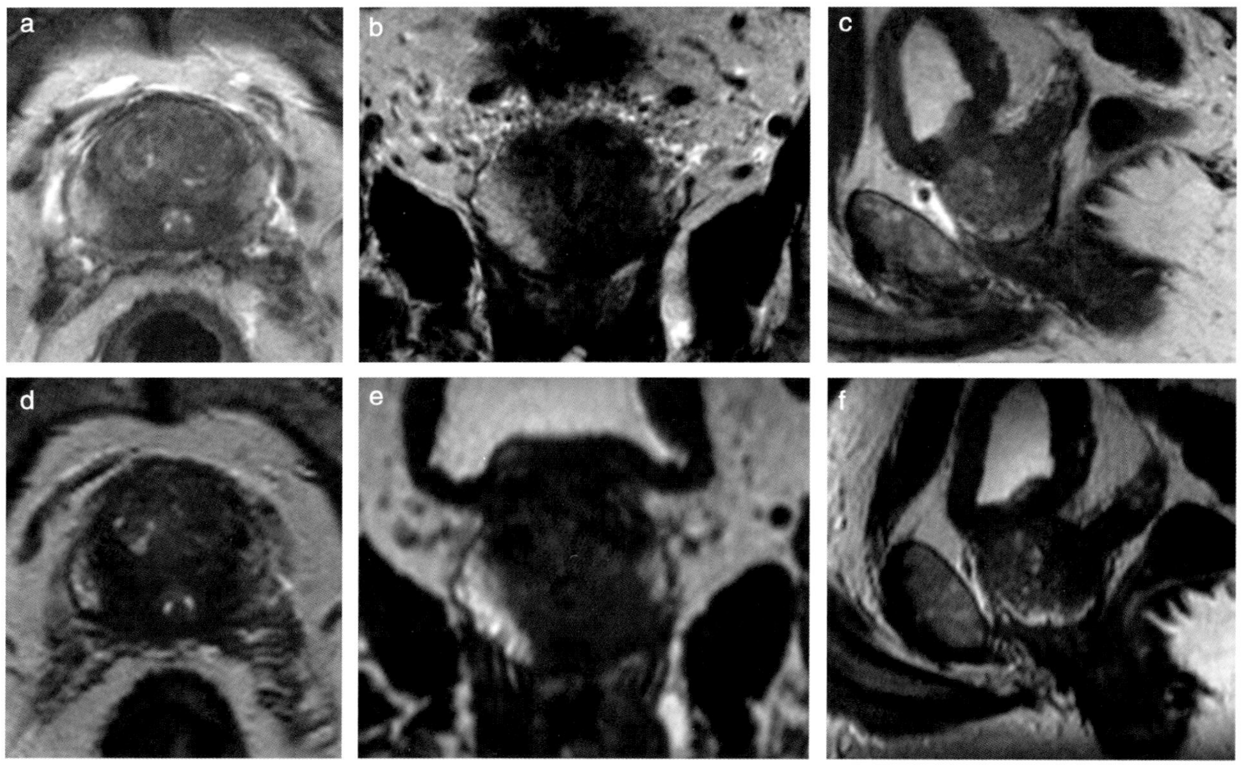

图 1.2　在三个方位上获得的 2D TSE T_2 加权序列：横轴位(a)、冠状位(b)和矢状位(c)。在横轴位 3D TSE T_2 加权序列(d)和同一患者的冠状位(e)和矢状位(f)方向的 MPR 重建中观察到与 2D 扫描相似的图像质量

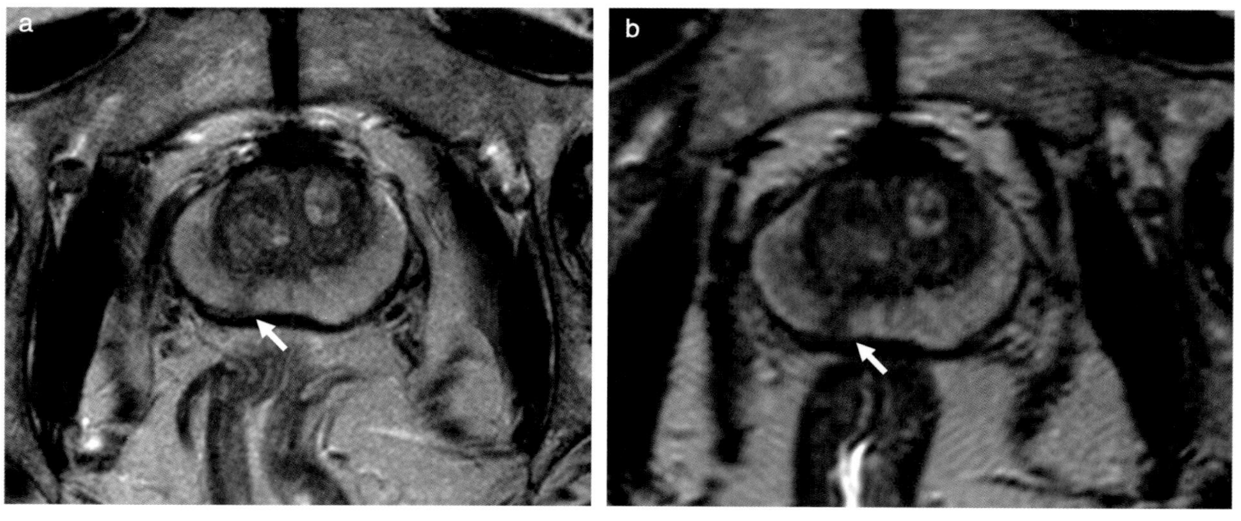

图 1.3　如本例所示，对于外周带病变 3D TSE T_2 加权序列可显示更好的对比度，且可避免部分容积伪影。相比 3D 序列良好的对比度，2D TSE T_2 加权序列(a)难以检测位于外周带的右侧后中四分之一区域的病变(b)

最常采取的做法是，在三个正交空间平面中采集 T_2 加权图像，具有高空间分辨率和小 FOV。

可以使用两种 T_2WI 采集方法：

- 高分辨率 2D 快速自旋回波(FSE)，也称为涡轮自旋回波(TSE)或具有弛豫增强(RARE)的快速采集，扫描层厚≤3mm 且无层间距，小 FOV 范围在 12～20cm。荟萃分析[18]显示，与使用自旋回波（SE）采集的方案相比，FSE 序列显著改善了多参数 MRI 的局部分期性能。TE 在 90～120ms 可获得肿瘤检测的最佳对比度[19]。更重要的是，FSE 序列还减少了总采集时间，每个采集平面约为 4min。PI-RADS 第 2 版指南建议至少在一个平面内分辨率＜0.7 mm（相位）×＜0.4 mm（频率）。应限制使用长的回波链以避免造成显著的图像模糊。

- 单激发 3D FSE 序列采集，采用各向同性体素，以层厚≤1mm 进行连续薄层横轴位采集，并在冠状位和矢状位进行重建。这种类型的序列，不同厂商序列命名不同，如 CUBE，VISTA（容积各向同性快速自旋回波），SPACE（最优可变翻转角快速自旋回波），3D MVOX 或 isoFSE。通过采用非选择性回聚脉冲和减小翻转角，这些序列获得了很长的回波链和极短的回波间隔。3D 图像显示肿瘤与外周带之间具有更好的对比度，并且提高了对解剖细节的显示以及毫米级病变的检测，避免部分容积伪影。此外，这种方法可以缩短采集时间，但代价是相对于 2D 采集序列，3D 采集序列的 SNR 和层面内分辨率较低，3D 序列也更容易受到运动伪影的影响，可能需要使用解痉药来减少肠袢运动[20,21]。然而，最近的一项研究表明，2D 或 3D FSE 图像在描绘区域解剖结构和前列腺癌检测方面效能相当，尽管 2D 图像比 3D 图像显示得更锐利，且不存在运动伪影[22]。使用多回波（GE 或 FSE）序列的 T_2 mapping 定量技术已在肿瘤检测和定性方面进行了测试。前列腺癌显示出比正常外周带更短的 T_2 值[23]。根据现有的初步数据，与 T_2 加权序列相比，T_2^* mapping 结合 T_2 加权序列可提高前列腺癌检测的诊断性能[24]，并且相对于 ADC 图，在鉴别中等级别及高级别前列腺癌时，其诊断准确性更高，但在低级别前列腺癌的定性诊断中价值有限[25]。

1.2.3.2　功能序列

磁共振扩散加权成像（DWI）

DWI 能够在微观水平无创检测活体内水分子的布朗运动。因此，DWI 能够通过反映细胞膜完整性和细胞密度来评估组织微观结构[26]。与正常组织相比，在细胞密度增加或者细胞外间隙缩小和扭曲的组织中（例如肿瘤病变），细胞外间隙中水的自由运动受到限制。DWI 是一项极佳的肿瘤生物标志物，得益于表观扩散系数（ADC）的定量分析，因此 DWI 可用于肿瘤的检出，定性诊断，分期和预后评估，以及治疗反应和复发情况的判断。

DWI 序列是基于两个磁场梯度的应用，在 180°脉冲的作用下，变成一正一负两个梯度（图 1.4）。第一梯度导致水质子自旋的失相位，而第二梯度则使相位重聚。静止的水分子自旋没有失相位，而运动的水分子自旋则表现失相位，导致 MR 信号降低（图 1.5）。

当前的 DWI 方案通常基于单次激发自旋回波平面成像（SS SE-EPI）。与其他 EPI 序列一样，其易受到运动和磁敏感伪影的严重影响，并导致较差的空间分辨率和较低的 SNR。

扩散加权的程度取决于 b 值，这个参数与施加的梯度场的强度和持续时间及时间间隔有关（图 1.4）。随着 b 值增加，噪声和信号衰减呈指数增加，因此，在保证足够图像质量，SNR 以及没有伪影的情况下，选择尽可能大的 b 值为该序列最高 b 值。在前列腺 MR 研究中，尽管有使用超过 2000～3000s/mm^2 的 b 值用于增强对恶性区域的检出，一般情况下 1.5T 和 3T 场强中推荐使用 b≥1400s/mm^2，以增强前列腺癌的检出[28]。

SNR 的降低和 b 值的增加一样，会对组织中水分子扩散的准确定量产生影响，从而影响 ADC 图。因此，通过不同的采集参数对 SNR 进行优化非常重要。

- 激励次数（NEX）：增加 NEX，但同时也增加了检查时间（图 1.6）。
- 回波时间（TE）：TE 时间增加会导致短 TE 组织的信号降低，极大影响 ADC 值计算（图 1.7）。因此，建议使用最小 TE，这可以通过使用最大梯度场强和同时结合所有梯度轴的强度来实现。此外，并行成像技术和高带宽的使用有助于缩短有效 TE。PI-RADS version 2.0 建议将 TE 保持在 90ms 以下。

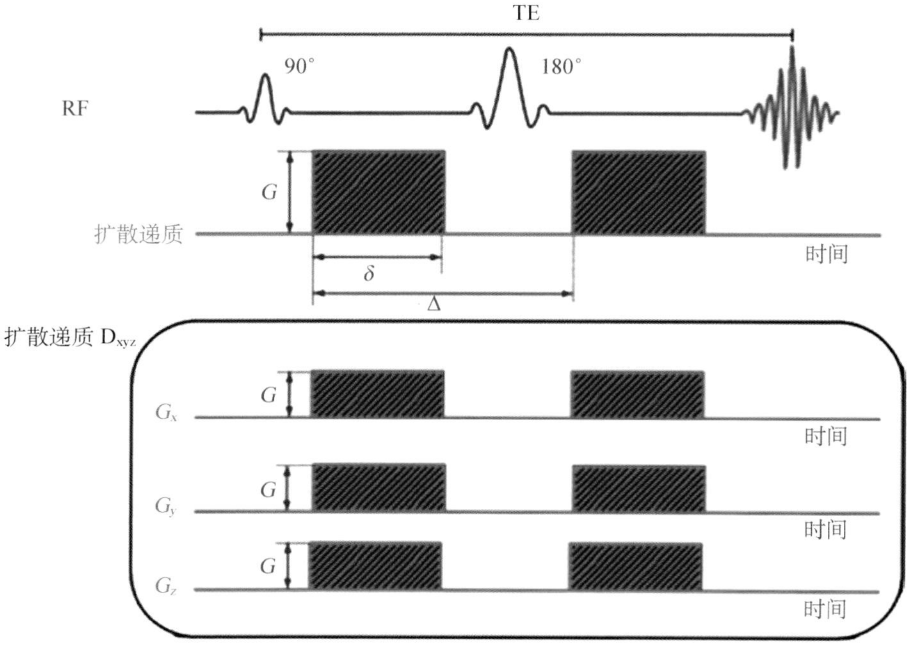

图 1.4 DWI 序列模式。该序列在 180°射频脉冲间施加两个相同大小的梯度。对布朗运动敏感的水质子经过失相位后进行信号采集。可通过修改 *b* 值的大小来调整扩散加权的程度，正如文中所述，*b* 值与梯度场以及时间间隔有关。经许可转载[27]

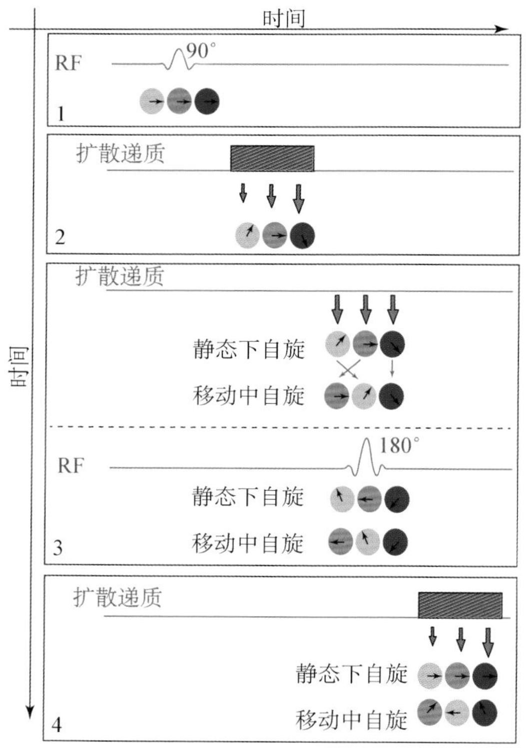

图 1.5 DWI 序列中应用梯度和射频脉冲期间质子运动。第一梯度引起水质子自旋失相位，而第二梯度则使相位重聚。静止的水分子自旋没有失相位，而运动的质子自旋失相位，导致 MR 图像中的信号降低。经许可转载[27]

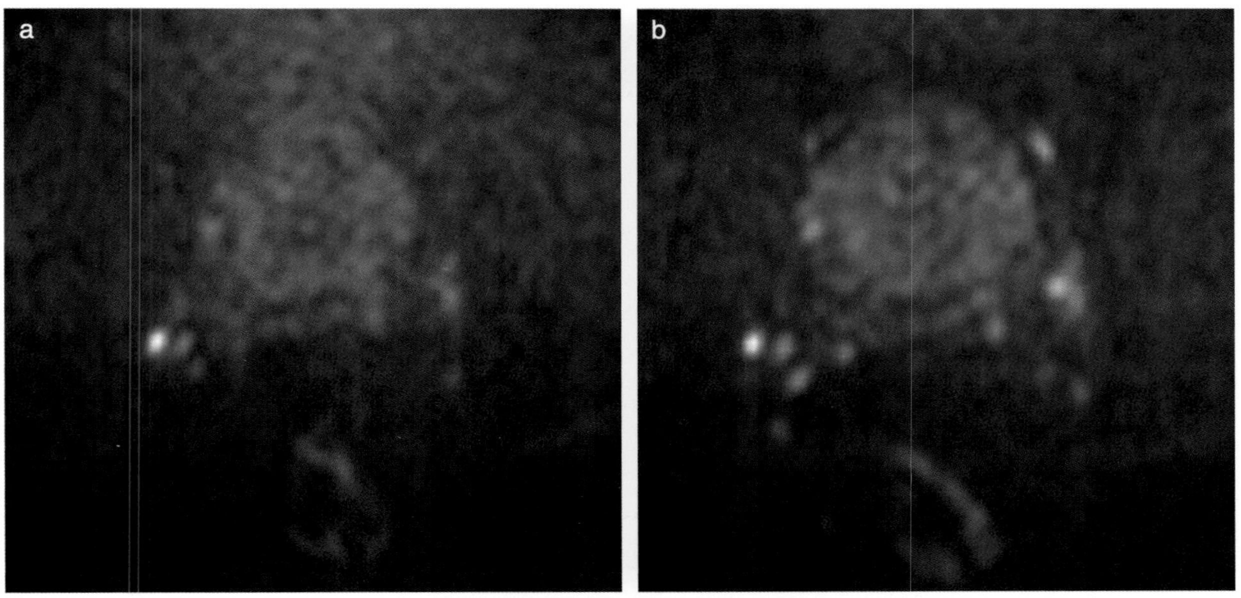

图 1.6　通过增加激励次数(NEX),图像质量也会提高,但检查时间也会增加。如本例所示,与 NEX=4 的图 b 比较,采用 NEX = 3 获得的 *b* 值为 1000 s/mm^2 图 a 的 DWI 噪声更多和图像质量更低

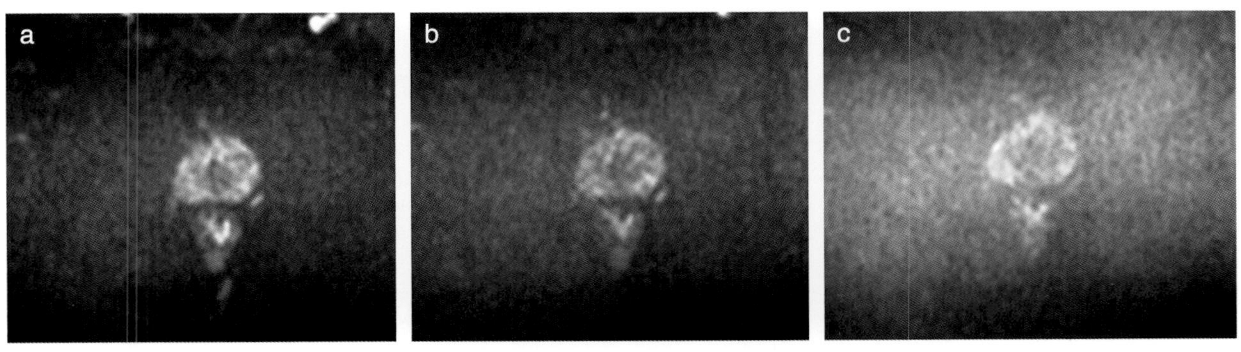

图 1.7　较低的 TE 可增强信噪比(SNR)。采用 TE = 60 ms(a),*b* 为 1000 s/mm^2 的 DWI 图,其 SNR 高于使用 TE = 90 ms 的 DWI(b),且明显高于图 c(TE=110ms)

为了最大限度地减少 DWI 的伪影,可以考虑两个主要策略。

- 增加采集带宽:组织界面(空气-软组织界面,即前列腺后缘与直肠壁的交界面)导致磁场不均匀,从而出现变形伪影。就这一点而言,应用更大的采集带宽有两个后果。首先,成对的相邻相位编码线之间的频移变大,从而使因磁场不均匀所导致的最终读出误差最小化。其次,由于采集时间较短,由磁场不均匀性引起自旋失相位情况减少(图 1.8)。
- 使用并行采集技术:并行成像从多通道线圈收集空间信息,减少了相位编码步骤的数量。这降低了序列的 EPI 因子,从而减少读出失相位和图像变形[29](图 1.9)。

另一个由 EPI 序列引起的问题与脂肪化学位移伪影有关。水和脂肪的共振频率的差异导致 EPI 读出时水-脂的偏移,导致脂肪信号与感兴趣的区域重叠。由于脂肪和组织信号在相同体素中的叠加,这些效应(称为重叠伪影)在较高的 *b* 值时会被放大,并且可能严重影响 ADC 图中扩散的准确定量。因此,在 DWI 序列中必须施加脂肪信号抑制技术。存在几种可能性(图 1.10):

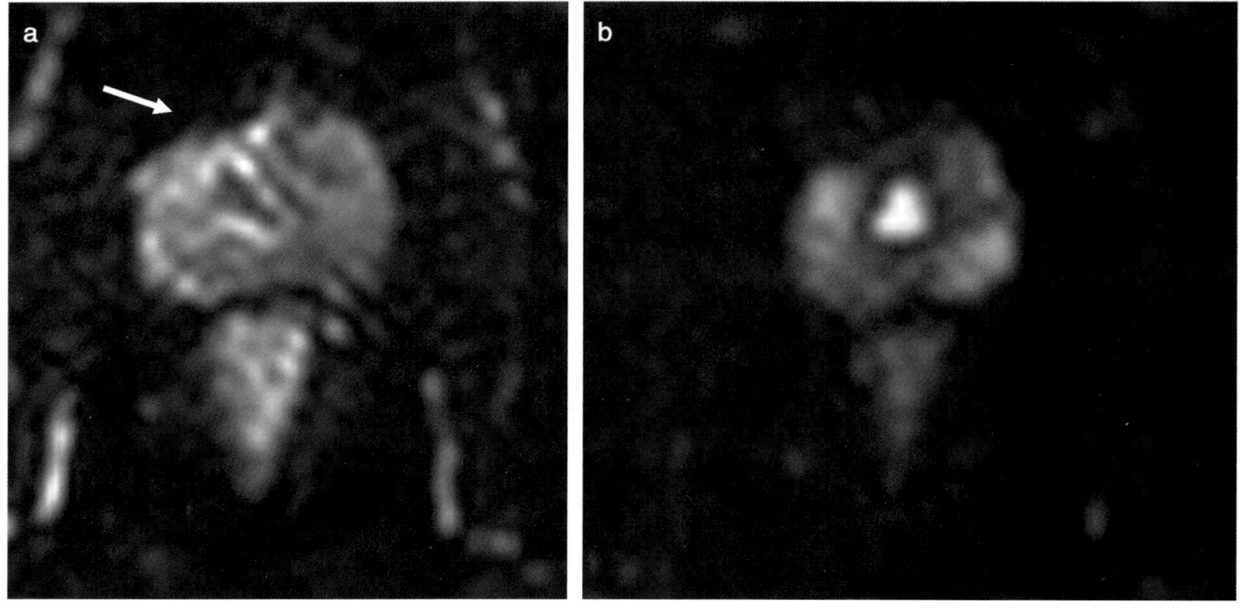

图 1.8　通过增加采集带宽，由组织界面引起的几何伪影达到最小化。在本例中，当使用带宽为 13Hz 采集高 *b* 值 DWI 时，在经尿道切除术治疗的患者中，尿道内液体及移行带之间界面处（箭）可见严重的伪影（a）。当使用带宽为 20 Hz 进行采集时，则此伪影消失（b）

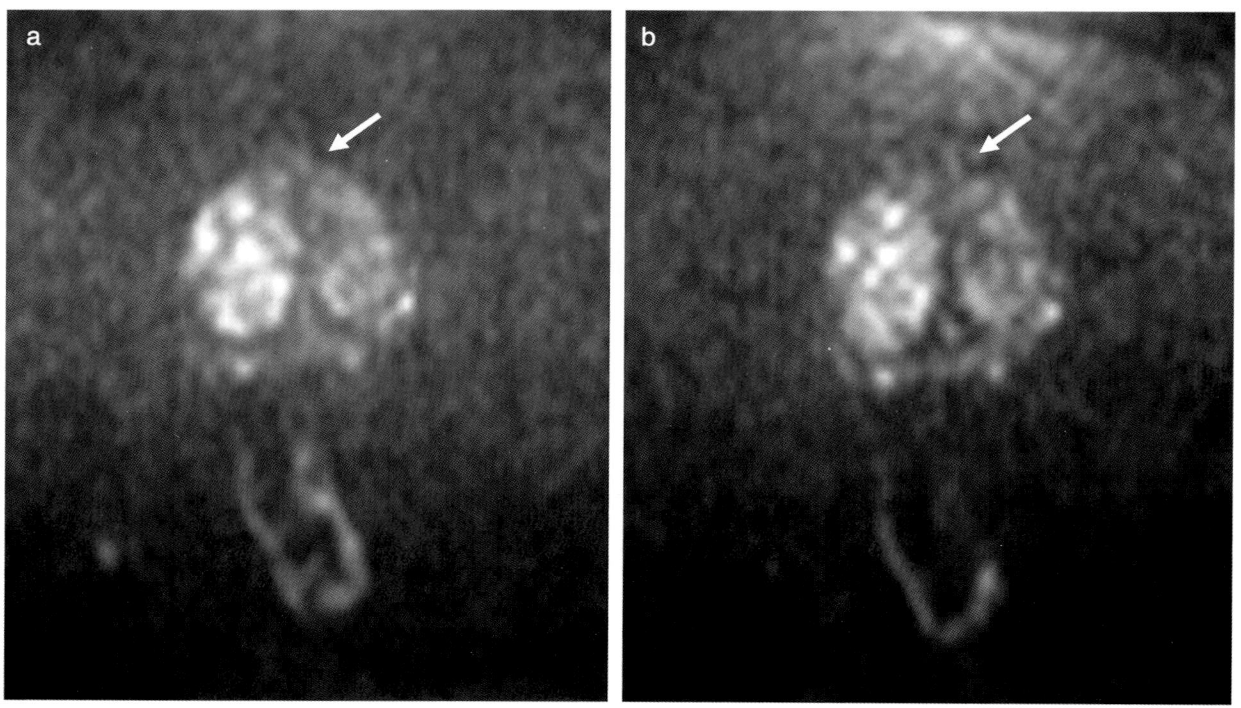

图 1.9　并行采集技术的使用有助于避免 DWI 中的几何伪影（箭）。通过将 SENSE 因子增加到 2（a），相对于使用 SENSE 因子 1.4（b），前纤维基质中出现的几何伪影大幅减少

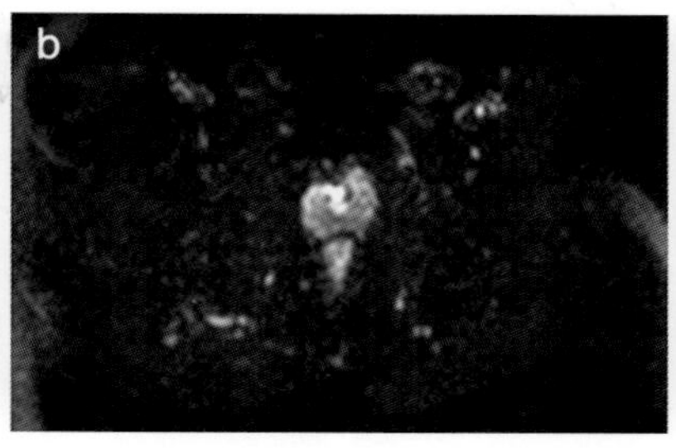

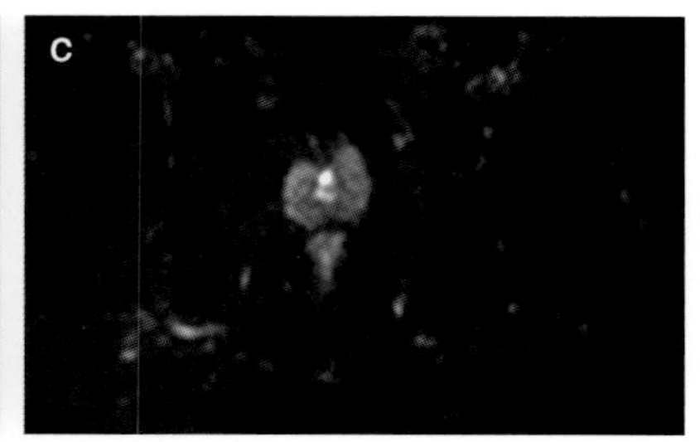

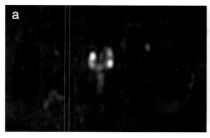

图 1.10 脂肪抑制技术在 DWI 中的应用

a. STIR：该方法使磁场不均匀性导致的伪影最小化，但同时导致 SNR 降低，从而需要增加 NEX 的数量和采集时间。因此不适用于前列腺检查；b. SPIR：这种方法适用于 1.5T 场强；c. SPAIR：这是 3T 磁体最合适的技术，因为它可以最大限度地减少 B1 场不均匀性造成的影响

- 短 T_1 反转恢复序列(STIR)：这种方法使用非选择性反转脉冲进行脂肪饱和，在宽 FOV 采集中实现良好的脂肪抑制，因为其受磁场不均匀性的影响较小，图像变形较少。然而，与采用选择性脂肪抑制技术的序列比较，STIR 序列 SNR 较低，需要更高的激励次数(NEX)，并因此需要更长的检查时间。所以，除了全身成像研究之外，很少用于扩散加权成像。
- 频率选择性脂肪抑制：由于该技术的软组织 SNR 高于 STIR 序列，因此更适合研究特定的感兴趣区域[27]：
  - 频谱预饱和反转恢复(SPIR)是 1.5T 场强最理想的技术，因为 120°反转脉冲减少了脂肪信号穿过零线时(无净磁化)所需的反转时间(TI)，这样在合理的时间产生了良好的效果。
  - 频谱衰减反转恢复(SPAIR)是 3T 中最常用的方法，因为它可产生更均匀的绝热激励脉冲，降低了 B1 场不均匀性的影响。绝热脉冲需要长的 TIs 和大的翻转角，并且相对于正常激励脉冲，其特殊吸收比率(SAR)高，需要更长的重复时间(TR)。

呼吸运动也是各 b 值在 DWI 体部应用中出现伪影和错误配准的常见原因。因此，某种呼吸运动控制是有必要的。不过，前列腺位于骨盆深处，呼吸运动对扩散信号的影响并不严重。因此，前列腺的 DWI 通常可以用自由呼吸序列进行。

前列腺 DWI 的主要问题之一是缺乏标准化，限制了各中心之间结果的比较。原因主要是 b 值的个数以及不同 b 值的组合使用方面缺乏一致性，同时不同厂商之间的序列设计不同，量化方法不同。

PI-RADS 2.0 版指南建议使用具有频谱脂肪抑制和高分辨率序列的自由呼吸横轴位 SS-SE-EPI(层厚≤4mm，无层间隔，FOV 缩小为 16～20 cm，层面内分辨率为 2.5 mm×2.5 mm)。ADCb 值个数的计算没有明确规定，但至少需要两个 b 值。低 b 值应介于 50～100 s/mm^2 之间，以最大限度地减少灌注影响，较高 b 值高达 800～1000 s/mm^2。

扩散的分析和定量

DWI 是发现前列腺病理学改变的极佳方法。此外，依靠扩散模型的分析，DWI 可以通过不同的生物标记物提供关于水分子运动的定量信息。最常用的一个指标是 ADC 图，源于单指数模型。该模型可以避免 DWI 的最常见问题之一：T_2 穿透效应，该效应是由于具有长 T_2 值的组织在高 b 值下产生高信号强度，并非真实扩散受限所致。在高 b 值下表现出高信号强度的病变，由于存在真实扩散受限，所以在 ADC 图上呈现低信号和低 ADC 值(图 1.11)。相反，T_2 穿透效应在 ADC 图上保持高信号，同时显示高 ADC 值。与之相反的一个现象，即 T_2 暗化效应，发生在具有非常短的 T_2 或 $T_2{}^*$ 值的组织中，如纤维化或亚急性出血。这种组织在高 b 值 DWI 图像表现为低信号，同时表现为低 ADC 值，这并不是实际的扩散受限，而是由于磁化率伪影所致。

还需注意有些正常结构也存在水扩散受限的情况，例如正常淋巴结，肠和直肠黏膜，或盆部的骶神经根，这些在高 b 值图像中可能与病理改变相混淆。

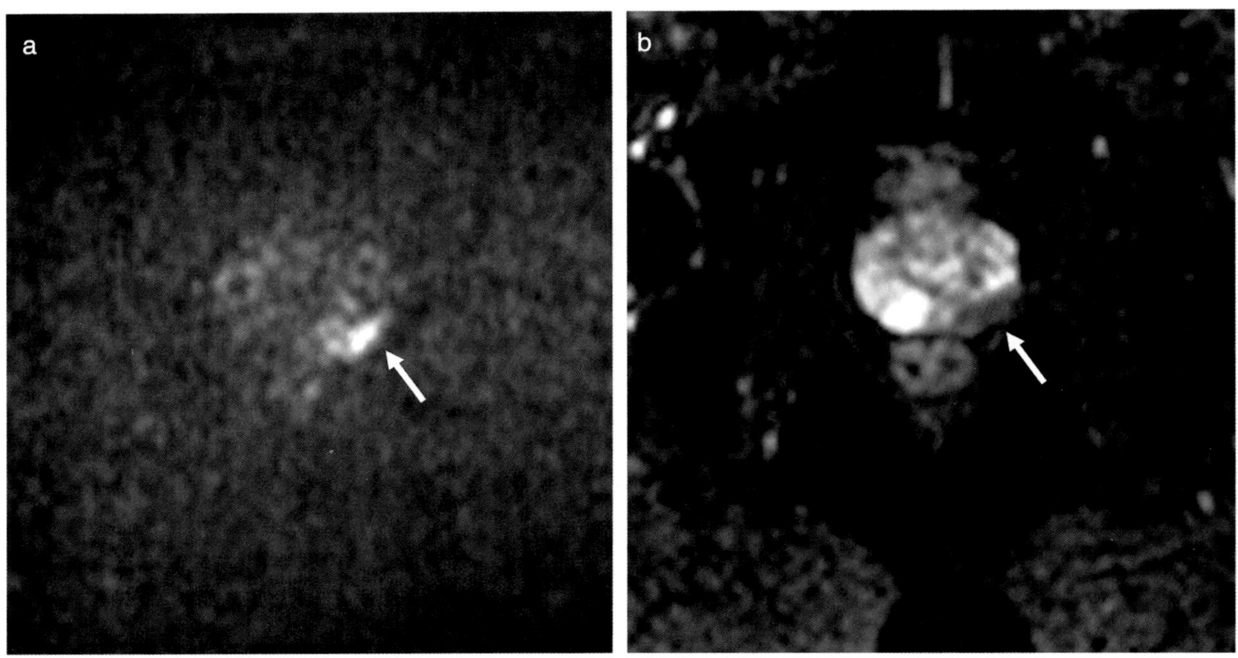

图 1.11 扩散的单指数模型。位于左后外周带的病灶在超高 b 值(b 值为 2000s/mm^2)DWI 图像表现为高信号(a)和低 ADC 值(b),从而证实该前列腺癌病灶扩散受限(箭)

扩散信号的定量分析主要基于单指数模型,其假设自由水运动遵循高斯分布。然而,扩散信号衰减的其他分析模型已经表明,单指数模型不足以评估体内组织的真实情况,这是因为复杂的组织结构即可阻碍水的扩散。这种情况下,诸如体内非相干运动(IVIM)、扩散峰度成像(DKI)和拉伸指数模型(SEM)的非高斯模型可以显示单指数模型所致的水质子信号衰减的偏差。

- 单指数模型:通过仅获取一个低 b 值(0～100 s/mm^2)和一个高 b 值(其程度取决于目标解剖结构),利用 ADC 值可量化自由水的运动。前列腺 DWI 建议使用高 b 值,范围介于 800～1000 s/mm^2 之间,因为 b 值超过 1400 s/mm^2 会在 ADC 图中引入噪声。超高 b 值 DWI 可更加清晰显示肿瘤,尤其是应用于良性前列腺增生与移行带恶性肿瘤的鉴别,或有助于不典型区域,譬如前纤维肌肉间质或前列腺尖部病变的检出[30]。最近的方法允许根据常规 b 值推算出合成的超高 b 值图像,这种方法不会增加采集时间,尽管获取的图像只能通过定性分析来提高肿瘤检出能力,但这种方法不应纳入任何量化模型中[31]。
- 根据这些指南,ADC 还可用于恶性病变的定性诊断,这些病变在 ADC 图上表现为信号减低的区域。然而,DWI 和 ADC 图作为定性判断工具,并没有纳入 ADC 值定量信息进行分析(图 1.11)。ADC 表示扩散图像中信号强度指数衰减曲线的绝对斜率,ADC 值在前列腺癌与正常外周带的鉴别上准确性高,可重复性好[32]。但是,由于序列设计的差异和 b 值选择的不同[33],尚无法提供一确定的阈值来进行分析[33]。研究发现 ADC 值与 Gleason 评分之间存在显著的负相关,但在具有不同 Gleason 评分前列腺癌[34,35]和良性前列腺增生的 ADC 值存在明显的重叠。此外,有报道 ADC 值与活检组织中较高比例的肿瘤负荷和增殖标志物如 Ki-67 呈负相关。然而,ADC 仍然存在不少局限性,例如前列腺癌的 ADC 值与前列腺炎和其他良性疾病之间存在重叠[36]。
- DWI 有助于识别标志性病变,以进行肿瘤分级。此外,病变的低 ADC 值和高 PI-

RADS 评分则提示可能存在前列腺包膜外侵犯[37-39]。

- 肿瘤治疗后有效通常伴随 ADC 值增加。但是这种疗效反应的程度根据治疗方法的不同而有所变化(例如,相对于放疗而言,内分泌治疗使 ADC 值升高有限)[40]。在放疗后,正常外周带和移行带的 ADC 值降低[41]。治疗有效的肿瘤病灶,ADC 值有所增加。因此,ADC 不能区分放疗后治疗有效的肿瘤病灶和正常前列腺[42]。放疗后由于腺体萎缩和纤维化,T_2 加权序列呈现弥漫的低信号,此时对于前列腺的评估是有难度的。肿瘤复发多倾向于出现在原发肿瘤部位,这一区域扩散受限[43]。结合 DWI 和 T_2 加权图像检出病变的曲线下面积高于单独的 T_2 加权序列,但使用 DCE-MRI 并没有带来确切的增效[44]。此外,DWI,特别是超高 b 值的 DWI,具有与 DCE-MRI 相似的诊断效能[45],而联合使用 DCE-MRI 和 DWI 在检测放疗后或前列腺切除后肿瘤复发的敏感性接近 100%[46]。
- 最后,建议低级别肿瘤患者采取积极监测的方式。DWI 能够区分高级别和低级别前列腺癌,故有助于患者的筛查和随访。对于随访患者,ADC 可用于识别肿瘤表型的变化,作为肿瘤进展的生物标志物[47]。此外,自 MRI-TRUS 融合活检开发以来,多参数 MRI 改善了患者的危险分层,增加了前列腺临床显著癌的检测,同时减少了对非显著疾病的检测[48]。
- 双指数模型或体素内不相干运动(IVIM):该模型假设水运动不仅存在于组织间隙中,还分布于毛细血管网。信号衰减动力学是双相的,b 值在 0 和 100s/mm ^{2}时信号快速衰减,对应于血管成分,而较高 b 值信号较慢衰减,对应于常规的组织内水分子扩散。双指数模型最初由 Le Bihan 提出并用于脑肿瘤微循环的评估[49],后来被证明亦可用于其他具有良好灌注的器官,如肝脏、胰腺、肾脏和前列腺[50-54]。
- 在双指数模型中,对扩散和灌注的测量在很大程度上取决于 b 值的选择。通常,选择低于和高于 100 s/mm^2 的几个 b 值,也有文献提出更快的方法,仅用三个 b 值进行分析。
- 双指数模型可用以下数学公式表示:

$$\frac{S_b}{S_0}=(1-f)\exp(-bD)+f\exp[-b(D+D^*)]$$

这里 S_0 代表每个 b 值的信号强度,也包括 T_1 和 T_2 弛豫,f 代表灌注分数,D 代表组织扩散系数,D^* 代表伪扩散系数,反映的是微循环灌注(图 1.12)。

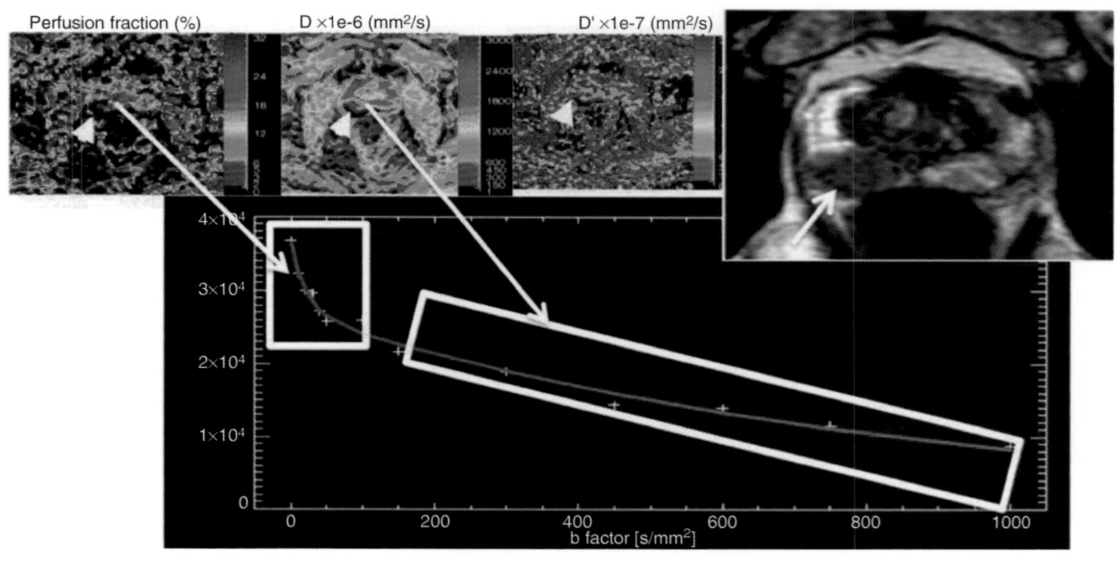

图 1.12 右侧外周带前列腺癌扩散(IVIM)的双指数模型(箭)。b 值在 0~100s/mm ^{2}之间前列腺癌呈现快速扩散信号,对应于血管内的水分子运动,表示肿瘤灌注增加。该模型可以计算灌注分数(f)和微血管灌注(D^*)的值。由于细胞外间隙水分子运动受限,在 b 值超过 100s/mm^2 时,病变也表现出较慢的扩散信号衰减(D)

少量文献报道了 IVIM 在前列腺癌评估中的作用，在大多数研究中，前列腺癌的 D、D^* 以及 f 值与前列腺正常外周带具有显著差异[55]。但 ADC 值并未显示明显的优势[56-58]。

扩散峰度成像：单指数模型预先假设自由水符合高斯模型。高斯扩散假设 DWI 信号强度呈现自然对数线性衰减，但随着 b 值增加，衰减曲线（ADC）的斜率失去线性关系。使用超高 b 值（$b>1500\ s/mm^2$），扩散的非高斯效应变得明显。这些现象与运动非常慢的水分子群相关，这些水分子群主要为细胞内水分子以及和细胞膜相互作用的水分子，这时则需要更复杂的分析，如扩散峰度成像（DKI）：

$$\frac{S_b}{S_0}=\exp\left(-bD+\frac{b^2D^2K}{6}\right)$$

与单指数模型相比，DKI 具有两个附加变量：D（或 D^{app}）是考虑非高斯扩散现象后进行校正的扩散系数。与 ADC 一样，其测量单位为 $10^{-3}\ s/mm^2$。K（或 K^{app}）代表扩散峰度，这是一个无量纲参数，且没有一个直接的生物物理学基础（图 1.13）。评估峰值在前列腺癌检测中准确性的初步数据表明，与单指数模型相比，扩散信号衰减与峰度的拟合更好，前列腺癌与正常外周带的区别得到改善[59]。

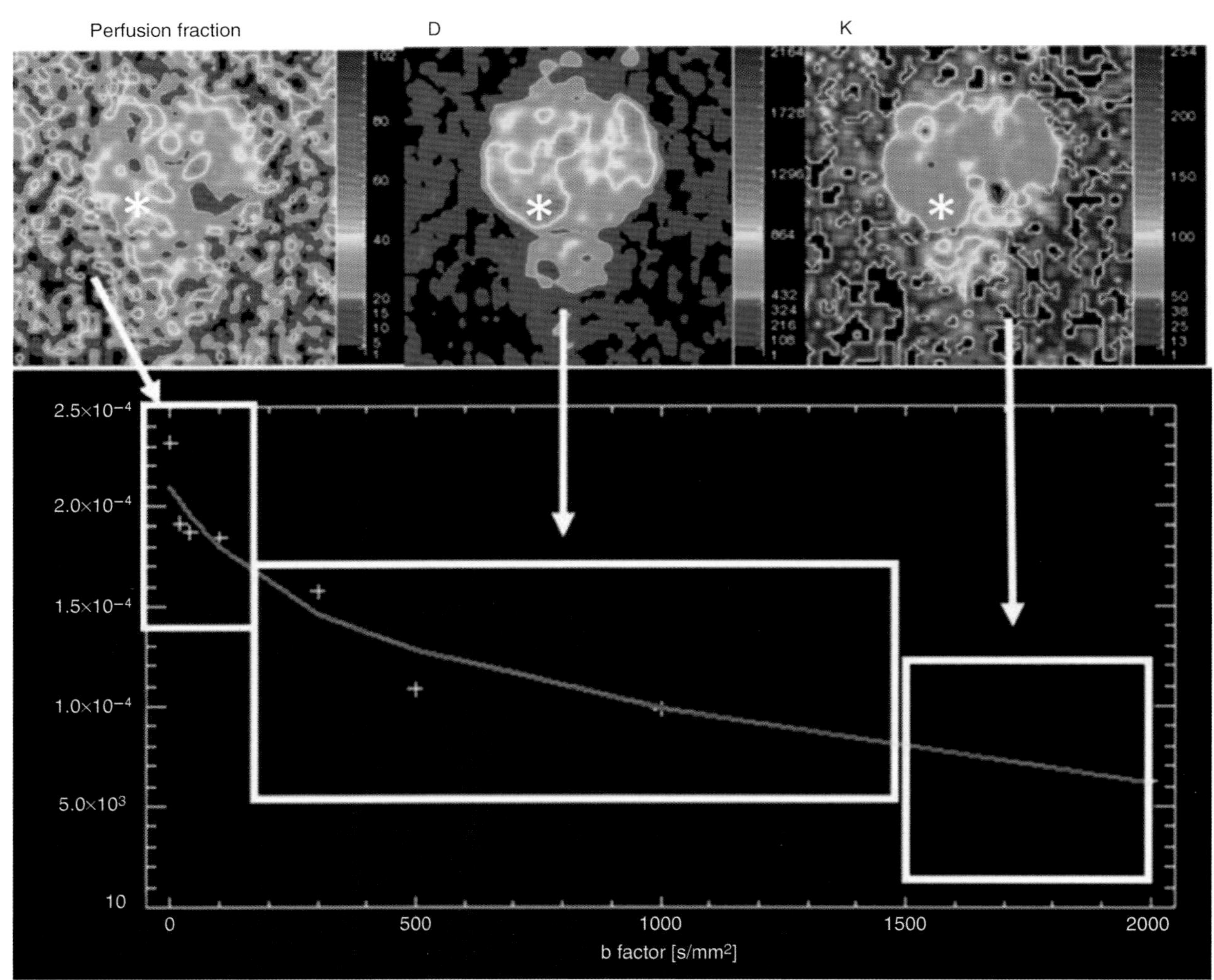

图 1.13 右侧外周区前列腺癌 DWI 模型分析

IVIM 模型提供肿瘤灌注和扩散受限的信息。IVIM-DWI 中，根据低于 $100\ s/mm^2$ 的 b 值的初始快速信号衰减计算的前列腺癌灌注分数增加，而根据高于 $100\ s/mm^2$ 的 b 值计算的前列腺癌 D 值降低。然而，扩散信号衰减曲线的斜率在 b 值高于 $1500 s/mm^2$ 时失去线性关系。这些 b 值条件下的扩散信号与细胞内水分子的运动以及与细胞膜相互作用有关。因此，在不规则、不均匀的环境中的恶性病变（星号），峰度增加

拉伸—指数模型：该模型定义了一个单独的附加拉伸项目，其可近似代表体素内不均匀性或非高斯扩散。该模型可量化高斯和非高斯扩散。其衍生的生物标志物是扩散分布指数（DDC）和异质性指数 α，用于评估单指数模型下信号衰减的偏差[60]。

DWI 的另一种形式是扩散张量成像（DTI）。它是基于多方向扩散编码的方式，采用 3×3 的矩阵来计算水分子运动的张量值。DTI 主要的评价参数为各向异性分数（FA），移行带主要由腺体导管和平滑肌纤维基质构成，对水分子扩散限制较大，各向异性较大。反之，前列腺外周带组织结构疏松，细胞密度小，对水分子扩散限制相对小，各向异性较小。几项体内研究已证明 FA 和 ADC 值有助于区分中央腺体和外周带。中央腺体由于它主要的细胞成分和组织结构不同，显示出比外周带更高的 FA 值和更低的 ADC 值。

DTI 用于前列腺癌的评估存在一定的争议。与正常外周带相比，前列腺癌的细胞密度增加，各向异性增加，具有比预期更高的 FA 值。前列腺癌病灶的区域 FA 值与 Gleason 评分呈正相关，而 ADC 值与 Gleason 评分呈负相关[61,62]（图 1.14）。前列腺癌 FA 值的增加可能是由于体内采集的 SNR 较低而不是由于前列腺癌的存在所致，ADC 值减低会造成 FA 值的高估[63]。此外，仅根据 FA 值，前列腺炎和前列腺癌之间未发现显著差异[64]。FA 和 ADC 可用于鉴别中央腺体的前列腺癌与良性前列腺（基质和腺体）增生结节，比 ADC 值诊断更准确[65,66]。

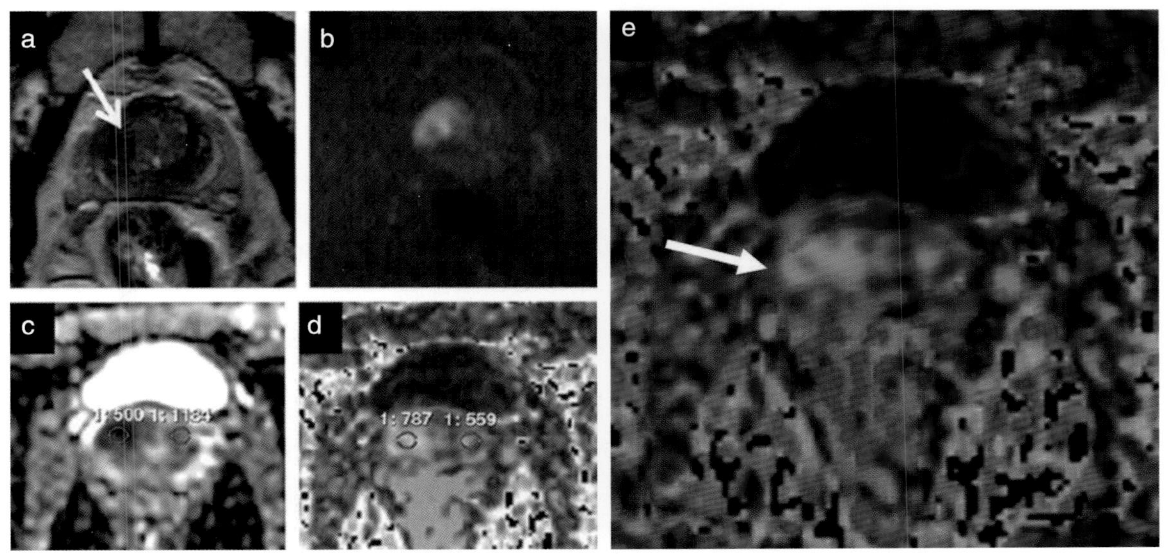

图 1.14　DTI：横轴位 TSE T_2 加权图像上，移行带右前份可见低信号病变（箭，图 a），横轴位 DWI（*b*，2000 s/mm^2）上病变明显扩散受限（b），提示为前列腺临床显著癌（Gleason 评分 4＋3）。c. MD 图确认恶性结节扩散率降低；d. FA 图显示相对于健侧移行带，病变侧显示更高的 FA 值。e. FA 彩色编码图也显示 FA 值增加（前列腺癌表现为深绿色，箭）

DTI 在前列腺方面的其他临床应用是通过纤维束重建评估围术期神经丛并评估这些纤维的数量和分布。该应用可评估神经纤维结构的形态学上和功能上的受侵，从而决定治疗策略[67]（图 1.15）。然而，到目前为止，没有证据支持可系统地使用 DTI 进行前列腺癌评估。

动态增强磁共振成像（DCE-MRI）

DCE-MRI 序列，也称为灌注 MRI，是第一个纳入前列腺癌临床扫描方案中的功能序列。肿瘤血管生成是肿瘤生长的必要过程，这是肿瘤对氧气和营养供应的不断增长需求所决定的。此外，新生血管生成使恶性肿瘤发生转移成为了可能。在前列腺癌中，抗血管生成因子（VEGF、VPF）的产生导致肿瘤组织的微血管密度和渗透性的增加。因此，DCE-MRI 研究显示前列腺癌的对比增强模式与正常组织不同，且可以无创、定量的间接评估体内血管生成的情况。

DCE-MRI 图像采集是在静脉内注射对比剂之

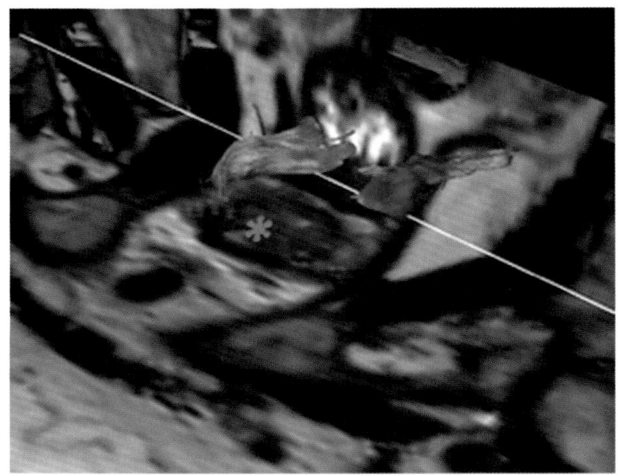

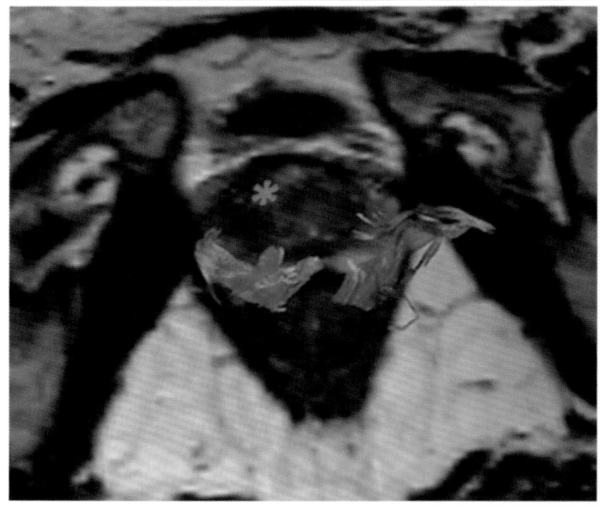

图 1.15　与前图为同一患者的 DTI 神经血管束评估。前列腺周围神经丛的神经成像显示右侧神经束的各向异性及彩色编码深度减低，考虑为恶性肿瘤邻近的神经受累（星号）

前，期间和之后由于多次扫描获得的，特点是空间分辨率较低，时间分辨率较高。由于前列腺中的良性和恶性区域之间的差异可能是细微的，前列腺成像采用高空间分辨率和低时间分辨率的多期成像一直以来应用是有限的。因此，基于 3D GE T_1 加权序列的 DCE-MRI 扫描方案可以提高分辨率，增加覆盖范围，并将不均匀伪影降至最小，从而可以获得高时间分辨率。为了获得合适的空间分辨率，需要层厚＜3 mm，无间隔，层面内分辨率≤2mm×2 mm，并调整 FOV 以覆盖前列腺和精囊。高时间分辨率（理想情况下每采集时相＜3 s），需要使用短重复时间（TR）（＜1000 ms）和并行采集技术的序列，这样可以使每一动态采集时相的时间最小。使用的 TE 时间也必须短（＜5ms），这样可以减少对比剂所致的 T_2^* 效应。同样，翻转角也必须很小（15°）。动态图像必须至少扫描 2min，理想情况要大于 5min，以便正确评估病变的廓清。新技术的发展，例如具有更多元件的相控阵线圈，更高的并行成像因子，压缩感知和 K 空间的高级采集（即黄金径向采样），均可提供高时间-空间分辨率的 DCE-MRI，改善图像质量和病变显示[68]。

通常使用 0.1mmol/kg 剂量的低分子量钆螯合物。对比剂团注以 3～5ml/s 的速率静脉内注射，然后用 20～30ml 的生理盐水冲洗，以与对比剂相同的速率注射。

DCE-MRI 的分析尚存在争议。在临床实践中，最常见的方法是肉眼（直接视觉）评估前列腺和可疑病变之间对比增强的差异。为此，推荐使用减影技术或脂肪抑制技术。为了使 DCE-MRI 的分析标准化并改善肉眼评估的结果，临床实践中应用了不同的 DCE-MRI 软件分析方法：

- 曲线分型：这种方法通过计算信号强度-时间曲线（TIC）和获得彩色参数图对病变的增强动力学进行分析，这种方法是体素对体素，与肿瘤血容量（相对增强和最大相对增强幅度）、对比剂流入（斜率、增强峰值）和流出时间相关联。恶性肿瘤通常表现出快速的对比剂摄取和廓清（即所谓的 3 型曲线），这种特征性的增强灌注模式，也适用于乳腺 MRI 术语[69]（图 1.16）。
- 药代动力学模型也称为隔室建模：该模型考虑到毛细血管的渗透性，即对比剂从血管进入血管外间隙的情况。这种分析方法可得到与容积、血流量相关的定量常数，作为生物标志物，如 k^{trans}（对比剂从血管内到血管外间隙），k^{ep}（血管外间隙的对比剂进入血管内间隙）和 V_e（每单位体积组织的血管外细胞外间隙的大小）（图 1.17）。为了对序列进行最佳分析，有必要使用与动态研究中相同的空间定位和采集参数来获取具有不同翻转角（10°和 15°）的两个 T_1 图，以便计算基线 T_1 值。此外，还需要计算动脉输入功能（图 1.18）。这些序列可通过定量生物标志物来使肿瘤血管异质性客观化，且有助于前列腺癌的积极治疗监测以及用于药物开发试验。然而，正如 DWI 序列的情况一样，由于缺乏序列和后处理理方法的标准化，从而限制了这些分析方法在不同中心之间的可重复性，因此临床实践中并不常使用[70]。

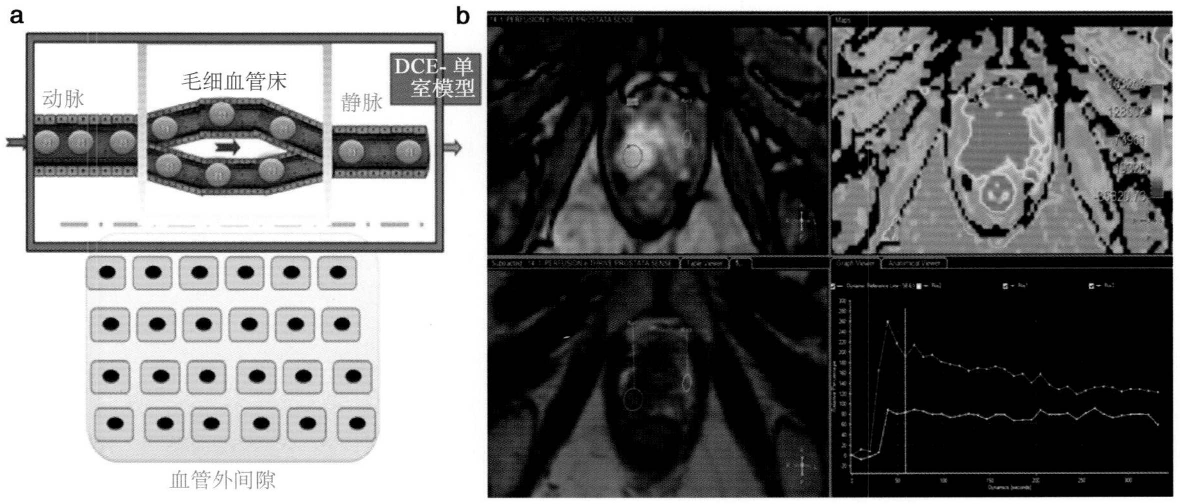

图 1.16　单室 DCE 模型研究对比剂仅通过血管内间隙的情况(a)。这种模型可生成时间-信号强度曲线，获得肿瘤的参数图，例如相对增强程度(b)。该病例显示右侧外周带多血供前列腺癌病灶，以感兴趣区域表示(蓝色 ROI)，表现为早期快速强化和迅速廓清(Ⅲ型时间-信号强度曲线)；而左侧正常外周带表现为早期轻度强化及持续稳定强化(Ⅱ型时间-信号强度曲线)

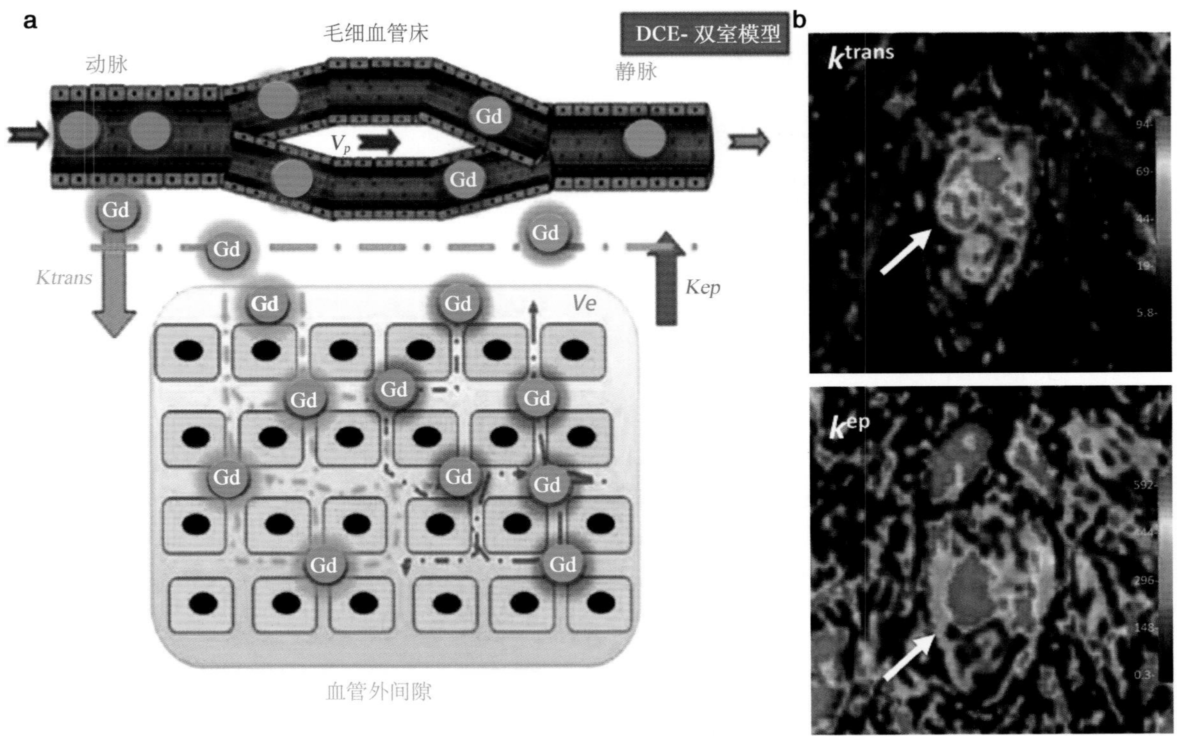

图 1.17　a. 双室 DCE 模型研究通过对比剂和血管内间隙以及血管外细胞外间隙的情况。这种模型可定量分析毛细血管通透性和肿瘤血容量。该病例中前列腺癌(箭)的 k^{trans} 和 k^{ep} 值(b)增加

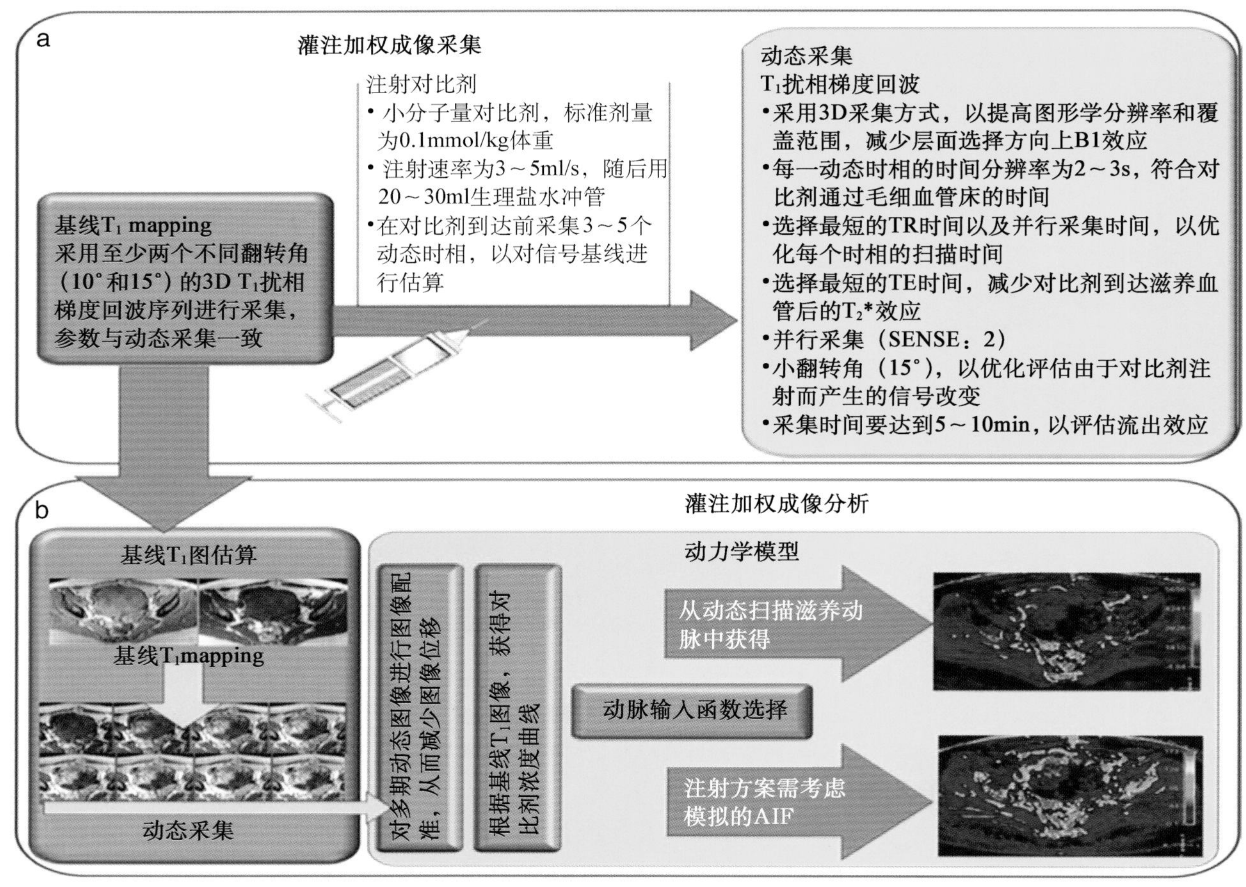

图 1.18　灌注序列采集的示意图(a)及其分析图(b)

在前列腺癌检测方面，DCE-MRI 的特异性有限，在良性前列腺疾病如前列腺炎、良性前列腺增生和前列腺癌之间的曲线类型有明显的重叠[71]。因此，由于显著的血管异质性和前列腺癌的多变性，根据 PI-RADS 2.0 版指南，灌注 MRI 目前在前列腺癌检测和定性方面居于次要地位，DCE-MRI 仅在外周带病变不易定性时才有价值。因此，DCE-MRI 被认为是次于 DWI 的用于外周带的主要序列，仅在 DWI 不能明确定性恶性病变时(PI-RADS 3)才使用。不过，当 DWI 图像质量不佳，或 T_2WI 和 DWI 均提示多发可疑病变时，DCE-MRI 有助于病变的诊断[16,72]。

DCE-MRI 还有助于前列腺癌的分期[73]、指导活检[74]、规划治疗[75]、监测治疗后复发[76]。对于最后一种情况，部分数据认为在放射治疗后检测复发不需要 DCE-MRI[46]。但对于局部消融治疗的患者而言，仍需要 DCE-MRI 进行评估[71]。

磁共振波谱成像（MRS）

MRS 可以提供正常和病理情况下前列腺的代谢信息，并且能够发现一些特定的波谱模式提示恶性肿瘤。正常前列腺显示较高水平的枸橼酸盐(Cit)峰和较低水平的胆碱(Cho)峰，枸橼酸盐由正常前列腺上皮细胞合成和分泌[77]，胆碱是细胞增殖的标志物。在恶性肿瘤中，这种模式发生倒置，即 Cho 升高并且 Cit 水平几乎消失，分别反映细胞快速增殖、细胞功能和组织结构异常[19]（图 1.19）。Cit 频率位置在 2.6 ppm，Cho 位于 3.2 ppm。其他相关的前列腺波谱代谢物还有肌酸，位于 3.0ppm 以及多胺，特别是精胺，位于 Cho 和肌酸峰之间。多胺峰通常是宽的并且与 Cho 和肌酸重叠，使用 3T 的磁共振设备可以更好地显示。此外，前列腺癌时多胺水平通常会降低[78]。由于信噪比不高以及枸橼酸盐的强 J 耦合现象，前列腺代谢物的定量分析非常困难，故一些相关代谢指数被提议作为恶性征象的指标。

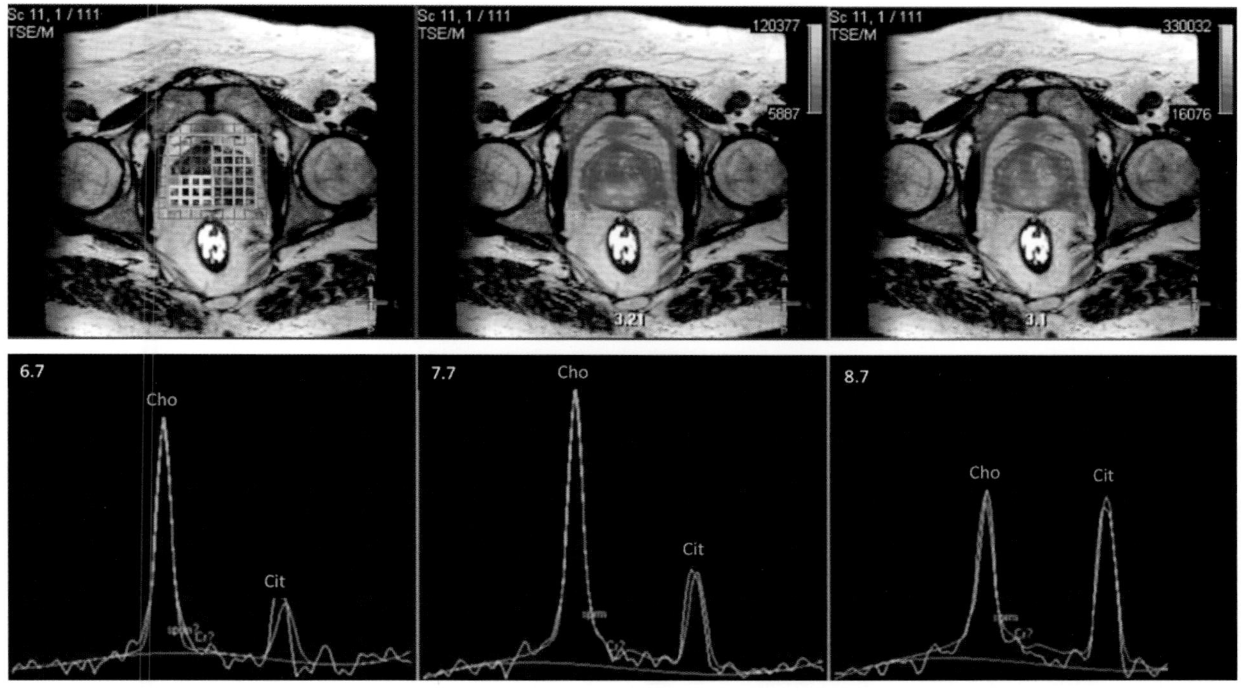

图 1.19　多体素 MR 波谱研究，显示胆碱(Cho)水平升高和枸橼酸盐(Cit)水平显著降低

获得良好 MR 波谱的主要技术要点：

- 作为解剖定位的横轴位 TSE T_2 加权序列的采集，扫描定位要与波谱容积一致。
- 使用点分辨波谱(PRESS)和化学位移选择性(CHESS)水和脂肪抑制的 3D 多体素技术。要根据供应商和磁场强度调整 PRESS 序列和 TE。对于 3T 设备，通常建议 TE 时间为 100 ms，TR 时间为 1500 ms。
- 使用自动匀场来减小带宽。
- 扫描覆盖整个前列腺腺体，并要使用饱和带以避免来自前列腺周围脂肪和精囊的干扰。

MRS 是一项对技术要求很高的技术，3T 场强成像更佳。近年来，由于其复杂的采集和较低的可重复性，MRS 的使用明显减少，2015 年 PI-RADS 2.0 版指南中，MRS 不再作为前列腺 MR 扫描的推荐序列。

1.3　多参数 MRI 的高阶分析

临床上有多种不同类型的计算机辅助诊断系统(CAD)。此类软件可自动提取和评估影像特征，计算前列腺和病变体积，并整合功能序列的多个定量参数，提高病变检出能力，改善诊断工作流程和阅片者的准确性，特别有助于经验较少的阅片者[79,80]。此外，CAD 可用来指导前列腺癌的靶向穿刺或局灶性治疗。此外，CAD 还可以用于放射治疗设计的评估[81]。

前列腺癌通常是多灶性并具有异质性，有各种各样的分析方法可以用来测量肿瘤内空间异质性，例如直方图分析，基于纹理的分析或分形分析。

直方图分析　研究肿瘤信号强度的分布，以描述其组成和异质性。在临床实践中，尽管基于容积的感兴趣区的分析可能更准确，直方图分析通常基于感兴趣区域(ROI)进行。ADC 值的直方图分析已用于临床前列腺癌疗效的评估[82]。

基于纹理的分析　可以识别影像纹理特征，描述和量化体素信号强度的空间分布和异质性。纹理分析已被应用于多参数 MRI 的不同序列，在前列腺癌与正常前列腺组织[83-85]的鉴别以及根据 Gleason 评分对前列腺癌患者进行无创分级方面具有潜在作用[86,87]。与此类似，*分形分析*，它将分形维度和其他分形特征应用于多参数 MRI，可

以量化 T_2 加权图像上与前列腺癌相关的纹理和信号强度分布的空间异质性[88,89](图 1.20)。

影像组学和影像基因组学 使用复杂的分析计算算法从多参数 MRI 中提取前列腺癌的异质性和表型的定量描述参数,并将其分别与临床、分析或遗传数据相关联。在最近的一项多中心研究中,使用特定外周带分类参数的影像组学特征显著提高了外周带前列腺癌诊断的准确性[90]。此外,通过 MRI 引导活检证实的 6 个前列腺癌病例的一系列相关影像基因组学参数显示,侵袭性前列腺癌不良结果相关的三个基因特征与定量影像数据之间存在显著相关性,表明影像组学特征的预后价值[91]。最后,其他研究表明,来自 DCE-MRI 的药代动力学模型的 k^{ep} 值和同源性磷酸酶-张力蛋白(PTEN)表达的 Gleason 评分之间存在微弱但显著的关联,PTEN 是生化复发和临床结果参数的独立预后标志[92]。

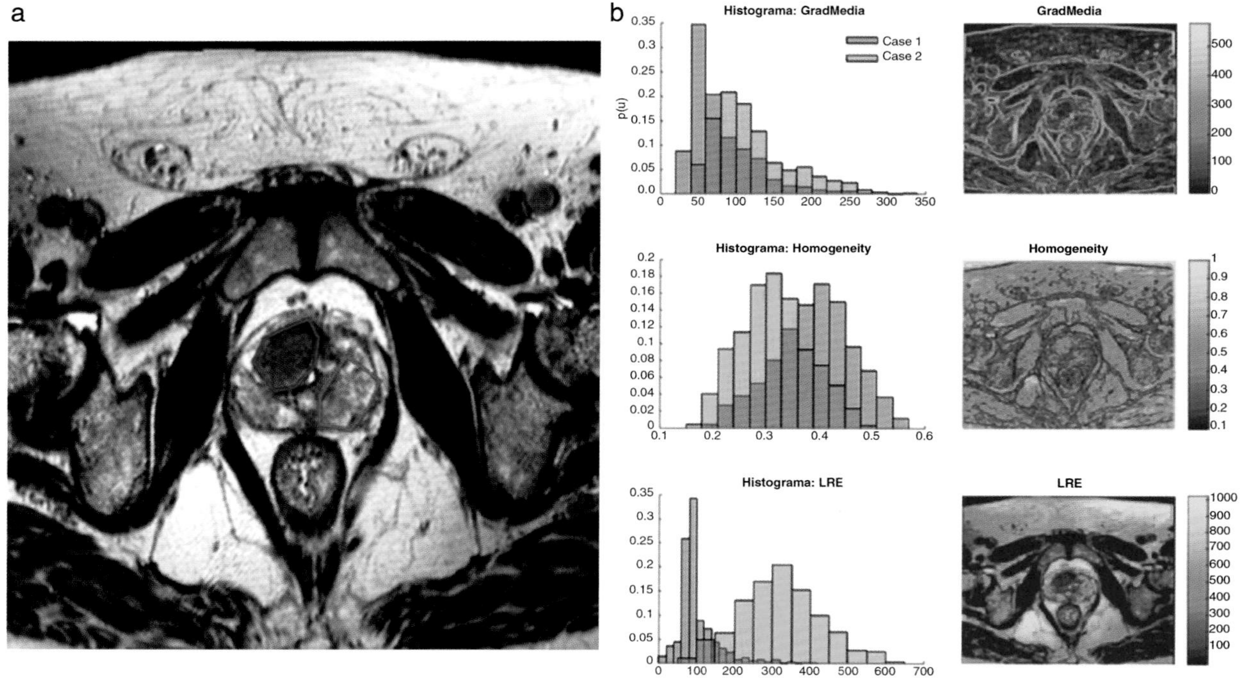

图 1.20 **纹理分析。a. TSE T_2 加权图像的横轴位图像,显示肿瘤病变(蓝色 ROI)和正常组织区域(红色 ROI);b. 根据统计(SGLD)和结构(run-length)方法生成的不同纹理分析参数的直方图(左)和参数图(右)。肿瘤 ROI 的直方图以蓝色显示;正常组织 ROI 的直方图以棕色显示。**

结论

多参数磁共振成像(mpMRI)是前列腺癌研究中非常有用的工具,在改善泌尿系肿瘤患者的治疗决策上具有很大的潜力。目前已逐渐作为临床可疑前列腺癌患者的首选检查方法。通过一系列形态学和功能成像,包括 T_1 加权,T_2 加权图像,DWI 和 DCE-MRI,并且随着硬件设备的改进,如高场扫描仪和多通道表面线圈,多参数 MRI 在前列腺临床显著癌的检测和定性方面具有高度的敏感性和特异性。对序列设计进行不同调整以获取最优化的多参数 MRI 结果。此外,新的序列,如 T_1 和 T_2 mapping,可提高多参数 MRI 的诊断效能。此外,非高斯模型的定量化 DWI 以及代表前列腺癌肿瘤异质性的新数学方法多参数 MRI 分析,如基于纹理的分析、分形分析和直方图分析,将会扩展多参数 MRI 在未来的应用。

要点

- 多参数磁共振成像(mpMRI)使用形态学和功能成像,包括 T_1 加权,T_2 加权图像,DWI 和 DCE-MRI 来对前列腺临床显著癌进行检测和定性。
- 通过对序列参数进行调整,以获取最优化的多参数 MRI 的结果。
- 新的序列,如 T_1 和 T_2 mapping,可提高多参数 MRI 的诊断效能。
- 非高斯模型的定量化 DWI 和代表前列腺癌肿瘤异质性的新数学方法多参数 MRI 分析,如基于纹理的分析、分形分析和直方图分析,将会扩展多参数 MRI 在未来的应用。

参考文献

[1] Siegel RL, Miller KD, Jemal A. Cancer statistics, 2015. CA Cancer J Clin. 2015;65(1):5-29.

[2] Ferlay J, Steliarova-Foucher E, Lortet-Tieulent J, et al. Cancer incidence and mortality patterns in Europe: estimates for 40 countries in 2012. Eur J Cancer. 2013;49(6):1374-403.

[3] De Angelis R, Sant M, Coleman MP, et al. Cancer survival in Europe 1999-2007 by country and age: results of EUROCARE-5-a population-based study. Lancet Oncol. 2014;15(1):23-34.

[4] Ahmed HU, Arya M, Freeman A, et al. Do low-grade and low-volume prostate cancers bear the hallmarks of malignancy? Lancet Oncol. 2012;13(11): e509-17.

[5] Musunuru HB, Yamamoto T, Klotz L, et al. Active surveillance for intermediate risk prostate cancer: survival outcomes in the Sunnybrook experience. J Urol. 2016;196(6):1651-8.

[6] Epstein JI, Zelefsky MJ, Sjoberg DD, et al. A contemporary prostate cancer grading system: a validated alternative to the Gleason score. Eur Urol. 2016; 69(3):428-35.

[7] Dahm P, Neuberger M, Ilic D. Screening for prostate cancer: shaping the debate on benefits and harms. Cochrane Database Syst Rev. 2013; (9):ED000067.

[8] Ilic D, Neuberger MM, Djulbegovic M, et al. Screening for prostate cancer. Cochrane Database Syst Rev. 2013;(1):CD004720.

[9] Catalona WJ, Richie JP, Ahmann FR, et al. Comparison of digital rectal examination and serum prostate specific antigen in the early detection of prostate cancer: results of a multicenter clinical trial of 6,630 men. J Urol. 1994;151(5):1283-90.

[10] van Hove A, Savoie PH, Maurin C, et al. Comparison of image-guided targeted biopsies versus systematic randomized biopsies in the detection of prostate cancer: a systematic literature review of well-designed studies. World J Urol. 2014; 32 (4): 847-58.

[11] Heidenreich A, Bellmunt J, Bolla M, et al. EAU guidelines on prostate cancer. Part 1: screening, diagnosis, and treatment of clinically localised disease. Eur Urol. 2011;59(1):61-71.

[12] Kuru TH, Herden J, Zugor V, et al. How to perform image-guided prostate biopsy: in-bore and fusion approaches. Eur Urol Focus. 2016;2(2):151-3.

[13] Ahmed HU, El-Shater Bosaily A, Brown LC, et al. Diagnostic accuracy of multi-parametric MRI and TRUS biopsy in prostate cancer (PROMIS): a paired validating confirmatory study. Lancet. 2017; 389(10071):815-22.

[14] Weinreb JC, Barentsz JO, Choyke PL, et al. PI-RADS prostate imaging-reporting and data system: 2015, version 2. Eur Urol. 2016;69(1):16-40.

[15] de Rooij M, Hamoen EH, Witjes JA, et al. Accuracy of magnetic resonance imaging for local staging of prostate cancer: a diagnostic meta-analysis. Eur Urol. 2016;70(2):233-45.

[16] Stanzione A, Imbriaco M, Cocozza S, et al. Biparametric 3T magnetic resonance imaging for prostatic cancer detection in a biopsy-naive patient population: a further improvement of PI-RADS v2? Eur J Radiol. 2016;85(12):2269-74.

[17] Yu AC, Badve C, Ponsky LE, et al. Development of a combined MR fingerprinting and diffusion examination for prostate cancer. Radiology. 2017;283 (3):729-38.

[18] Engelbrecht MR, Jager GJ, Laheij RJ, et al. Local staging of prostate cancer using magnetic resonance

imaging: a meta-analysis. Eur Radiol. 2002;12(9):2294-302.

[19] de Leon AD, Costa D, Pedrosa I. Role of multiparametric MR imaging in malignancies of the urogenital tract. Magn Reson Imaging Clin N Am. 2016; 24(1):187-204.

[20] Rosenkrantz AB, Neil J, Kong X, et al. Prostate cancer: comparison of 3D T2-weighted with conventional 2D T2-weighted imaging for image quality and tumor detection. AJR Am J Roentgenol. 2010; 194(2):446-52.

[21] Cornud F, Rouanne M, Beuvon F, et al. Endorectal 3D T_2-weighted 1mm-slice thickness MRI for prostate cancer staging at 1.5Tesla: should we reconsider the indirects signs of extracapsular extension according to the D'Amico tumor risk criteria? Eur J Radiol. 2012;81(4):e591-7.

[22] Westphalen AC, Noworolski SM, Harisinghani M, et al. High-resolution 3-T endorectal prostate MRI: a multireader study of radiologist preference and perceived interpretive quality of 2D and 3D T2-weighted fast spin-echo MR images. AJR Am J Roentgenol. 2016;206(1):86-91.

[23] Yamauchi FI, Penzkofer T, Fedorov A, et al. Prostate cancer discrimination in the peripheral zone with a reduced field-of-view T(2)-mapping MRI sequence. Magn Reson Imaging. 2015;33(5):525-30.

[24] Wu LM, Yao QY, Zhu J, et al. T_2* mapping combined with conventional T_2-weighted image for prostate cancer detection at 3.0T MRI: a multi-observer study. Acta Radiol. 2017;58(1):114-20.

[25] Wu LM, Zhao ZZ, Chen XX, et al. Comparison of T_2(*) mapping with diffusion-weighted imaging in the characterization of low-grade vs intermediate-grade and high-grade prostate cancer. Br J Radiol. 2016;89(1063):20151076.

[26] Le Bihan D. Apparent diffusion coefficient and beyond: what diffusion MR imaging can tell us about tissue structure. Radiology. 2013;268(2):318-22.

[27] Vilanova JC, García-Figueiras R, Barceló J, et al. Diffusion-weighted imaging of prostate, bladder, and retroperitoneum. In: Luna A, Ribes R, Soto JA, editors. Diffusion MRI outside the brain: a case-based review and clinical applications. Berlin: Springer;2012. p. 145-75.

[28] Panebianco V, Barchetti F, Sciarra A, et al. Multiparametric magnetic resonance imaging vs. standard care in men being evaluated for prostate cancer: a randomized study. Urol Oncol. 2015; 33(1): 17 e1-7.

[29] Pruessmann KP, Weiger M, Scheidegger MB, et al. SENSE: sensitivity encoding for fast MRI. Magn Reson Med. 1999;42(5):952-62.

[30] Katahira K, Takahara T, Kwee TC, et al. Ultra-high-b-value diffusion-weighted MR imaging for the detection of prostate cancer: evaluation in 201 cases with histopathological correlation. Eur Radiol. 2011; 21(1):188-96.

[31] Taouli B, Beer AJ, Chenevert T, et al. Diffusion-weighted imaging outside the brain: consensus statement from an ISMRM-sponsored workshop. J Magn Reson Imaging. 2016;44(3):521-40.

[32] Vargas HA, Akin O, Franiel T, et al. Diffusion-weighted endorectal MR imaging at 3 T for prostate cancer: tumor detection and assessment of aggressiveness. Radiology. 2011;259(3):775-84.

[33] Turkbey B, Shah VP, Pang Y, et al. Is apparent diffusion coefficient associated with clinical risk scores for prostate cancers that are visible on 3-T MR images? Radiology. 2011;258(2):488-95.

[34] Gibbs P, Liney GP, Pickles MD, et al. Correlation of ADC and T_2 measurements with cell density in prostate cancer at 3.0 Tesla. Investig Radiol. 2009; 44(9):572-6.

[35] Hambrock T, Somford DM, Huisman HJ, et al. Relationship between apparent diffusion coefficients at 3.0-T MR imaging and Gleason grade in peripheral zone prostate cancer. Radiology. 2011;259(2): 453-61.

[36] Zhang J, Jing H, Han X, et al. Diffusion-weighted imaging of prostate cancer on 3T MR: relationship between apparent diffusion coefficient values and Ki-67 expression. Acad Radiol. 2013;20(12):1535-41.

[37] Rud E, Klotz D, Rennesund K, et al. Detection of the index tumour and tumour volume in prostate cancer using T_2-weighted and diffusion-weighted magnetic resonance imaging (MRI) alone. BJU Int. 2014;114(6b):E32-42.

[38] Karavitakis M, Ahmed HU, Abel PD, et al. Margin status after laparoscopic radical prostatectomy and the index lesion: implications for preoperative evaluation of tumor focality in prostate cancer. J En-

dourol. 2012;26(5):503-8.

[39] Baco E, Rud E, Vlatkovic L, et al. Predictive value of magnetic resonance imaging determined tumor contact length for extracapsular extension of prostate cancer. J Urol. 2015;193(2):466-72.

[40] Vargas HA, Wassberg C, Akin O, et al. MR imaging of treated prostate cancer. Radiology. 2012;262(1):26-42.

[41] Padhani AR, Gogbashian A. Bony metastases: assessing response to therapy with whole-body diffusion MRI. Cancer Imaging. 2011;11(1A):S129-45.

[42] Song I, Kim CK, Park BK, et al. Assessment of response to radiotherapy for prostate cancer: value of diffusion-weighted MRI at 3 T. AJR Am J Roentgenol. 2010;194(6):W477-82.

[43] Park JJ, Kim CK, Park SY, et al. Prostate cancer: role of pretreatment multiparametric 3-T MRI in predicting biochemical recurrence after radical prostatectomy. AJR Am J Roentgenol. 2014; 202(5): W459-65.

[44] Panebianco V, Barchetti F, Sciarra A, et al. Prostate cancer recurrence after radical prostatectomy: the role of 3-T diffusion imaging in multi-parametric magnetic resonance imaging. Eur Radiol. 2013; 23(6):1745-52.

[45] Roy C, Foudi F, Charton J, et al. Comparative sensitivities of functional MRI sequences in detection of local recurrence of prostate carcinoma after radical prostatectomy or external-beam radiotherapy. AJR Am J Roentgenol. 2013;200(4):W361-8.

[46] Donati OF, Jung SI, Vargas HA, et al. Multiparametric prostate MR imaging with T_2-weighted, diffusion-weighted, and dynamic contrast-enhanced sequences: are all pulse sequences necessary to detect locally recurrent prostate cancer after radiation therapy? Radiology. 2013;268(2):440-50.

[47] van As NJ, de Souza NM, Riches SF, et al. A study of diffusion-weighted magnetic resonance imaging in men with untreated localised prostate cancer on active surveillance. Eur Urol. 2009;56(6):981-7.

[48] Giles SL, Morgan VA, Riches SF, et al. Apparent diffusion coefficient as a predictive biomarker of prostate cancer progression: value of fast and slow diffusion components. AJR Am J Roentgenol. 2011; 196(3):586-91.

[49] Le Bihan D, Breton E, Lallemand D, et al. Separation of diffusion and perfusion in intravoxel incoherent motion MR imaging. Radiology. 1988;168(2): 497-505.

[50] Guiu B, Cercueil JP. Liver diffusion-weighted MR imaging: the tower of Babel? Eur Radiol. 2011;21(3):463-7.

[51] Granata V, Fusco R, Catalano O, et al. Early assessment of colorectal cancer patients with liver metastases treated with antiangiogenic drugs: the role of intravoxel incoherent motion in diffusion-weighted imaging. PLoS One. 2015;10(11):e0142876.

[52] Hectors SJ, Wagner M, Besa C, et al. Intravoxel incoherent motion diffusion-weighted imaging of hepatocellular carcinoma: is there a correlation with flow and perfusion metrics obtained with dynamic contrast-enhanced MRI? J Magn Reson Imaging. 2016;44(4):856-64.

[53] Chandarana H, Lee VS, Hecht E, et al. Comparison of biexponential and monoexponential model of diffusion weighted imaging in evaluation of renal lesions: preliminary experience. Investig Radiol. 2011;46(5):285-91.

[54] Dopfert J, Lemke A, Weidner A, et al. Investigation of prostate cancer using diffusion-weighted intravoxel incoherent motion imaging. Magn Reson Imaging. 2011;29(8):1053-8.

[55] Shinmoto H, Tamura C, Soga S, et al. An intravoxel incoherent motion diffusion-weighted imaging study of prostate cancer. AJR Am J Roentgenol. 2012;199(4):W496-500.

[56] Suo S, Chen X, Wu L, et al. Non-Gaussian water diffusion kurtosis imaging of prostate cancer. Magn Reson Imaging. 2014;32(5):421-7.

[57] Roethke MC, Kuder TA, Kuru TH, et al. Evaluation of diffusion kurtosis imaging versus standard diffusion imaging for detection and grading of peripheral zone prostate cancer. Investig Radiol. 2015; 50(8):483-9.

[58] Rosenkrantz AB, Padhani AR, Chenevert TL, et al. Body diffusion kurtosis imaging: basic principles, applications, and considerations for clinical practice. J Magn Reson Imaging. 2015; 42(5): 1190-202.

[59] Rosenkrantz AB, Sigmund EE, Johnson G, et al. Prostate cancer: feasibility and preliminary experience of a diffusional kurtosis model for detection and

assessment of aggressiveness of peripheral zone cancer. Radiology. 2012;264(1):126-35.

[60] Mazaheri Y, Afaq A, Rowe DB, et al. Diffusion-weighted magnetic resonance imaging of the prostate: improved robustness with stretched exponential modeling. J Comput Assist Tomogr. 2012; 36(6):695-703.

[61] Li C, Chen M, Li S, et al. Diffusion tensor imaging of prostate at 3.0 Tesla. Acta Radiol. 2011;52(7):813-7.

[62] Li L, Margolis DJ, Deng M, et al. Correlation of Gleason scores with magnetic resonance diffusion tensor imaging in peripheral zone prostate cancer. J Magn Reson Imaging. 2015;42(2):460-7.

[63] Uribe CF, Jones EC, Chang SD, et al. In vivo 3T and ex vivo 7T diffusion tensor imaging of prostate cancer: correlation with histology. Magn Reson Imaging. 2015;33(5):577-83.

[64] Xu J, Humphrey PA, Kibel AS, et al. Magnetic resonance diffusion characteristics of histologically defined prostate cancer in humans. Magn Reson Med. 2009;61(4):842-50.

[65] Park SY, Kim CK, Park BK, et al. Diffusion-tensor MRI at 3 T: differentiation of central gland prostate cancer from benign prostatic hyperplasia. AJR Am J Roentgenol. 2014;202(3):W254-62.

[66] Gurses B, Tasdelen N, Yencilek F, et al. Diagnostic utility of DTI in prostate cancer. Eur J Radiol. 2011; 79(2):172-6.

[67] Panebianco V, Barchetti F, Sciarra A, et al. In vivo 3D neuroanatomical evaluation of periprostatic nerve plexus with 3T-MR diffusion tensor imaging. Eur J Radiol. 2013;82(10):1677-82.

[68] Rosenkrantz AB, Geppert C, Grimm R, et al. Dynamic contrast-enhanced MRI of the prostate with high spatiotemporal resolution using compressed sensing, parallel imaging, and continuous golden-angle radial sampling: preliminary experience. J Magn Reson Imaging. 2015;41(5):1365-73.

[69] Alonzi R, Padhani AR, Allen C. Dynamic contrast enhanced MRI in prostate cancer. Eur J Radiol. 2007;63(3):335-50.

[70] Vilanova JC, Luna-Alcala A, Boada M, et al. Multiparametric MRI. The role of MRI techniques in the diagnosis, staging and follow up of prostate cancer. Arch Esp Urol. 2015;68(3):316-33.

[71] Barrett T. Contrasting opinions: biparametric versus multiparametric prostate MRI. Diagn Interv Radiol. 2016;22(3):299.

[72] Thestrup KC, Logager V, Baslev I, et al. Biparametric versus multiparametric MRI in the diagnosis of prostate cancer. Acta Radiol Open. 2016; 5(8):2058460116663046.

[73] Dickinson L, Ahmed HU, Allen C, et al. Magnetic resonance imaging for the detection, localisation, and characterisation of prostate cancer: recommendations from a European consensus meeting. Eur Urol. 2011;59(4):477-94.

[74] Franiel T, Stephan C, Erbersdobler A, et al. Areas suspicious for prostate cancer: MR-guided biopsy in patients with at least one transrectal US-guided biopsy with a negative finding-multiparametric MR imaging for detection and biopsy planning. Radiology. 2011;259(1):162-72.

[75] Ogura K, Maekawa S, Okubo K, et al. Dynamic endorectal magnetic resonance imaging for local staging and detection of neurovascular bundle involvement of prostate cancer: correlation with histopathologic results. Urology. 2001;57(4):721-6.

[76] Akin O, Gultekin DH, Vargas HA, et al. Incremental value of diffusion weighted and dynamic contrast enhanced MRI in the detection of locally recurrent prostate cancer after radiation treatment: preliminary results. Eur Radiol. 2011;21(9):1970-8.

[77] Costello LC, Franklin RB. Concepts of citrate production and secretion by prostate. 1. Metabolic relationships. Prostate. 1991;18(1):25-46.

[78] Kurhanewicz J, Swanson MG, Nelson SJ, et al. Combined magnetic resonance imaging and spectroscopic imaging approach to molecular imaging of prostate cancer. J Magn Reson Imaging. 2002; 16(4):451-63.

[79] Litjens GJ, Barentsz JO, Karssemeijer N, et al. Clinical evaluation of a computer-aided diagnosis system for determining cancer aggressiveness in prostate MRI. Eur Radiol. 2015;25(11):3187-99.

[80] Hambrock T, Vos PC, Hulsbergen-van de Kaa CA, et al. Prostate cancer: computer-aided diagnosis with multiparametric 3-T MR imaging-effect on observer performance. Radiology. 2013; 266(2): 521-30.

[81] Shiradkar R, Podder TK, Algohary A, et al. Ra-

diomics based targeted radiotherapy planning (RadTRaP): a computational framework for prostate cancer treatment planning with MRI. Radiat Oncol. 2016;11(1):148.

[82] Rosenkrantz AB, Ream JM, Nolan P, et al. Prostate cancer: utility of whole-lesion apparent diffusion coefficient metrics for prediction of biochemical recurrence after radical prostatectomy. AJR Am J Roentgenol. 2015;205(6):1208-14.

[83] Tiwari P, Viswanath S, Kurhanewicz J, et al. Multimodal wavelet embedding representation for data combination (MaWERiC): integrating magnetic resonance imaging and spectroscopy for prostate cancer detection. NMR Biomed. 2012; 25 (4): 607-19.

[84] Viswanath SE, Bloch NB, Chappelow JC, et al. Central gland and peripheral zone prostate tumors have significantly different quantitative imaging signatures on 3 Tesla endorectal, in vivo T_2-weighted MR imagery. J Magn Reson Imaging. 2012;36(1): 213-24.

[85] Moradi M, Salcudean SE, Chang SD, et al. Multiparametric MRI maps for detection and grading of dominant prostate tumors. J Magn Reson Imaging. 2012;35(6):1403-13.

[86] Fehr D, Veeraraghavan H, Wibmer A, et al. Automatic classification of prostate cancer Gleason scores from multiparametric magnetic resonance images. Proc Natl Acad Sci U S A. 2015; 112 (46): E6265-73.

[87] Nketiah G, Elschot M, Kim E, et al. T_2-weighted MRI-derived textural features reflect prostate cancer aggressiveness: preliminary results. Eur Radiol. 2017;27(7):3050-9.

[88] Lv D, Guo X, Wang X, et al. Computerized characterization of prostate cancer by fractal analysis in MR images. J Magn Reson Imaging. 2009; 30 (1): 161-8.

[89] Lopes R, Ayache A, Makni N, et al. Prostate cancer characterization on MR images using fractal features. Med Phys. 2011;38(1):83-95.

[90] Ginsburg SB, Algohary A, Pahwa S, et al. Radiomic features for prostate cancer detection on MRI differ between the transition and peripheral zones: preliminary findings from a multi-institutional study. J Magn Reson Imaging. 2017;46(1):184-93.

[91] Stoyanova R, Pollack A, Takhar M, et al. Association of multiparametric MRI quantitative imaging features with prostate cancer gene expression in MRI-targeted prostate biopsies. Oncotarget. 2016;7(33):53362-76.

[92] McCann SM, Jiang Y, Fan X, et al. Quantitative multiparametric MRI features and PTEN expression of peripheral zone prostate cancer: a pilot study. AJR Am J Roentgenol. 2016;206(3):559-65.

第二章

前列腺解剖

内容

2.1 引言

McNeal 解剖模型认为前列腺根据周围不同结构环绕的关系而分为四个区域,如下所述[1,2]。

2.1.1 尿道和射精管(图 2.1)

尿道是描述整个前列腺区域解剖结构的解剖学标志。尿道由近端和远端尿道两个部分组成,每个部分约 15mm 长,由精阜分界。在精阜处,近端和远端尿道的走行呈 35°。尿道壁由纵向走行的平滑肌纤维组成。围绕该内层的纵向肌肉层,是一层环形走行的肌层。

两层平滑肌构成所谓的尿道内括约肌(IUS),其从膀胱颈延伸到尿道膜部的末端。IUS 在膀胱颈的近端水平处最厚,随其向尿道膜部延伸,厚度逐渐减小。尿道膜部完整地被 IUS 环绕。在其前侧,前列腺内的 IUS 与前列腺肌性间质(AFMS)融合。两射精管走行方向与远端尿道平面平行,其开口于尿道腔内的前列腺小囊。

2.1.2 移行带(TZ)(图 2.2)

移行带在前列腺组织中约占 5%,构成两叶分别位于近端尿道两侧。其导管系统平行于尿道平面走行,止于精阜,射精管开口的近侧。移行带毗邻外周带,中央带和前列腺肌性间质,构成所谓的外科手术包膜,也就是说,确定了前列腺剜除术的外科手术平面。移行带和尿道周围腺体组织是良性前列腺增生(BPH)的发生部位。前列腺癌发生在移行带的比例为 10%~20%。

2.1.3 中央带(CZ)(图 2.3)

中央带在前列腺腺体组织中约占 25%。其在前列腺底部形成金字塔形或锥形结构,在精阜水平处变窄至顶点。中央带的导管在射精管开口的两侧呈放射状走行。精囊和输精管穿入中央带形成射精管形似"精囊喙"。此区域由于缺乏前列腺包膜而成为解剖薄弱区。

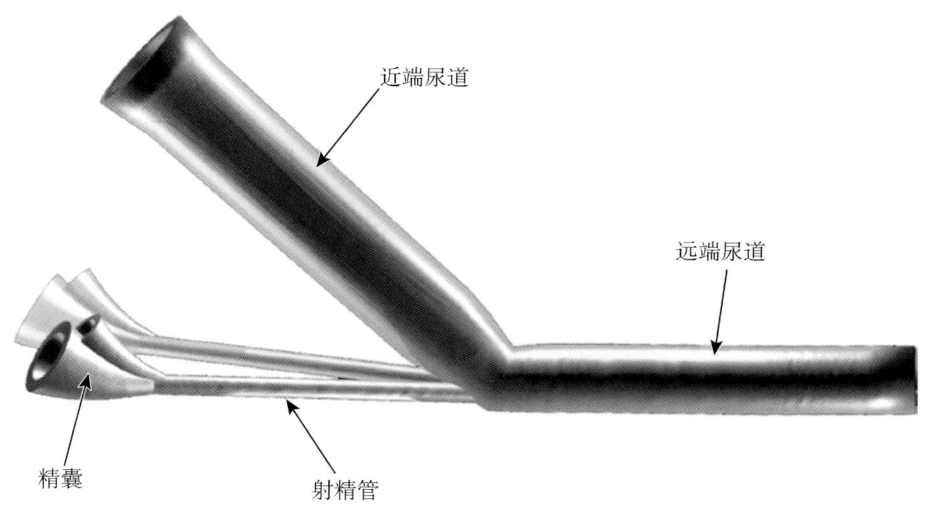

图 2.1　**尿道和射精管的矢状位解剖**

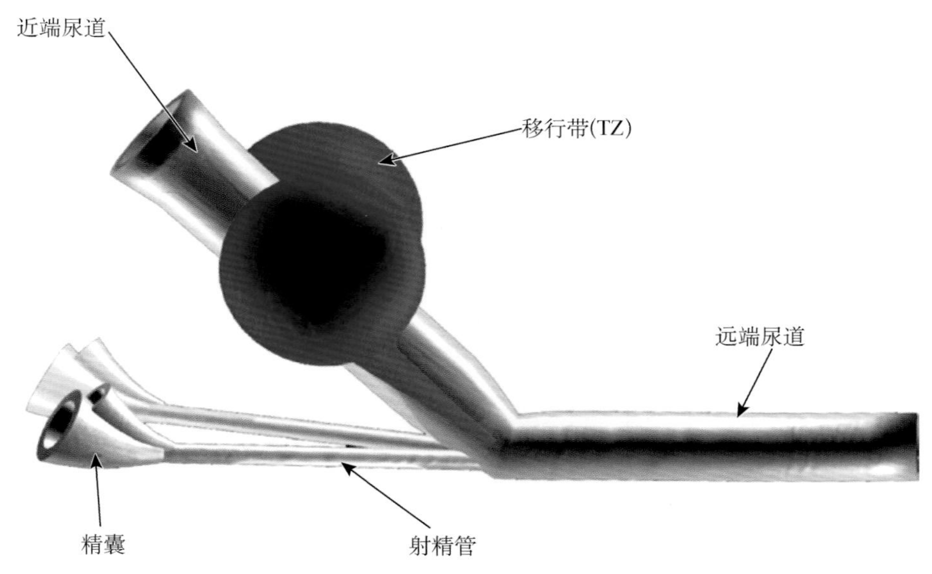

图 2.2　**移行带(TZ)的矢状位解剖**

与射精管延续的中央带及伴行的筋膜和淋巴血管组织称为前列腺嵌入部(invaginated extra-prostatic space，IES)。

这是另一个解剖学上的薄弱区域，因此中央带疾病容易沿此区域播散。

中央带相对发病率较低，发生在中央带的前列腺癌占 5%～10%。外周带和中央带之间缺乏解剖学屏障，同时由于 IES 的存在，意味着前列腺尖部发生的肿瘤很容易进展到前列腺底部，并可早期造成前列腺周围间隙结构的受累。

2.1.4　外周带(PZ)(图 2.4)

外周带约占前列腺腺体组织的 70%。其包括前列腺表面的外侧、背侧和尖部，以多变的方式向腹侧延伸，与前纤维肌性间质相延续。

前列腺不具有通常意义上的包膜结构，表面有一层腺样间质被称为“包膜”。

前列腺“包膜”本身由纤维肌性间质构成，其在腺体周围形成一薄层结构。前列腺尖部没有这种间质层，造成一个解剖学上的薄弱区域，称为梯形区域(trapezoidal area)。该区域腹侧以尿道膜部为界,背侧则以 Denonvilliers 和直肠筋膜为界,头侧以前列腺尖部(外周带)为界,尾侧则以直肠尿道肌为界。70%的前列腺癌发生在前列腺外周带。当前列腺癌起自前列腺尖部时,在早期即可通过梯形区域侵犯前列腺周围间隙。前列腺的背外侧神经血管蒂也是肿瘤易向外蔓延和侵袭的区域。

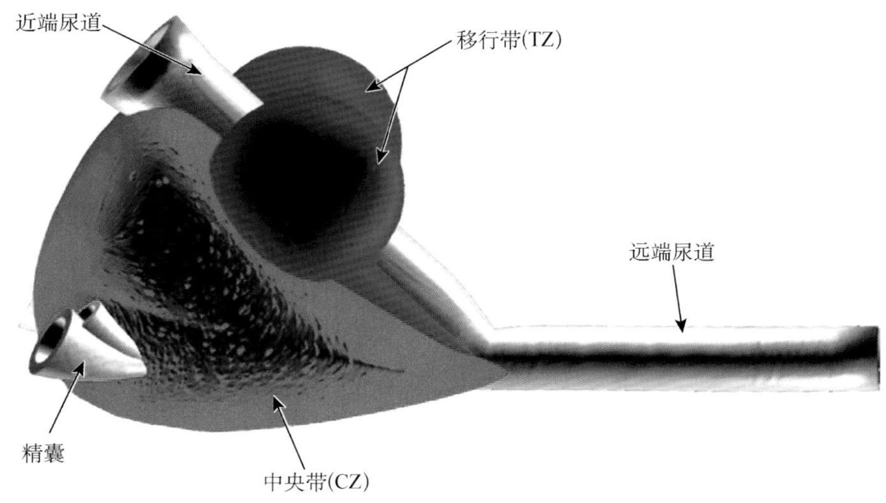

图 2.3 **中央带(CZ)的矢状位解剖**

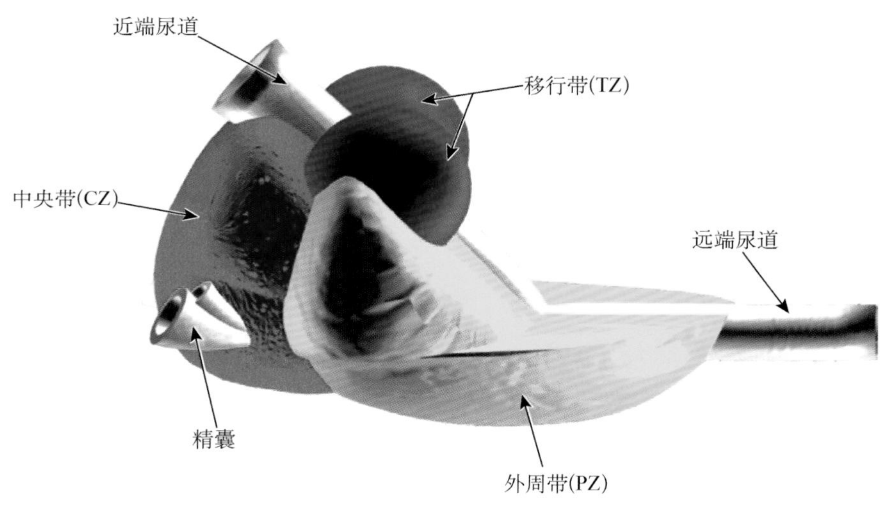

图 2.4 **外周带(PZ)的矢状位解剖**

2.1.5 前纤维肌性间质(AFMS)(图 2.5)

AFMS 约占前列腺体积的 33%,是前列腺的非腺体区域,构成前列腺的前表面。在其最近端部分,其与逼尿肌和 IUS 的平滑肌纤维融合。头侧,其保持和尿道外括约肌(EUS)的关系;EUS 的横纹肌纤维在该区域(前列腺尖部的前外侧)融合,构成前列腺外括约肌群。

2.1.6 解剖薄弱区域

简而言之,有四个"解剖薄弱"区域,通过这些区域,前列腺肿瘤可以生长并侵犯相邻的结构。这些区域是:

1. 精囊喙(图 2.6 和图 2.17)
2. 前列腺嵌入部(IES)(图 2.6)
3. 前列腺蒂周围间隙(图 2.7 和图 2.17)
4. 梯形区域(图 2.8 和图 2.17)

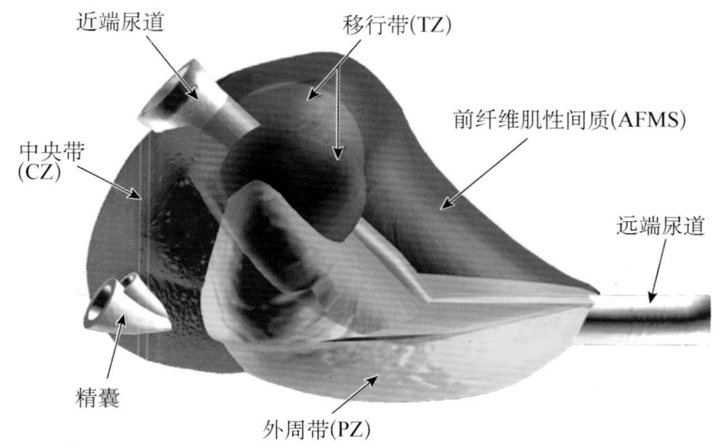

图 2.5　前纤维肌性间质(AFMS)的矢状位解剖

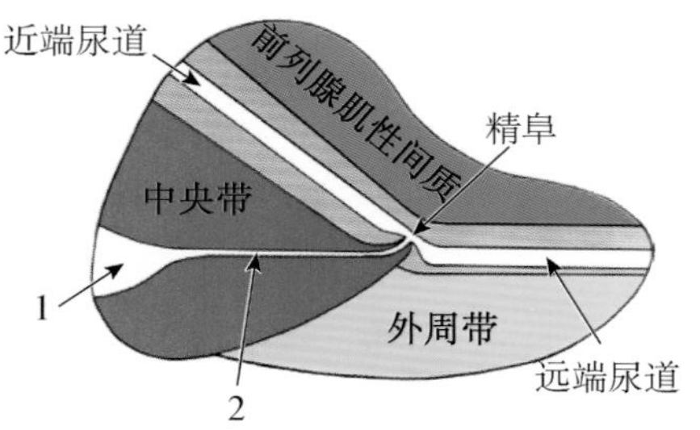

图 2.6　McNeal 前列腺模型正中矢状位解剖图，显示以下结构：1. 精囊喙；2. 前列腺嵌入部(IES)

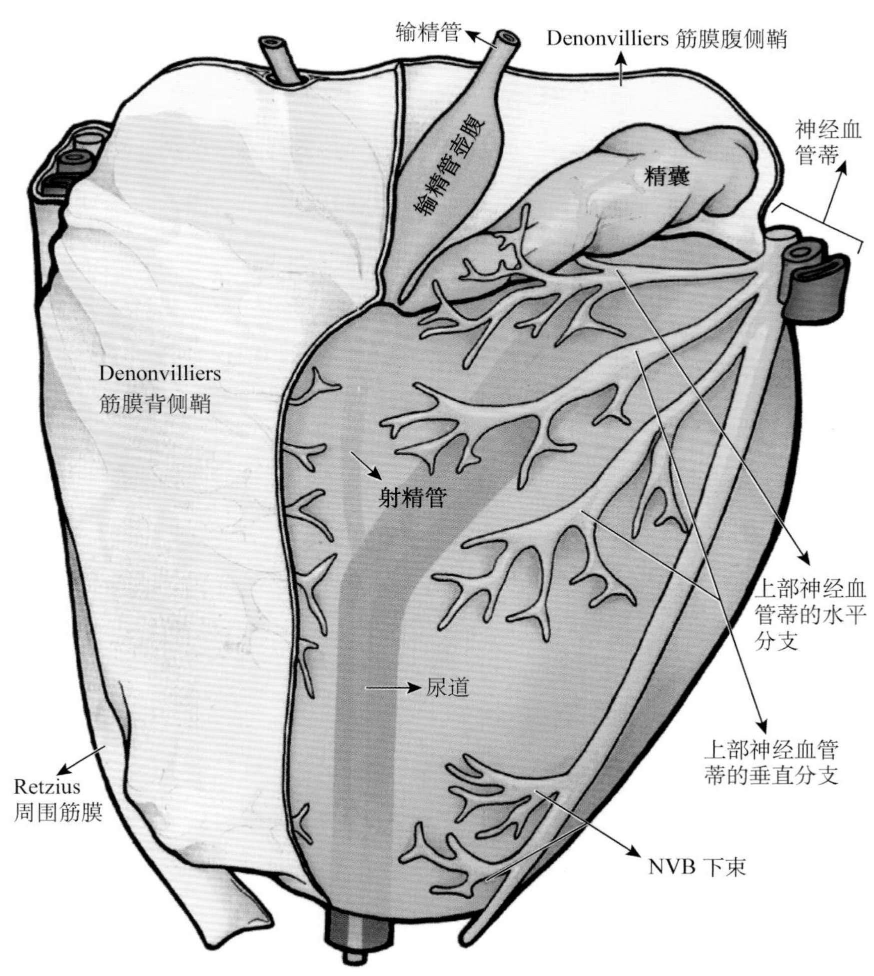

图 2.7　背侧观的前列腺解剖，显示其背外侧神经血管蒂和围绕其的筋膜复合体

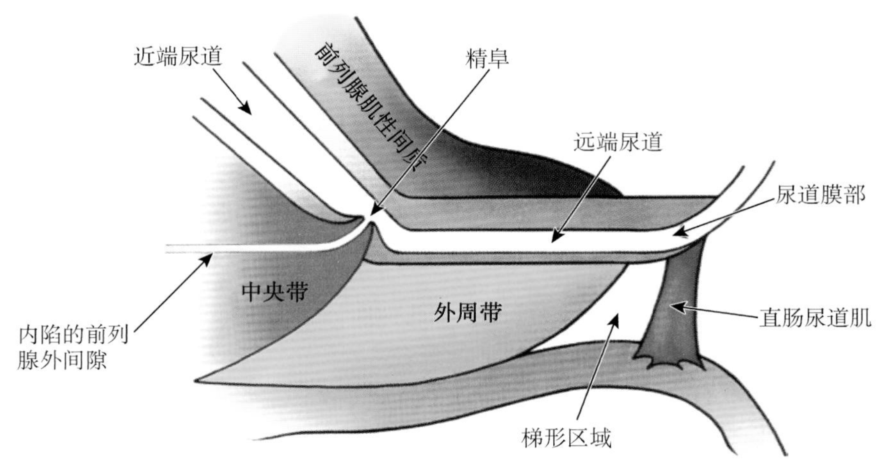

图 2.8　McNeal 前列腺模型正中矢状位解剖，显示梯形区域

2.2　前列腺尖部、尿道膜部及其括约肌复合体

2.2.1　概况

前列腺尖部是用于表示前列腺腺体尾侧（最下方）的术语，与尿道膜部密切接触[3]。前列腺尖部可显示出不同的形态：圆环形或腹侧，背侧或两侧突出（图 2.9 和图 2.10）[3]。了解前列腺尖部形态的重要性主要在于两点：

第一：前列腺尖部或多或少与 EUS（尿道膜部的横纹肌纤维）头侧区域重叠（或覆盖），这些纤维部分融入前列腺尖部（图 2.11）[4-6]。

在接受根治性前列腺切除术的患者中，有必要采用能够外翻（exteriorising）和解剖这部分横纹肌纤维的手术技术，以保持控尿功能（图 2.12）[4,6]。

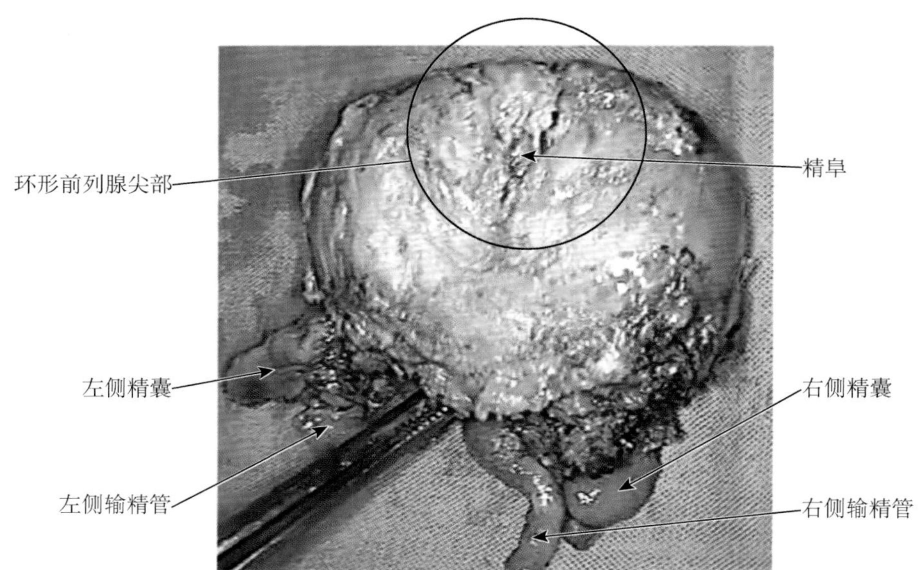

图 2.9　前列腺的外科标本，显示环形前列腺尖部

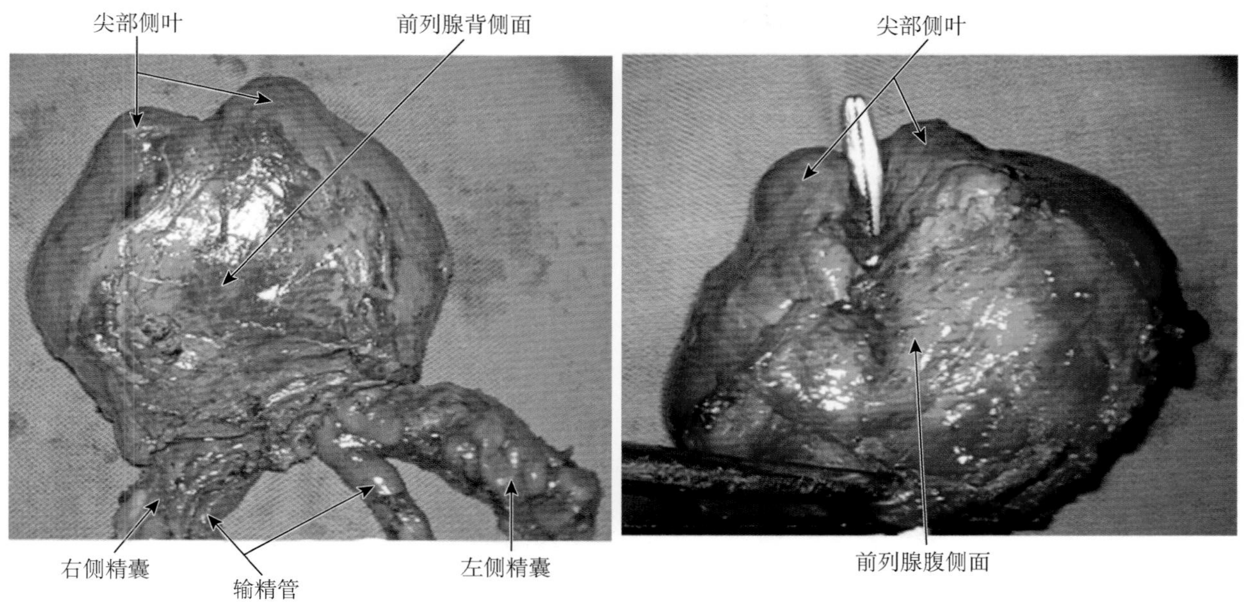

图 2.10　**前列腺的外科标本，显示前列腺尖部伴两顶外叶**

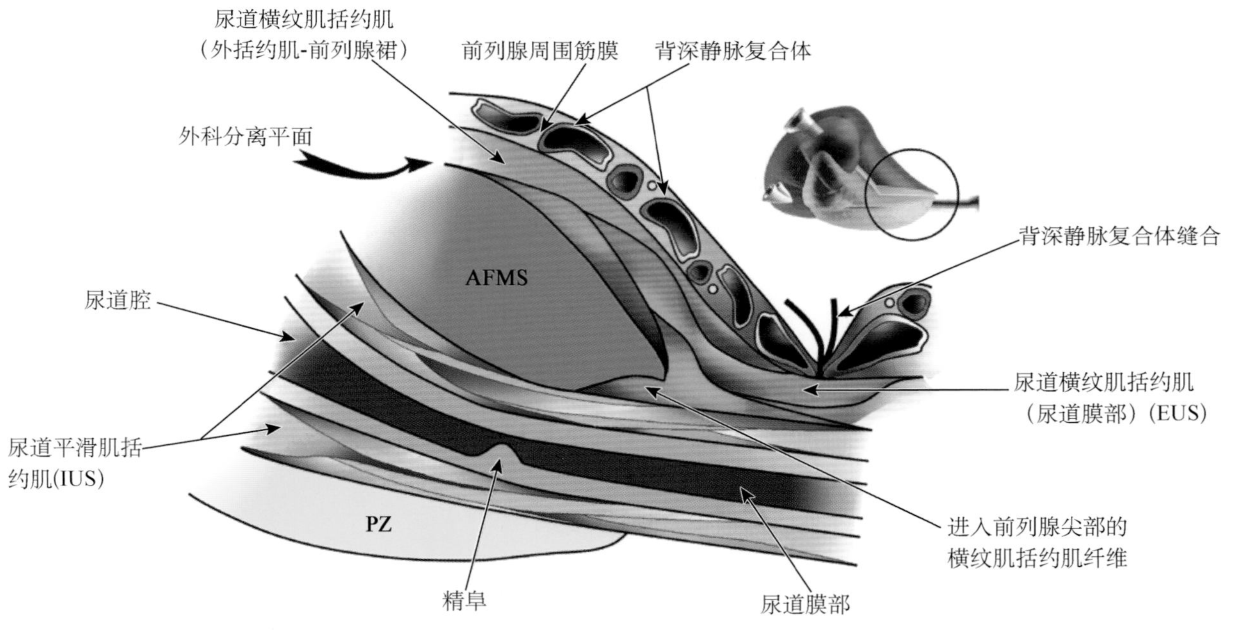

图 2.11　**前列腺尖部正中矢状面解剖**

该图显示 McNeal 模型的前纤维肌性间质(AFMS)和外周带(PZ)、尿道、IUS 和 EUS 以及在前列腺尖部内和容纳阴茎背侧深静脉丛的前列腺周围筋膜内最头侧的横纹肌纤维

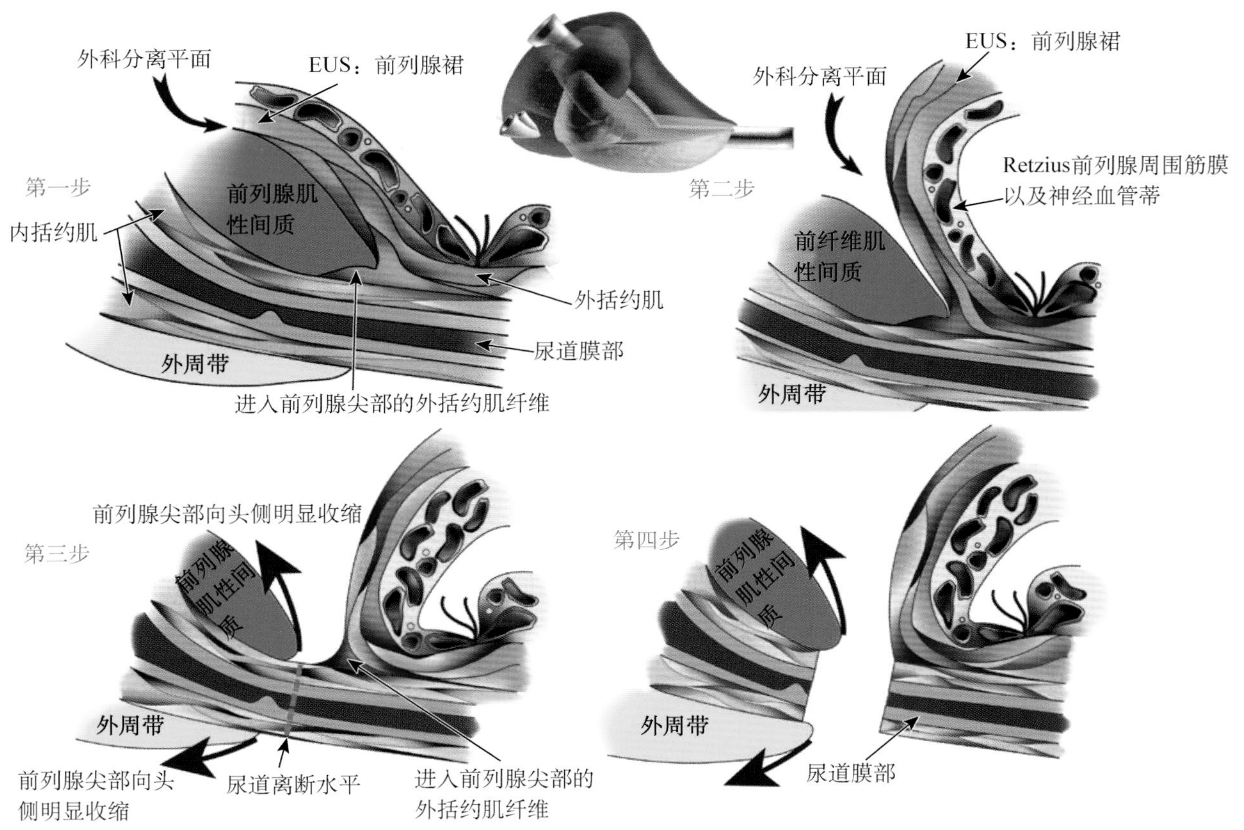

图 2.12　**前列腺尖部正中矢状面，显示根治性前列腺切除术中保留 EUS 的不同步骤**

第二：在根治性前列腺切除术中必须避免阳性边缘[4]。值得注意的是，在尖部水平，腺体组织仅为外周带组织，尖部仅前缘一小部分为 AFMS[7]。此外，前列腺尖部构成所谓的梯形区域的顶部，这是众所周知的解剖薄弱区域，在该区域前列腺癌可更易侵犯至前列腺间隙（图 2.8）[1,2]。

在其前外侧，前列腺尖部由外括约肌群覆盖，与 AFMS 及从膀胱颈延伸来的由平滑肌构成的逼尿肌群相融合（图 2.13）[3-5,7-11]。

前列腺尖部尾侧与尿道膜部起始部相延续。男性的尿道膜部被认为是位于前列腺尖部和尿道球部之间的尿道部分，长度约为 1cm[3,4]。其内有尿道内括约肌（IUS）和尿道外括约肌 EUS[3,7-9,12]。

IUS 从膀胱颈（此处最厚）延伸到尿道球部，沿尾侧方向厚度逐渐减小。IUS 环尿道膜部，由双层平滑肌纤维组成，包括内层纵行肌和外部的环形肌（图 2.13 和图 2.14）[3,7-9,12]。

IUS 的神经支配来自自主神经、交感神经和副交感神经系统[3,9,12-21]。

下腹下神经丛负责前列腺、前列腺尖部和尿道膜部的所有自主神经支配。其终末支沿内侧走行达耻骨上肌，外侧走行达尿道膜部的 EUS，在腹侧构成所谓的阴茎海绵体神经（负责勃起机制）和尿道海绵体神经（负责尿道膜部黏膜的自主神经传入，直接与控尿机制有关[14]）（图 2.13 和图 2.14）[3,12-21]。

EUS 构成横纹肌平面（横纹肌纤维），在尿道膜部水平围绕 IUS，在前列腺尖部的前外侧上扩展，并在该水平上构成所谓的 EUS 围裙（图 2.13）。其肌纤维主要是Ⅰ型（即没有肌梭），尽管强度低，但专门负责长时间收缩。EUS 的功能在于排尿间期保持尿道腔塌陷，从而防止无意识的

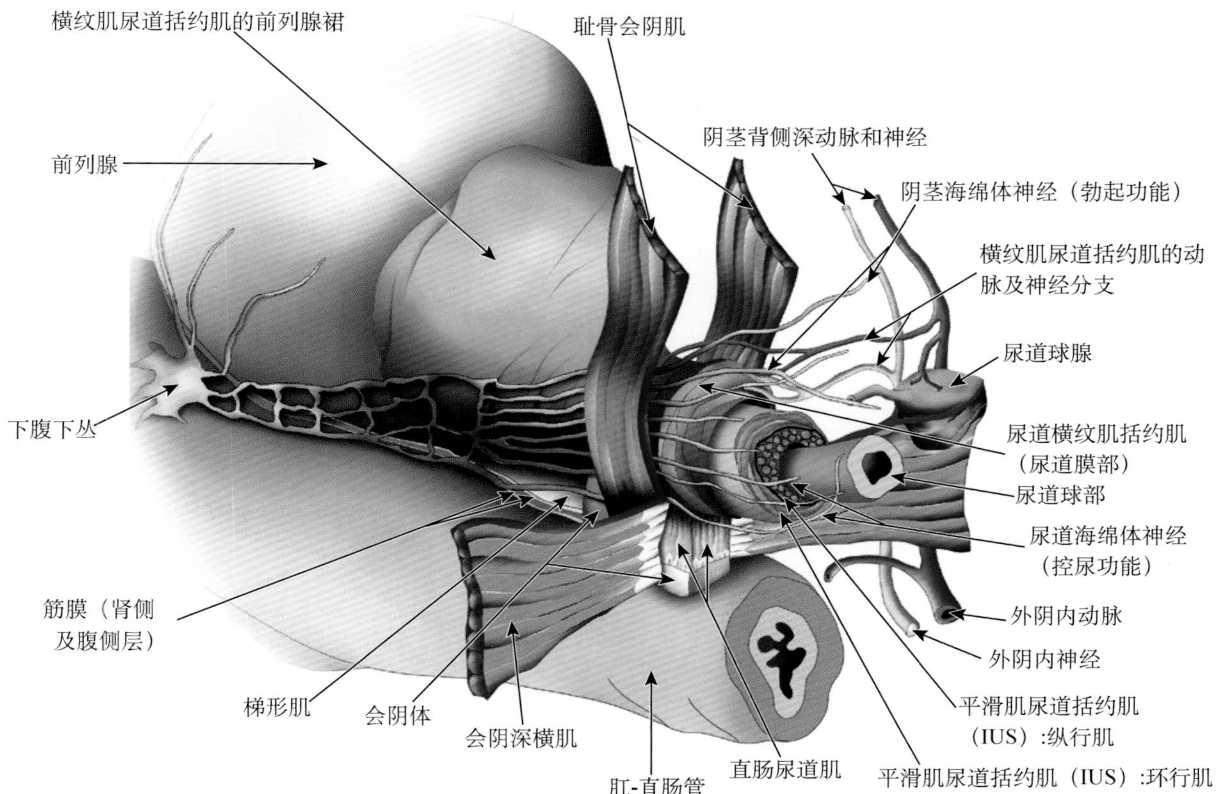

图 2.13 从足侧观察前列腺尖部和尿道膜部及其括约肌系统。可见 EUS 围裙在前列腺腺体的前外侧上的延伸以及耻骨会阴肌的大部分腹内侧肌纤维的排列。海绵体和海绵体神经在耻骨会阴肌平面内侧分布，走行于纤维结缔组织，弹性纤维和平滑肌纤维(构成尿道周围筋膜平面)的多个鞘内。在该图中，消除了耻骨联合和耻骨前列腺韧带，以便正确识别所描述的解剖学结构

尿液泄漏[3-5,7,8,12,22]。

EUS 最厚处位于尿道膜部水平，厚度向头侧逐渐减小，最终构成前列腺围裙。该围裙以 Ω(希腊字母“欧米伽”)形围绕尿道膜部，而后正中不包绕，形成“后正中脊”(图 2.13 和图 2.14)[3-5,7,8,12,22]。此外，EUS 的部分横纹肌纤维融入到前列腺尖部的下部，位于精阜下方，融入纤维的多少依赖于前列腺尖部形态(图 2.11)[4-6]。

EUS 的神经支配和动脉供血分别来自外阴神经和外阴内动脉。该神经为躯体神经，因此 EUS 可随意控制[3, 12, 14, 19]。外阴内神经和动脉均向头侧走行，至会阴深横肌处，发出分支支配 EUS 最尾侧部分，随后形成阴茎背侧神经脊背侧动脉。前列腺尖部与支配 EUS 的外阴内动脉的分支之间距离为 3 ～ 13mm (图 2.13)[3, 12, 19, 23, 24]。

IUS 和 EUS 构成所谓的控尿被动及内在因素。它们的功能基本上是“塌陷”尿道至“后正中脊”，这样可防止排尿间期无意识的尿液“泄露”(图 2.11 和 2.13)[3]。

阴茎海绵体神经在前列腺周围筋膜的后外侧及前外侧走行。手术操作时保留这些外侧神经对于确保前列腺根治术后勃起功能的恢复是至关重要的。

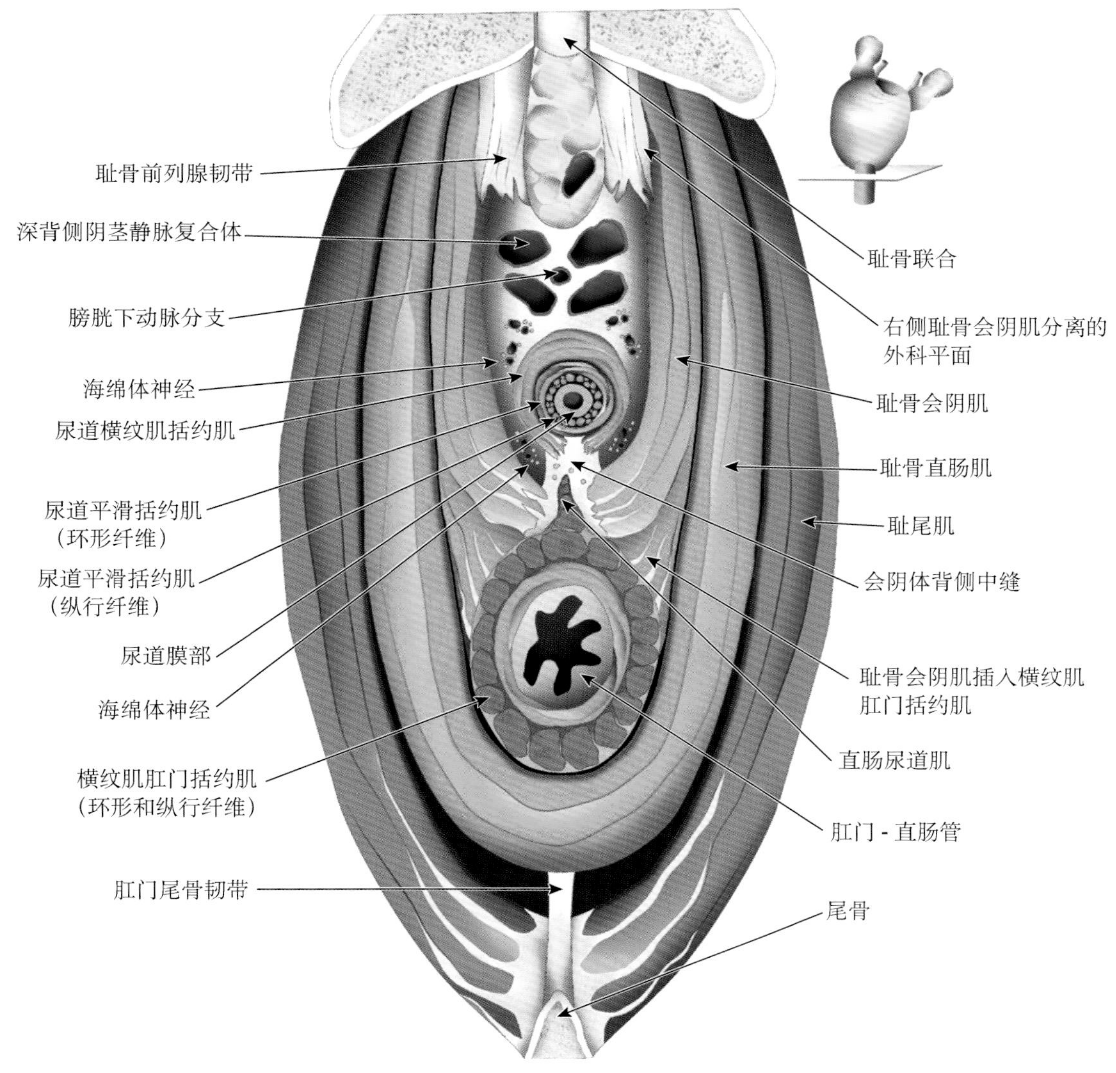

图 2.14　尿道膜部水平横切面的解剖。显示了尿道括约肌和肛门外括约肌系统以及构成耻骨尾骨肌和阴茎深静脉背丛的肌束。在耻骨前列腺韧带的外侧面，可以看到用于解剖耻骨会阴肌的解剖平面

2.2.2 会阴体或中央会阴腱

会阴体是一纤维肌性结构，难以在解剖上进行评估，其功能是支持所有构成会阴部及支撑盆腔脏器的肌肉及腱膜结构[3, 5, 6, 8, 22]。对于控尿，会阴体形成一固定的底盘，通过将 EUS 的横纹肌平面压至底盘处，从而可使 EUS 正确发挥功能，这样在排尿间期可以正确地使尿道塌陷[3, 5, 6, 8, 22]。

会阴体由以下结构组成（图 2.13 和图 2.14）[3,23,25]：

- 会阴深横肌的内侧插入
- 耻骨会阴肌的内侧插入
- Denonvilliers 筋膜的终末部分（最尾侧），其腹侧和背侧鞘膜融合
- 尿道膜部的背中缝
- 直肠尿道肌

2.2.3　耻骨会阴肌(图 2.13 和图 2.14)[3,23,25]

肛提肌与尿失禁的外在因素（主动因素）相关。肛提肌由两个肌肉平面组成，即耻尾肌和髂尾肌。

耻尾肌起源于耻骨的中分支（mid-branch of the pubis），在肛尾韧带和尾骨的水平从背侧插入。耻尾肌的内侧纤维向内走行，在肛门直肠管

的水平处构成肛门外括约肌后面的环，让直肠形成一定弯曲，有助于肛门压力和闭合机制。

同时，耻骨直肠肌的内侧纤维向尾部中线移动，在尿道膜部以及前列腺尖部及其括约肌系统外侧走行，并在会阴体、肛门外括约肌的最深部分和尿道球部水平插入。这些肌肉纤维被称为耻骨会阴肌（也称为耻骨尿道肌或前列腺提肌）。耻骨会阴肌构成会阴底部的腹内侧部分，并且最终可以覆盖耻骨前列腺韧带的外侧表面，使得其更远端的纤维沿着平行于尿道膜部的平面走行。在大多数情况下，要完整保留这个肌肉平面，要求部分分离耻骨前列腺韧带，目的是可以找到正确的解剖平面进行手术切除（图 2.15）。

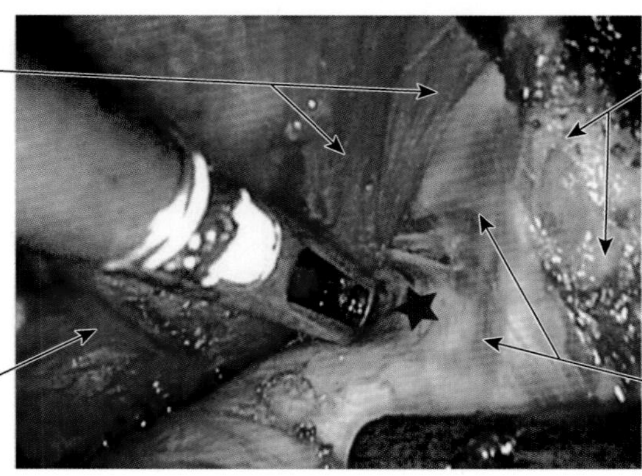

图 2.15　**手术照片显示，一旦耻骨会阴肌大部分的腹内侧纤维得到分离，即可显示耻骨前列腺韧带的外侧筋膜面。注意结构中心的“内陷”（图中的星号符）；这对应的区域是阴茎深静脉背侧静脉复合体，结扎时缝合针应该通过之处**

2.3　MRI 在评估前列腺尖部、尿道膜部和尿道括约肌复合体中的作用

根治性前列腺手术有两个主要目标：完全切除肿瘤和令人满意的术后功能，即控尿及阴茎勃起功能的恢复[4,6]。为了在根治性前列腺切除术后实现早期控尿恢复，需要完全保留尿道括约肌系统，同时保留耻骨直肠肌和耻骨会阴肌（后者更为重要）[4,6,25]。EUS 的保存始于在腺体顶端前外侧上彻底分离 EUS 裙，向尾部方向操作。根据尿道周围筋膜，可正确识别和分离尿道膜部的 EUS，这是阴茎海绵体和尿道海绵体神经末梢的位置（图 2.12 至图 2.14）[3,4,6,7,10,11,21,26-28]。AFMS 和前列腺尖部的 MRI 评估可以显示这些区域中存在肿瘤，或者为主要病灶区域，或者更常见的是，MRI 可以显示最初其他解剖区域的肿瘤对 AFMS 和（或）前列腺尖部的局部累及。这些情况下，在这个水平由于造成阳性切缘的风险很高，因此括约肌保留手术是禁忌的。

2.4　盆腔和前列腺筋膜

在盆腔侧壁和下壁肌肉骨骼层与前壁层腹膜隐窝之间头侧存在“腹膜下盆腔间隙”，该间隙中线处为盆腔内脏，两侧面为神经血管蒂。该间隙同时含有丰富的纤维脂肪组织，在头侧与腹膜外脂肪组织相延续，侧方通过坐骨切迹与臀部及会阴部的脂肪组织相延续[23]。

腹膜下盆腔间隙由不同的细胞-纤维鞘分隔，分隔并不完整，这些细胞-纤维鞘起自盆腔血管的血管鞘，并与血管伴行，从其起源的盆腔侧壁走行至所相应供血的内脏区域。这些细胞-纤维鞘也被称为“血管隔膜”，其由纤维结缔组织、弹性纤维、脂肪组织和平滑肌纤维组成。很重要的是要知道位于盆腔内部的这些筋膜的分布，该筋膜内存在着盆腔脏器所有的供血血管及神经支配，并形成根治性前列腺切除术中采用的不同手术分离平面。

根据示意图可显示五个筋膜（图 2.16 和图 2.17）[23]：

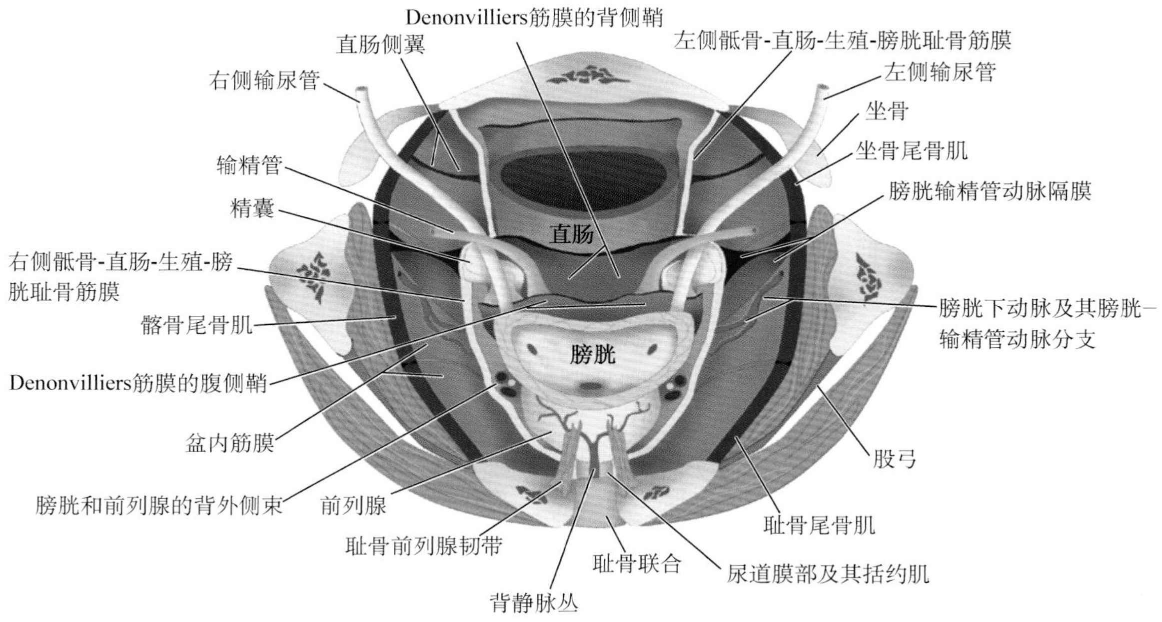

图 2.16 男性骨盆头侧观。该图显示形成盆腔血管隔膜的两个矢状面走行筋膜以及三个横向走行的筋膜的位置

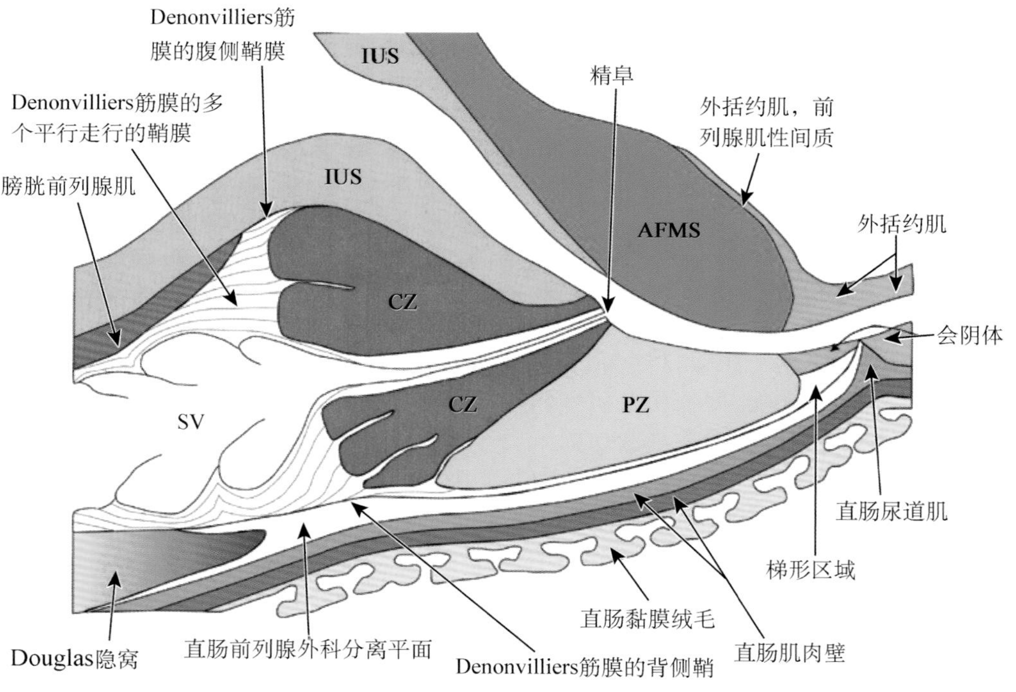

图 2.17 前列腺中线正中矢状切面，显示中央带（CZ）、外周带（PZ）和前列腺肌性间质（AFMS）。注意在 CZ 底部的精囊喙水平缺少前列腺包膜。Denonvilliers 筋膜由多个平行走行的鞘组成，头尾走行。在组织学上，其具有平滑肌纤维，血管和神经的纤维弹性结缔组织。在其侧缘，与 Farabeuf 骶骨-直肠-生殖-膀胱耻骨筋膜的外侧鞘及膀胱输精管动脉的横向隔膜融合。直肠-前列腺手术分离沿形成 Denonvilliers 筋膜的鞘复合体背侧进行操作。Denonvilliers 筋膜是一层疏松的结缔组织。AFMS. 前列腺肌性间质；CZ. 中央带；PZ. 外周带；SV. 精囊；IUS. 尿道内括约肌

两个矢状面走行筋膜：

- Farabeuf 骶骨-直肠-生殖-膀胱-耻骨鞘（左右各一）

三个横轴面走行筋膜：

- 脐-膀胱前筋膜
- “生殖动脉隔”
- 直肠中动脉的隔（Septum of the mid-haemorrhoidal artery）

在前列腺，这些鞘也被称为“Retzius 前列腺周围筋膜”“前列腺周围筋膜”“前列腺侧带”，或者最近称为“盆内筋膜腹侧面”。这些筋膜覆盖腺体的侧面和腹侧，在腹侧与前纤维肌性间质（AFMS）融合。供血血管和支配神经在这些鞘内走行。一旦解剖前列腺后部或直肠前平面，这些鞘在前列腺的两侧形成手术分离平面[3,4,7,11,28]。

前列腺“本身”不具有包膜结构；所谓的包膜只是腺样间质聚集所致，而且个体间变异度很大，同时在某些点上并不存在，从而构成 McNeal 所述的解剖薄弱区域[1,2]。

因此，从实际的角度来看，我们认为虽然前列腺没有自己的包膜结构，但其确实有三个“假包膜”，如下所述[3,4,7]：

- Retzius 前列腺周围包膜，最近命名为盆内筋膜腹侧面，其由多组纤维结缔组织鞘、弹性纤维、平滑肌纤维、血管和神经组成，在前列腺腹侧与 AFMS 融合
- 假“包膜”，仅指腺样间质的聚集
- 外科手术包膜，指的是当 BPH 发展时，造成 AFMS，中央带和外周带受压，形成一手术分离平面以保证腺体组织正确切除平面

2.5　前列腺淋巴回流（图 2.18）

小的叶间毛细淋巴管相互吻合，形成直径逐渐增大的淋巴引流网络，直至穿过前列腺包膜并形成密集的前列腺周围淋巴引流网络。最终通过不同的途径回流到闭孔内动脉、髂外

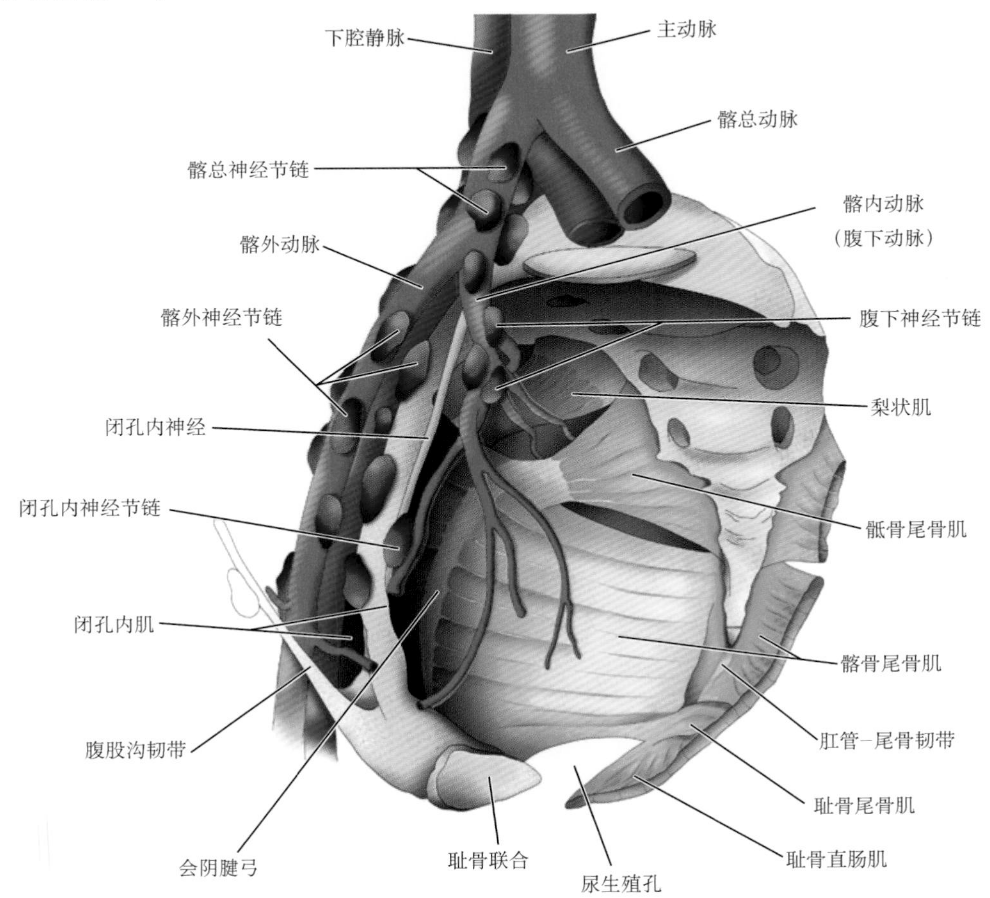

图 2.18　**前列腺淋巴引流链的解剖**

动脉、髂总动脉、腹下动脉和骶前淋巴结的淋巴链[23]。

2.6 前列腺 MRI 及横断面解剖

1. 冠状面(图 2.19)
2. 正中矢状面(图 2.20)
3. 旁矢状面(图 2.21)
4. 精囊水平的横轴面(图 2.22)
5. 前列腺底部水平的横轴面(图 2.23)
6. 前列腺中部水平的横轴面(图 2.24)
7. 前列腺下部水平的横轴面(图 2.25)
8. 前列腺尖部的横轴面(图 2.26)
9. 尿道膜部的横轴面(图 2.27)

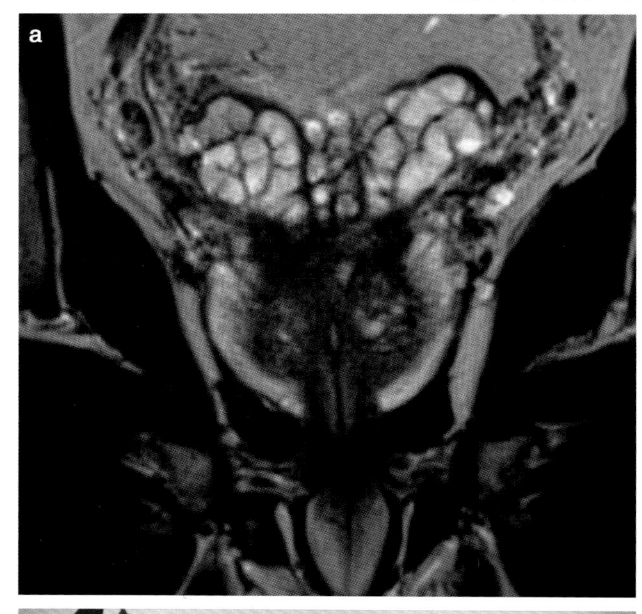

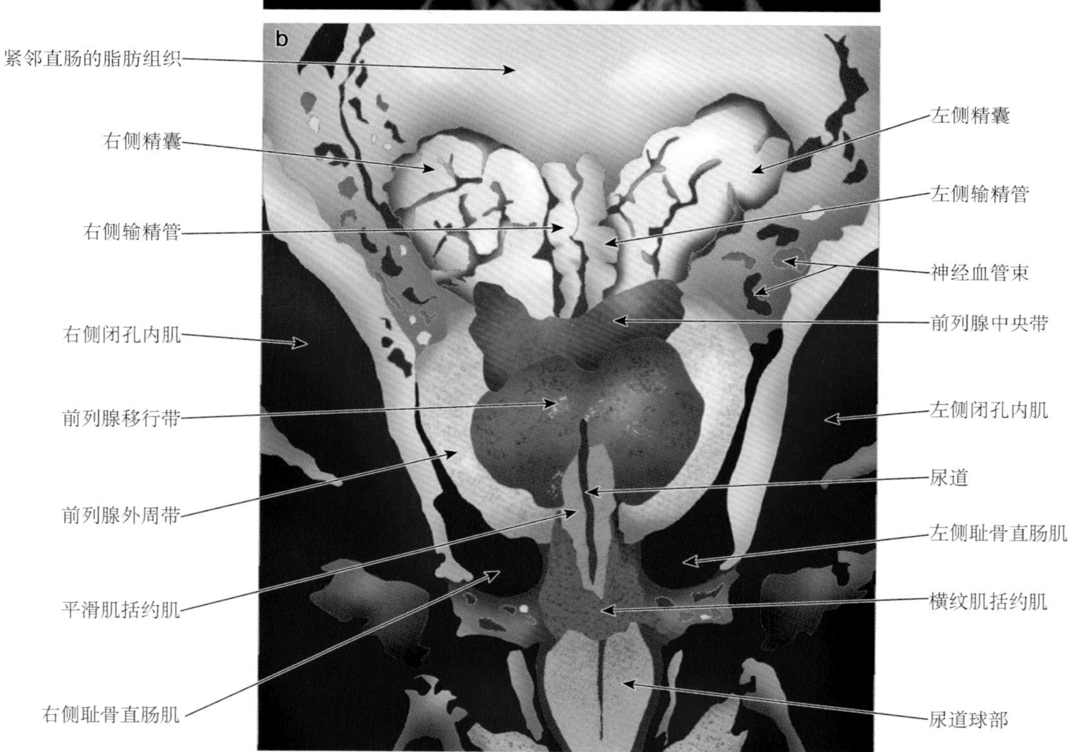

图 2.19 **前列腺冠状面**

a. T_2 WI 前列腺 MRI 表现;b. 与图 a 位置一致的解剖

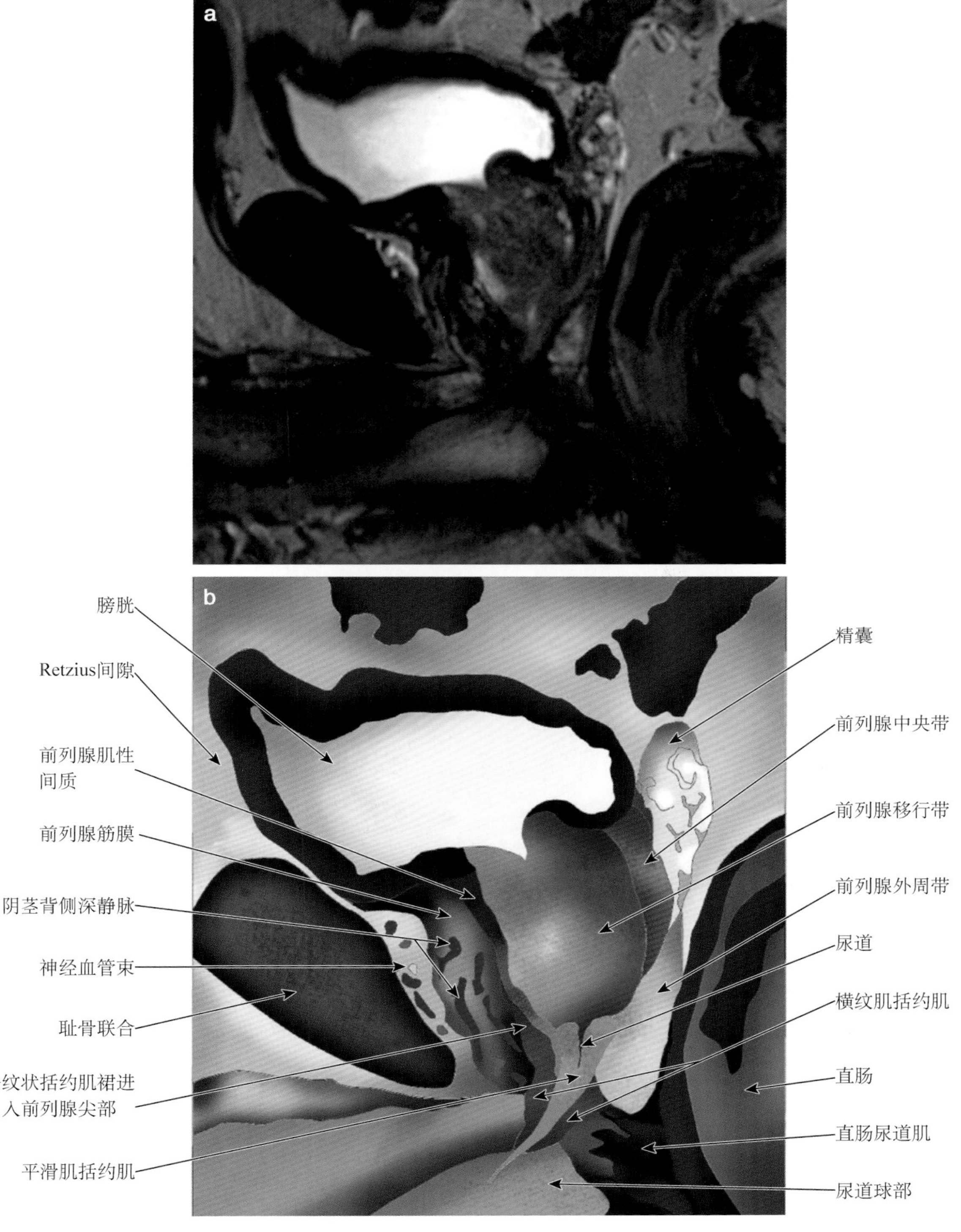

图 2.20　**前列腺正中矢状面**

a. T_2 WI 前列腺 MRI 表现；b. 与图 a 位置一致的解剖

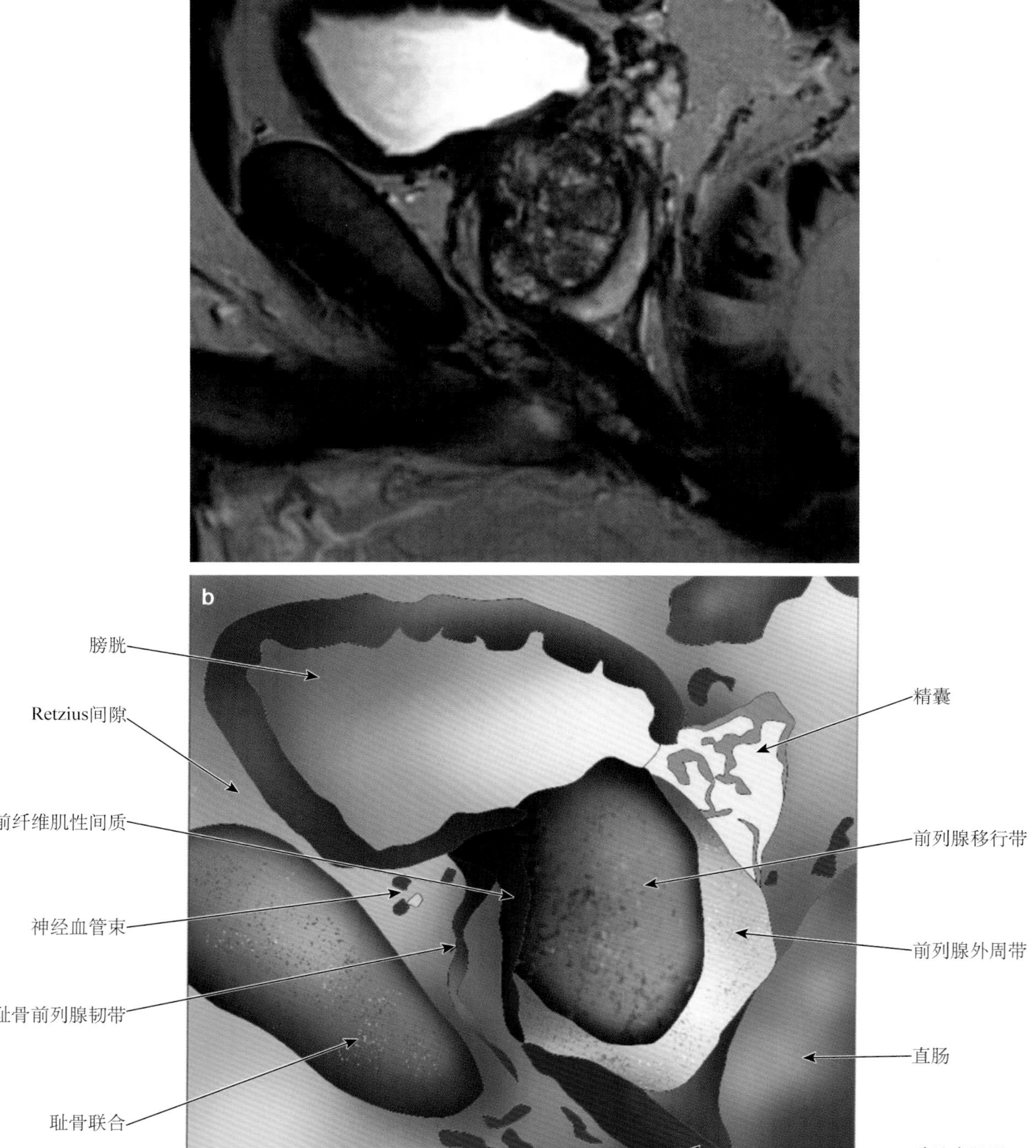

图 2.21 **前列腺的旁矢状面**

a. T_2 WI 上前列腺 MRI 表现；b. 与图 a 位置一致的解剖

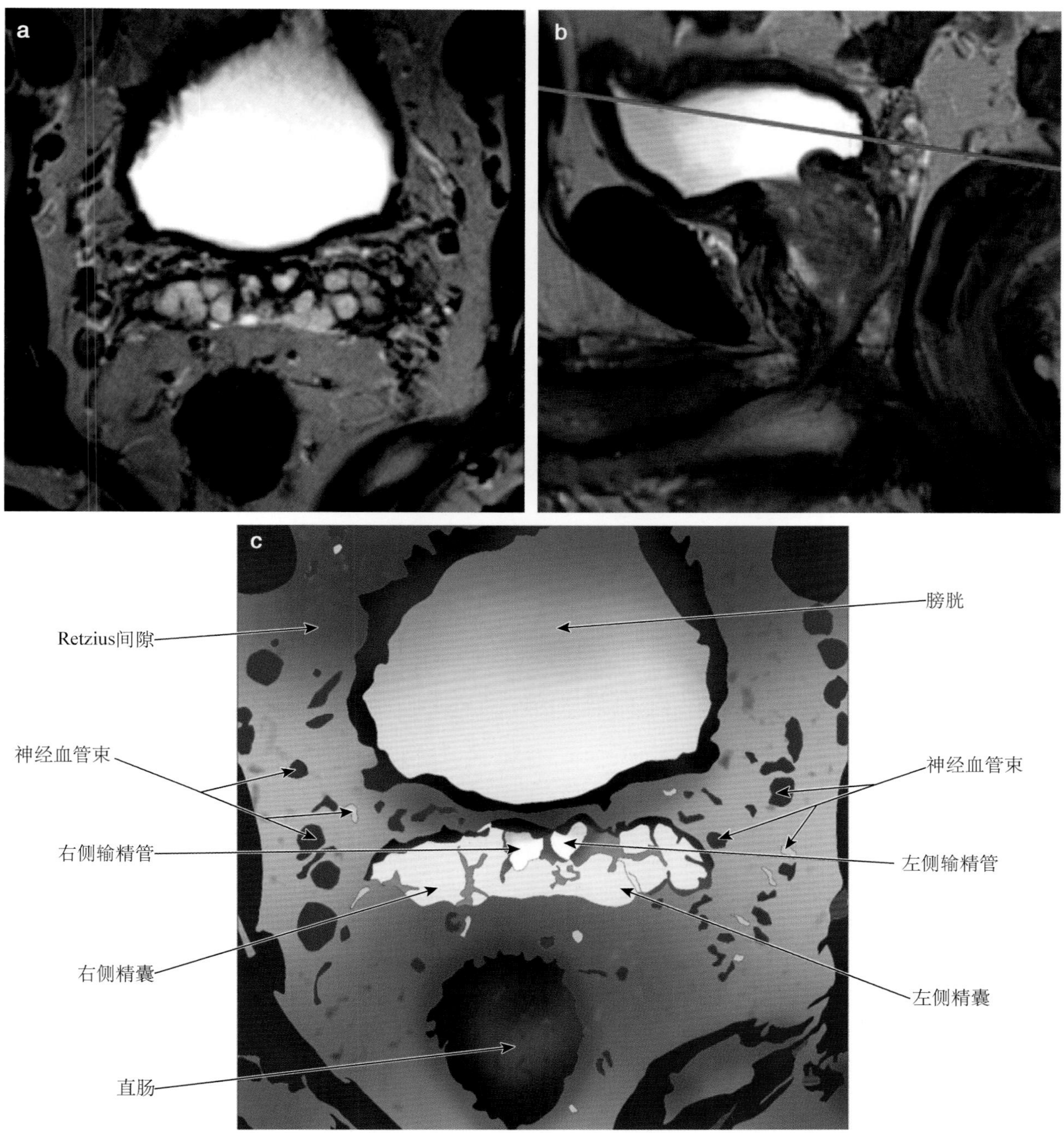

图 2.22　a. T_2 WI MRI 上精囊水平的前列腺横轴面；b. T_2 WI MRI 上前列腺正中矢状面。红线为横轴面的定位线；c. 与图 a 中所示相同位置的解剖

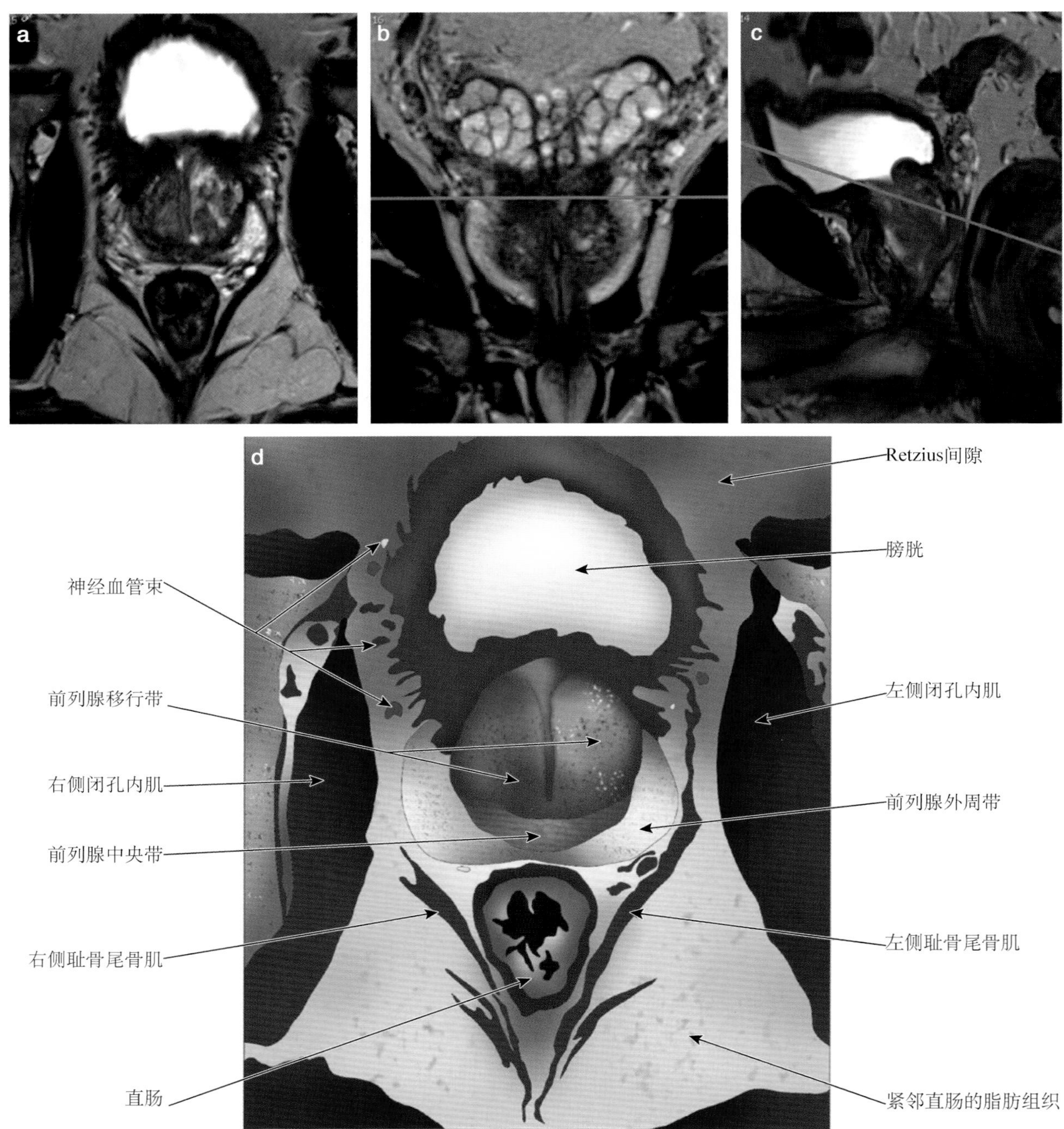

图 2.23 a. T_2 WI 上前列腺底部水平的横轴面图像；b. T_2 WI MRI 上前列腺冠状面。红线为横轴面的定位线；c. T_2 WI MRI 上前列腺的中线矢状切面。红线为横轴面的定位线；d. 与 a 中所示相同位置的解剖

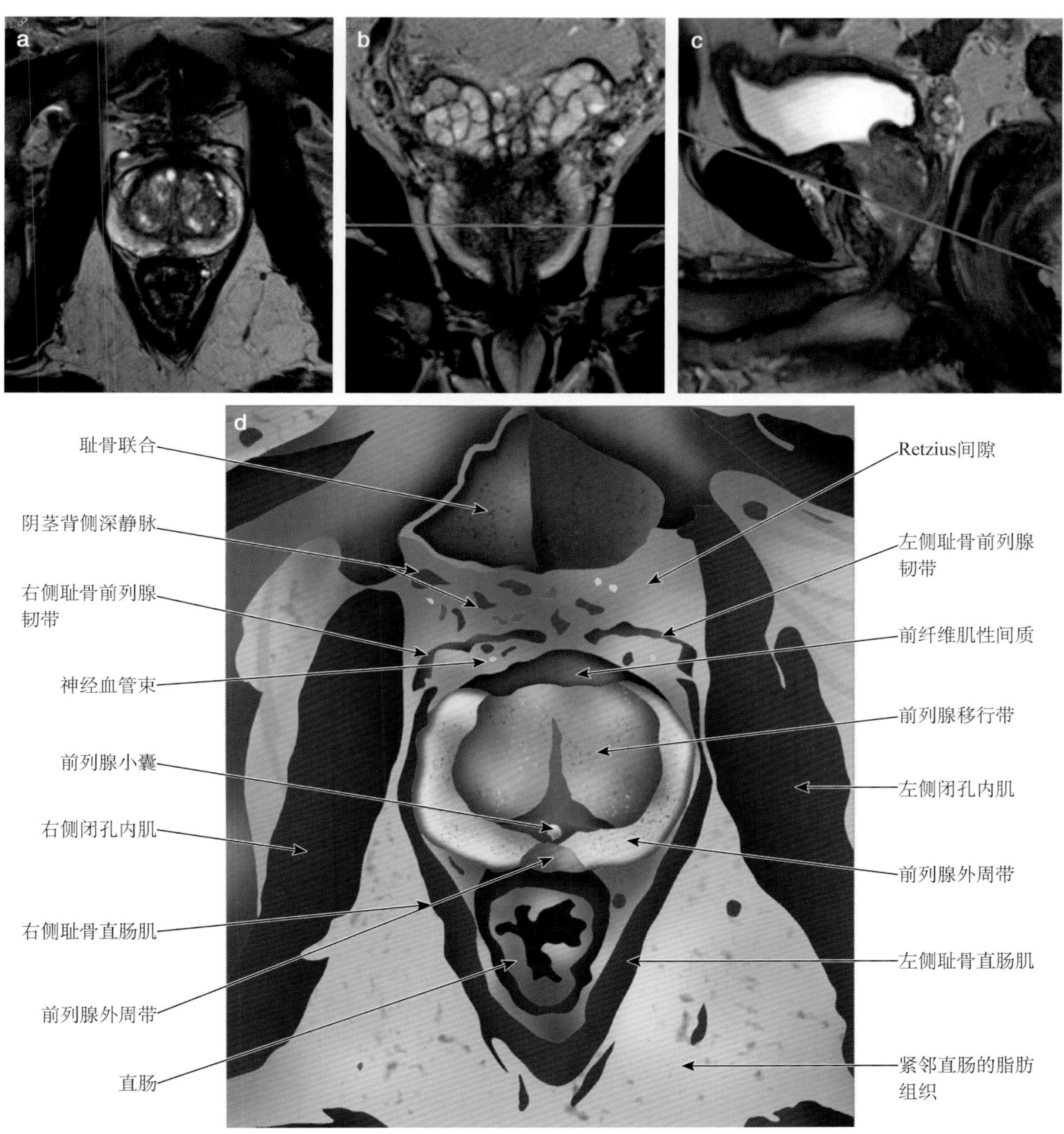

图 2.24 a. T_2 WI MRI 上前列腺横轴面；b. T_2 WI MRI 上前列腺的冠状面。红线为横轴面定位线；c. T_2 WI MRI 上前列腺的正中矢状面。红线横轴面定位线；d. 与图 a 中所示相同位置的解剖

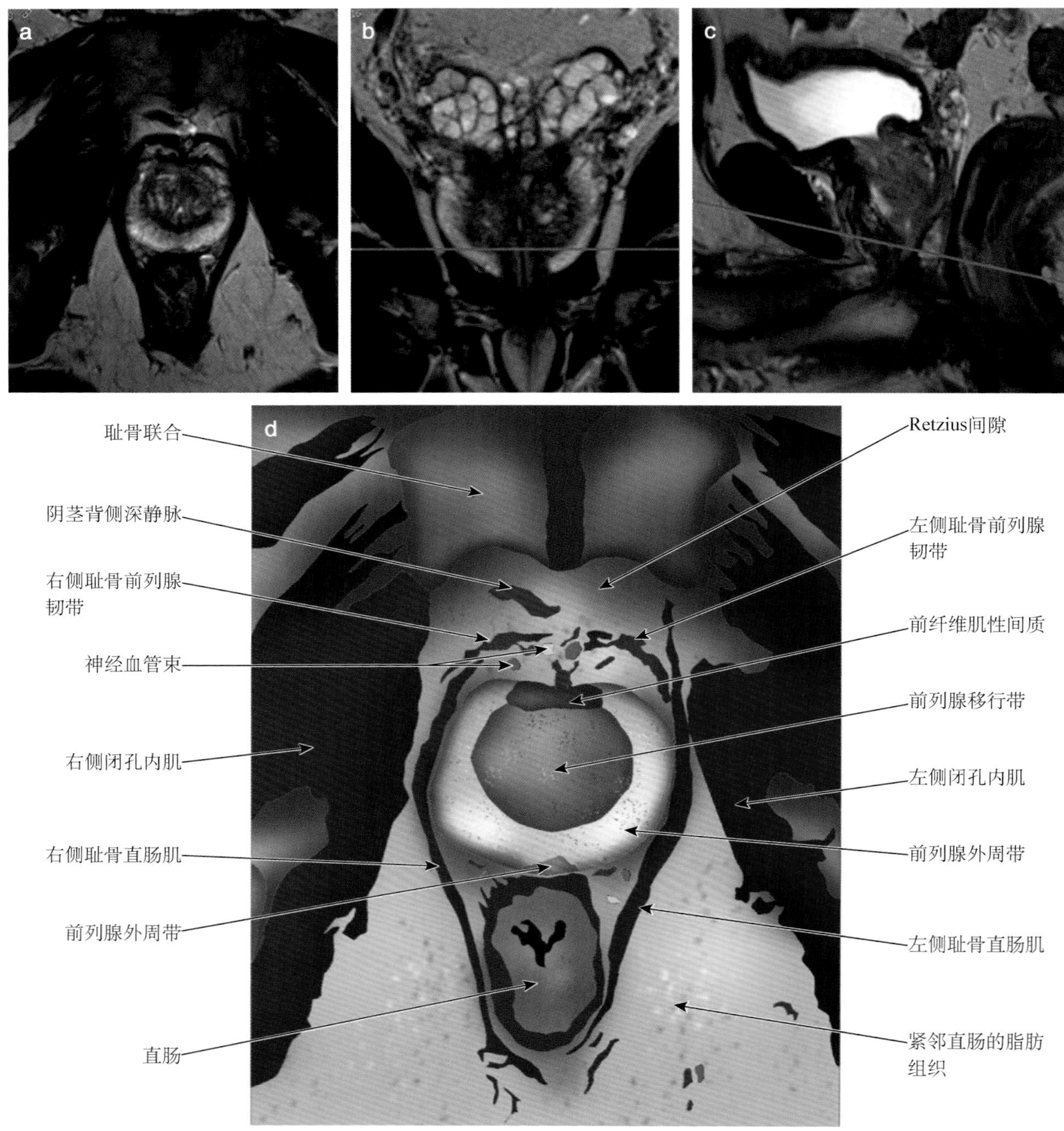

图 2.25　a. T_2 WI MRI 上前列腺下部的横轴面；b. T_2 WI MRI 上前列腺的冠状面。红线为横轴面定位线；c. T_2 WI MRI 上前列腺的中线矢状面。红线为横轴面定位线；d. 与图 a 中所示相同位置的解剖

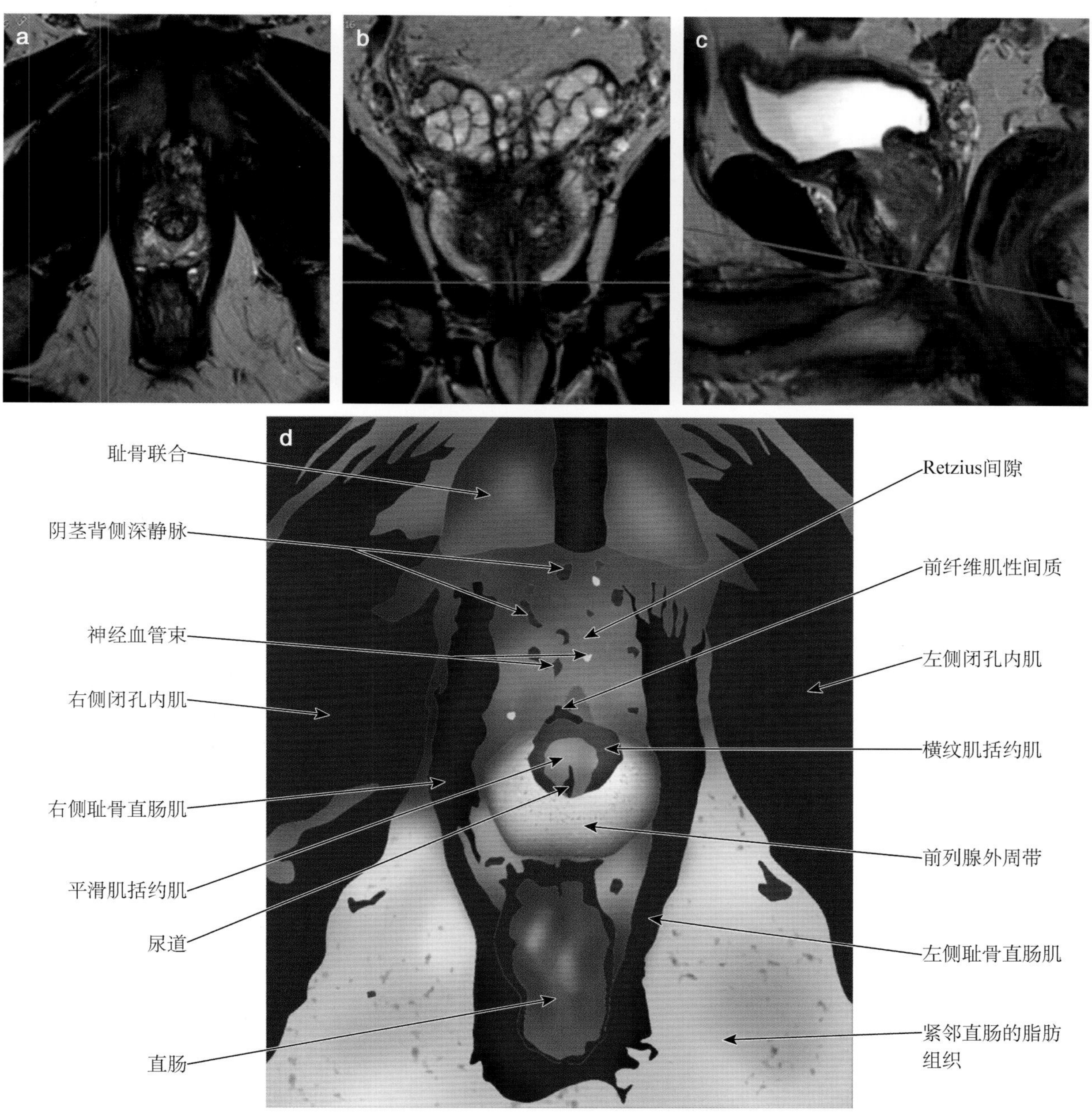

图 2.26　a. T_2 WI MRI 上前列腺尖部水平的横轴面；b. T_2 WI MRI 上前列腺的冠状面。红线为横轴面定位线；c. T_2 WI MRI 上前列腺的中线矢状面。红线为横轴面定位线；d. 与图 a 中所示相同位置的解剖

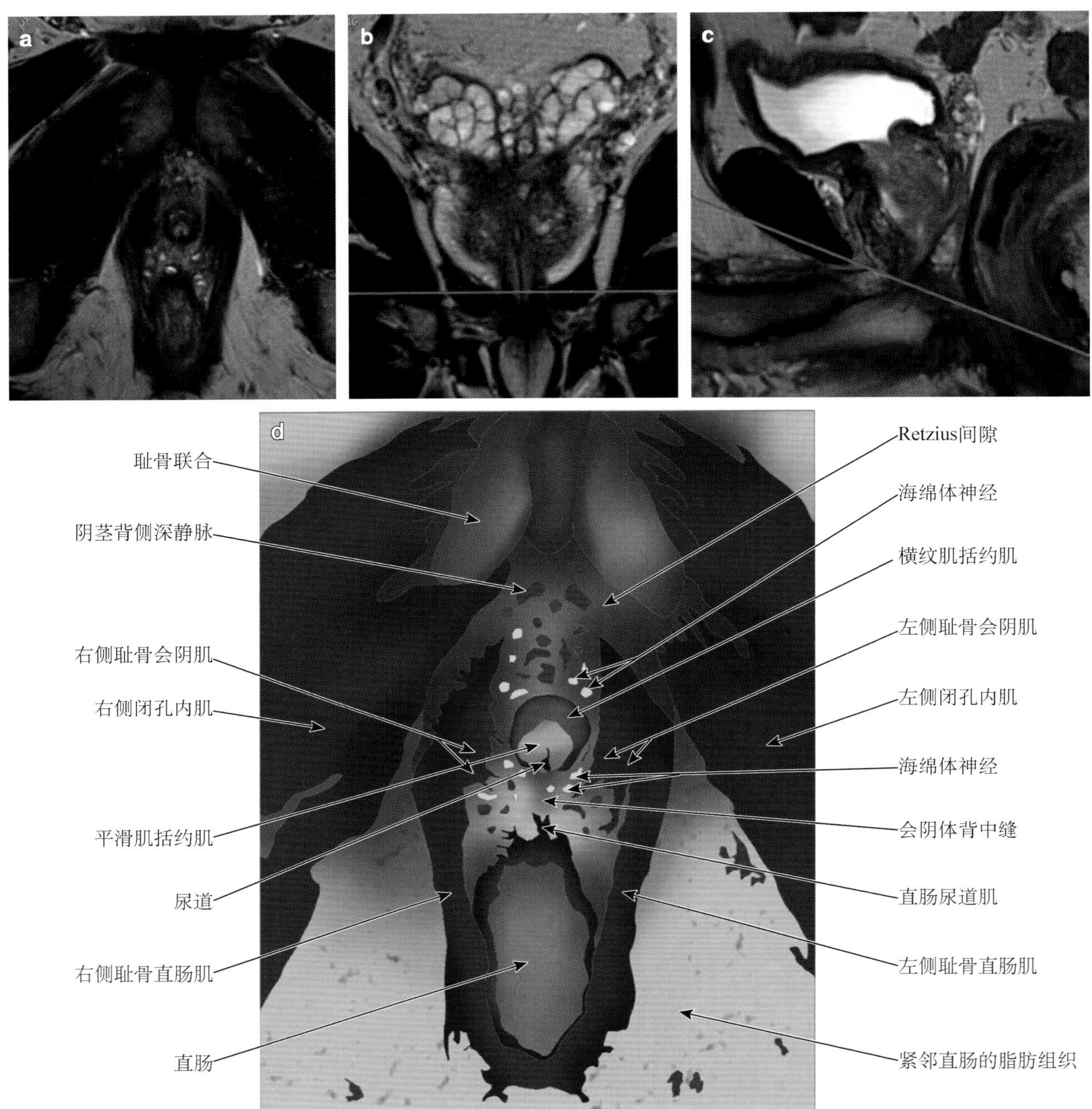

图 2.27 a. T_2WI MRI 上尿道膜部水平横轴面；b. T_2WI MRI 上前列腺冠状面。红线为横轴面定位线；c. T_2 WI MRI 上前列腺中线矢状面。红线为横轴面定位线；d. 与图 a 中所示相同位置的解剖

要点

- 前列腺分为四个区域：移行带(TZ)、中央带(CZ)、外周带(PZ)和前列腺肌性间质带(AFMS)。
- 识别解剖薄弱区域：①精囊喙；②前列腺嵌入部(IES)；③前列腺蒂周围间隙；④梯形区域。
- 由于以下几点，前列腺尖部是腺体的重要组成部分：①其腺体组织与 McNeal 外周带结合；②与梯形区域毗邻；③不同程度的覆盖外括约肌(EUS)。
- 对前列腺尖部精确的 MRI 评估将使我们能够在手术过程中完全切除肿瘤并获得令人满意的术后功能结果，即恢复早期控尿和阴茎勃起功能。
- 前列腺有三个“假包膜”：①Retzius 前列腺周围包膜，与 AFMS 融合；②真正的包膜，腺样间质聚集；③外科手术包膜，由于 BPH 导致 AFMS、CZ 和 PZ 受压而形成。

参考文献

[1] McNeal JE. The prostate gland: morphology and pathology. Monogr Urol. 1988;9(3):36-54.

[2] Laucirica O. Anatomía topográfica zonal de la próstata. Madrid: Laboratorios Elfar-Drag S. A.; 1993.

[3] Walz J, Burnett AL, Costello AJ, Eastham JA, et al. A critical analysis of the current knowledge of surgical anatomy related to optimization of cancer control and preservation of continence and erection in candidates for radical prostatectomy. Eur Urol. 2010;57:179-92.

[4] Stolzenburg J-U, Schwalenberg T, Horn L-C, Neuhaus J, et al. Anatomical landmarks of radical prostatectomy. Eur Urol. 2007;51:629-39.

[5] Koraitim M. The male urethral sphincter complex revisited: an anatomical concept and its physiological correlate. J Urol. 2008;179:1683-9.

[6] Schlomm T, Heinzer H, Steuber T, et al. Full functional-length urethral sphincter preservation during radical prostatectomy. Eur Urol. 2011;60:320-9.

[7] Myers RP. Detrusor apron, associated vascular plexus and avascular plane: relevance to radical retropubic prostatectomy; anatomical and surgical commentary. Urology. 2002;59:472-9.

[8] Burnett AL, Mostwin JL. In situ anatomical study of the male urethral sphincteric complex: relevance to continence preservation following major pelvic surgery. J Urol. 1998;160:1301-6.

[9] Wallner C, Dabhoiwala NF, DeRutier MC, et al. The anatomical components of urinary continence. Eur Urol. 2009;55:932-44.

[10] Daouacher G, Waldén M. A simple reconstruction of the posterior aspect of rhabdosphincter and sparing of puboprostatic collar reduces the time to early continence after laparoscopic radical prostatectomy. J Endourol. 2014;28:1-6.

[11] Tewari AK, Bigelow K, Rao S, et al. Anatomical restoration technique of continence mechanism and preservation of puboprostatic collar: a novel modification to achieve early urinary continence in men undergoing robotic prostatectomy. Urology. 2007;69:726-31.

[12] Alsaid B, Bessede T, Diallo D, et al. Division of autonomic nerves within neurovascular bundles distally into corpora cavernosa and corpus spongiosum components: immunohistochemical confirmation with three-dimensional reconstruction. Eur Urol. 2011;59:902-9.

[13] Burkhard FC, Kessler TM, Fleischmann A, et al. Nerve sparing open radical retropubic prostatectomy-does it have an impact on urinary continence? J Urol. 2006;176:189-95.

[14] Guarnieri Catarin MV, Mastrocola MG, Nobrega JAM, et al. The role of membranous urethral afferent autonomic innervations in the continence mechanism after nerve sparing radical prostatectomy: a clinical and prospective study. J Urol. 2008;180:2527-31.

[15] Hyun PY, Wook JC, Lee SE. A comprehensive review of neuroanatomy of the prostate. Prostate Int. 2013;1(4):139-45.

[16] Nandipati KC, Raina R, Agarwal A, et al. Nerve-sparing surgery significantly affects long-term continence after radical prostatectomy. Urology. 2007;

70:1127-30.

[17] Srivastava A, Chopra S, Pham A, et al. Effect of a risk-stratified grade of nerve-sparing technique on early return of continence after robot-assisted laparoscopic radical prostatectomy. Eur Urol. 2013;63:438-44.

[18] Suardi N, Moschini M, Gallina A, et al. Nerve-sparing approach during radical prostatectomy is strongly associated with the rate of postoperative urinary continence recovery. BJU Int. 2012;111:717-22.

[19] Arango TO, Domenech Mateu JM. Evidencias anatomicalas y clinicas sobre el pudendo intrapelvico y su relación con el esfinter estriado de la uretra. Actas Urol Esp. 2000;24(3):248-54.

[20] Ahmad E, Schenk Eric A. A new theory of the innervations of bladder musculature. Part 4. Innervation of the vesicourethral junction and external urethral sphincter. J Urol. 1974;111:613-5.

[21] Kaiho Y, Nakagawa H, Ikeda Y, et al. Intraoperative electrophysiological confirmation of urinary continence after radical prostatectomy. J Urol. 2005;173:1139-42.

[22] Soga H, Takenaka A, Murakami G, et al. Topographical relationship between urethral rhabdosphincter and rectourethralis muscle:a better understanding of the apical dissection and the posterior stitches in radical prostatectomy. Int J Urol. 2008;15:729-32.

[23] Bouchet A, Cuilleret J. Anatomía descriptiva, topográfica y functional. Pamplona: Ed Médica Panamericana; 1980.

[24] Gil-Vernet JM, Arango O, Alvarez-Vijande R. Topographic anatomy and its development in urology in the 20th century. The work of Salvador Gil-Vernet. Eur J Anat. 2016;20(3):231-47.

[25] Myers RP, Cahill DR, Kay PA, et al. Puboperineales: muscular boundaries of the male urogenital hiatus in 3D magnetic resonance imaging. J Urol. 2000;164:1421-15.

[26] Rocco B, Gregori A, Stener S, et al. Posterior reconstruction of the rhabdosphincter allows a rapid recovery of continence after transperitoneal videolaparoscopic radical prostatectomy. Eur Urol. 2007;51:996-1003.

[27] Kojima Y, Takahashi N, Haga N, et al. Urinary incontinence after robot-assisted radical prostatectomy: pathophysiology and intraoperative techniques to improve surgical outcome. Urology. 2013; 20:1052-63.

[28] Asimakopoulos AD, Annino F, D'Orazio A, et al. Complete periprostatic preservation during robot-assisted laparoscopic radical prostatectomy (RALP): the new pubovesical complex-sparing technique. Eur Urol. 2010;58:407-17.

第三章

前列腺癌病理学

内容

3.1　简介

前列腺癌是男性最常见的肿瘤，癌症死亡的第六大原因。虽然亲属患有前列腺癌的人发生前列腺癌的风险较高，但大多数病例是散发的。前列腺癌的发病率与年龄、地理区域（西方国家的患病率高于亚洲）和种族（黑人种族的患病率较高）密切相关。这些差异可能是由于遗传因素、饮食因素和诊断实践所致。

现已知，一些前列腺癌不会危及生命[1,2]。然而，PSA 检测的广泛使用导致前列腺组织活检的数量大量增加，反过来增加了前列腺癌的检出。目前所面临的巨大挑战之一是能否区分有进展风险的前列腺癌和非临床显著癌。

PSA 不是前列腺癌的特异性标志物，但 PSA 升高会促使临床通过穿刺活检来确定是否存在前列腺癌；如果没有发现肿瘤，患者往往会反复进行穿刺活检。直到最近，影像诊断的方法还不足以准确定位要进行活检的区域，但多参数磁共振成像（多参数 MRI）的引入可以更好地识别肿瘤病灶，尤其是侵袭性的病灶[3]。

用于评估前列腺癌侵袭性的 Gleason 分级的基础是肿瘤结构的不同，因此病理学家看到的图像与放射科医师看到的图像之间可能存在联系。病理学家和放射科医师之间的信息交换可对放射学图像进行最佳解释，有助于了解正常前列腺和前列腺癌的形态学特征。

3.2　前列腺组织学

前列腺由许多管泡状腺体（30～50）构成，通过 16～32 条导管直接排入尿道，腺体被富于平滑肌的间质成分所包绕。这些腺体的分布一直存在争议，直到引入 McNeal 模型。McNeal 将前列腺分为四个区带[4]，其中一个以间质为主，另外三个以腺体为主。

- 前纤维肌性间质带由胶原蛋白和梭形平滑肌细胞组成，与膀胱前壁的逼尿肌纤维相延续。
- 中央带，其底部位于膀胱颈，尖部朝向尿道，围绕部分近端尿道；中央带内有射精管穿过。中央带的腺泡大，轮廓不规则，分支复杂，结构一致。
- 移行带位于近端尿道周围，具有小而简单的圆形腺体，间质类似中央带，间质/腺体比值低（图 3.1）。
- 外周带构成前列腺的中部和尖部，因此是直肠指诊最容易触及的区域。腺泡小，圆形或三角形，肌束多方向走行且松散（图 3.2）。

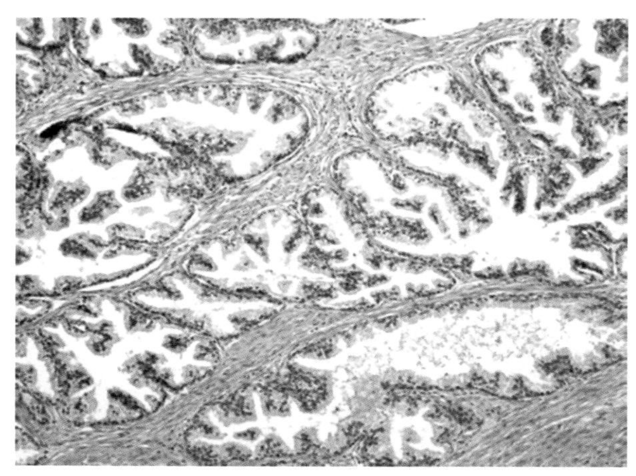

图 3.1　正常前列腺移行带

腺泡和导管的组织学结构一致。构成腺体的细胞分为两层：基底腔缘细胞或分泌细胞。

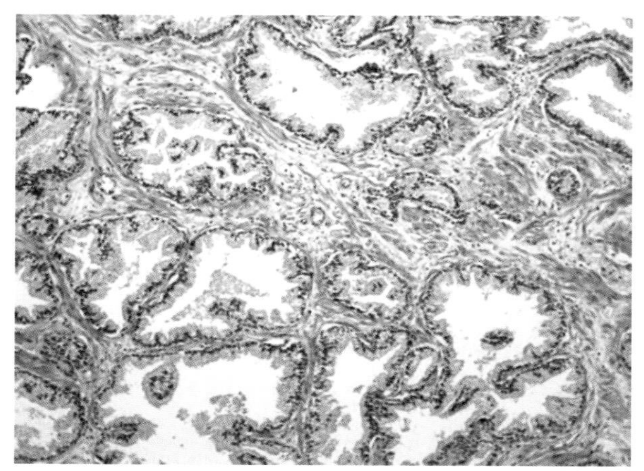

图 3.2　正常前列腺外周带

3.3　前列腺癌形态学

前列腺癌是一种腺体恶性肿瘤（腺癌），大多是分泌型或腺腔型，只有极少数病例具有其他组织学形态。典型的形态学特征是单层的小腺体增生，并缺乏基底细胞，核不规则，核仁大，常常多灶。

应用 McNeal 的模型，大约 70%的前列腺癌发生在外周带（90%位于后侧或后外侧区，10%位于前角）[5,6]，仅 7%发生于移行带，其余可同时发生于上述两个区带或不确定的位置[7]。体积较小的肿瘤往往位于前列腺尖部，但随着体积的增加，也会累及膀胱下方部分[8]。大约 80%的患者呈多灶，半数患者具有两个以上结节，通常具有多种特征[9]。

3.4　前列腺腺泡癌形态学亚型

癌症的侵袭性与基因（染色体）改变有关。细胞核改变引起细胞质和细胞间黏附分子病变，表现为肿瘤细胞的结构排列改变。

前列腺癌分级系统，WHO 建议使用 2014 年国际泌尿病理学会（ISUP）标准进行 Gleason 评分。Gleason 系统只评估腺体结构变化[10]。ISUP 指南的分级标准更精确。

1、2 和 3 级的前列腺癌表现为腺体增生，散在分布，大小、形状各异，在非肿瘤性前列腺腺泡中浸润，腺体间间质数量不等（译者注：1 级间质较少，2、3 级间质逐渐增多）（图 3.3）。

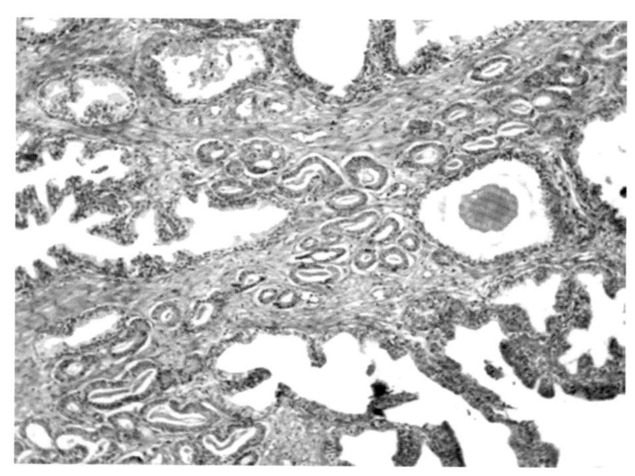

图 3.3　前列腺腺癌 Gleason 3 级，注意肿瘤在正常前列腺中生长

4 级的前列腺癌有四种不同的亚型：

- 融合腺体，腺体不被间质完全分开（图 3.4）。
- 筛状腺体，表现为多个筛孔状管腔的腺体增生（图 3.5）。
- 低分化腺体，不规则腺腔或缺乏管腔结构（图 3.6）。该亚型的分类要求除外平切的 Gleason 3 级腺体的可能性。

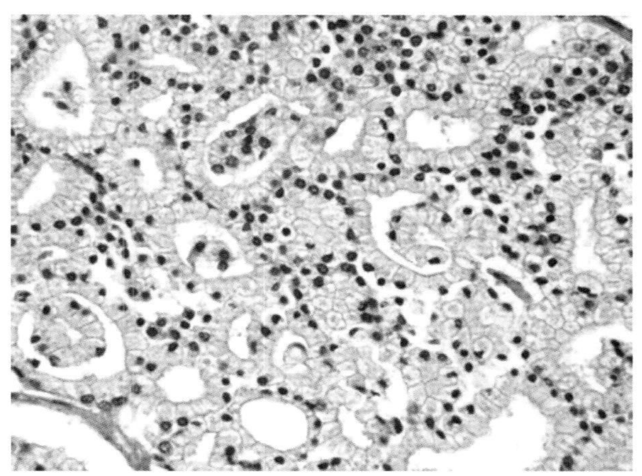

图 3.4　**前列腺腺癌，Gleason 4 级，融合型**

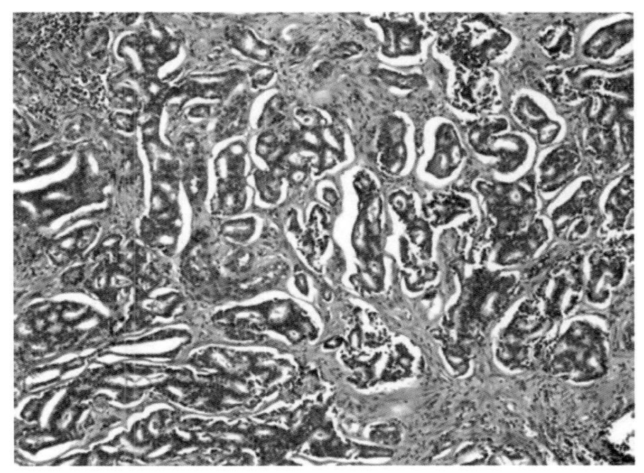

图 3.5　**前列腺腺癌，Gleason 4 级，筛状型**

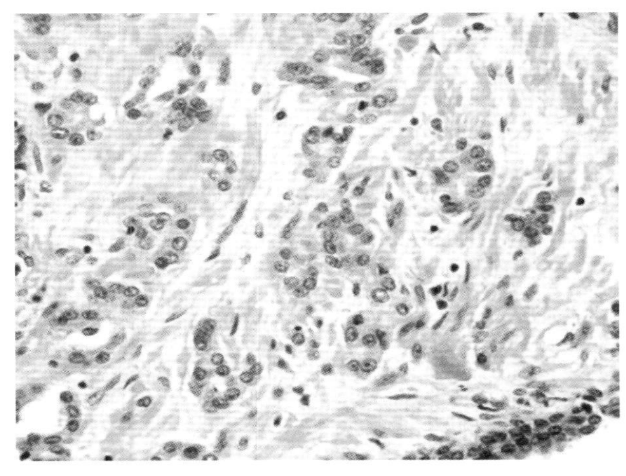

图 3.6　**前列腺腺癌，Gleason 4 级，低分化或未分化的腺体**

- 肾小球样腺体，腺体膨胀性增生，筛状结构附着于腺体的一侧，形成类似肾小球结构（图 3.7）。

5 级前列腺癌基本上没有腺体分化，伴或不伴坏死（图 3.8）。

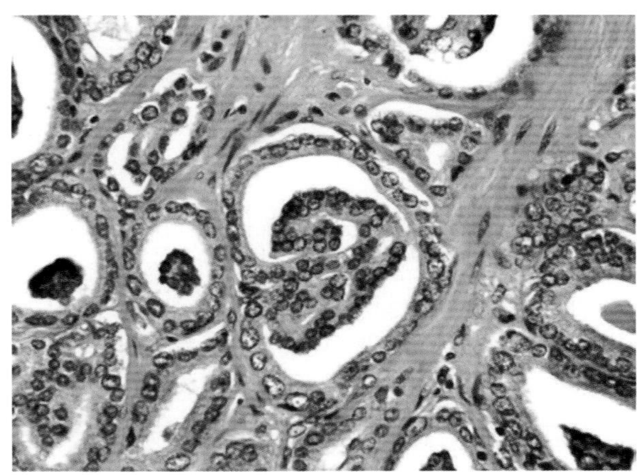

图 3.7　**前列腺腺癌，Gleason 4 级，肾小球样**

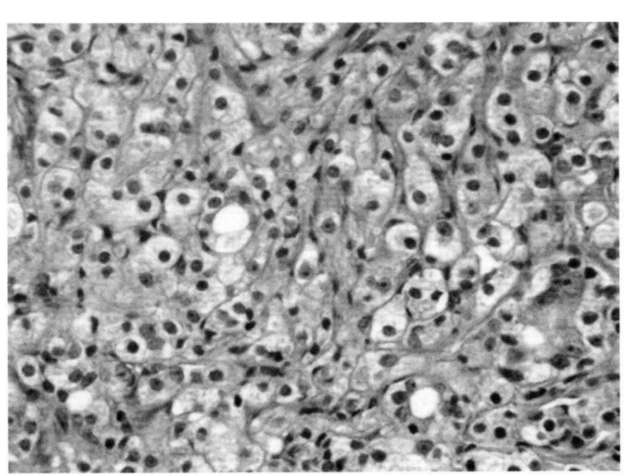

图 3.8　**前列腺腺癌，Gleason 5 级**

ISUP 提出的分级标准与不同组织结构形式相对应（表 3.1）。分级与活检和根治性前列腺切除术中与前列腺癌的预后[11]和基因改变量[12]密切相关。

表 3.1 ISUP 提出的不同等级组中 Gleason 评分的不同组合

等级组	Gleason 评分	描述
1	≤6	仅可见个别离散的分化良好的腺体
2	3＋4＝7	主要为分化良好的腺体，伴少量分化较差/融合/筛状的腺体
3	4＋3＝7	主要为分化较差/融合/筛状的腺体，伴少量分化良好的腺体
4	8	仅有分化较差/融合/筛状的腺体，或者主要为分化良好的腺体伴少量无腺体成分，或者主要为无腺体成分伴少量分化良好的腺体
5	9～10	无腺体成分(或伴坏死)，伴或不伴分化较差/融合/筛状的腺体

3.5 前列腺癌形态学和影像学诊断

影像学诊断的目的是从正常前列腺组织中分辨出前列腺癌灶，而前列腺癌的影像学诊断标准根据病变位于外周带还是中央叶(包括中央带和移行带)而有所不同。鉴于此，根据间质中腺体的分布和组织中可能的水分子含量，分辨正常组织及病理形态非常重要，多参数 MRI 表现与之相关[13]。

外周带的组织特点是间质组织疏松，多向分布，含水量高(图 3.9)[14]。

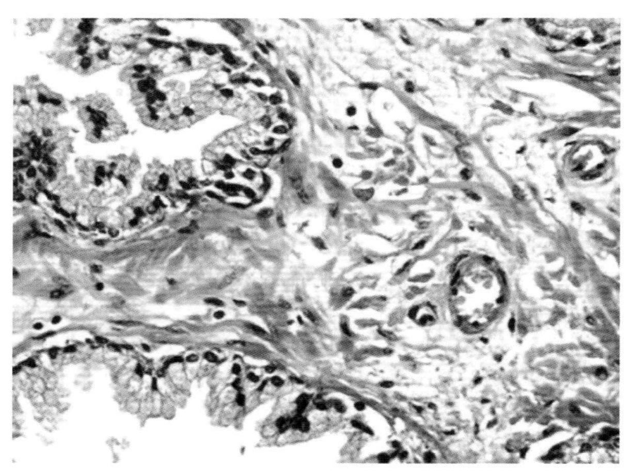

图 3.9 外周带间质疏松

中央带的特点是间质致密，有厚肌束，含水量低于外周带(图 3.10)。

观察前列腺癌的不同级别，可以看出腺体管腔和细胞核大小的不同与 Gleason 分级及预后相关[15]，因此：

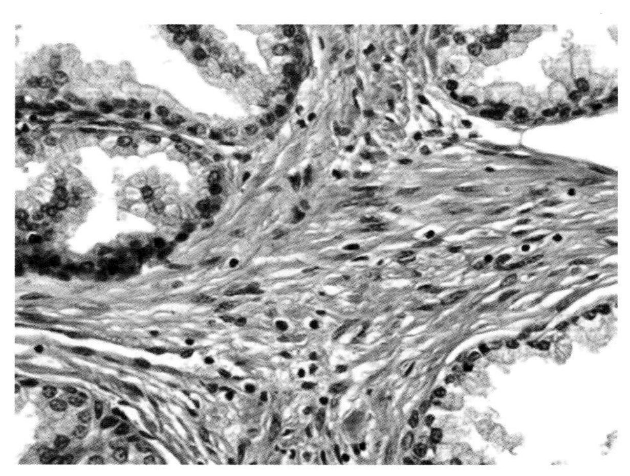

图 3.10 移行带间质致密

第 1 组前列腺癌(Gleason 评分 3＋3)由大小一致的腺体构成，间质规则，浸润在正常腺体之间，因此含水量可以多变，可能与正常外周带相似。Gleason 4 级的肿瘤可能有不同的区域。4 级融合型的特点是细胞排列拥挤(腺体融合和低分化腺体)，细胞间含水量很少(图 3.4)，因此分子的流动性很小。另一方面，筛状型和肾小球样型腺体松散，含水量丰富(图 3.5)，分子的流动性更大，类似于外周带的正常组织。

Gleason 5 级前列腺癌的特点，肿瘤细胞排列拥挤，细胞间含水量很少，亦可以是致密结缔组织间细胞呈条索状排列，或者实性肿块伴中央坏死。

在多参数 MRI 上小于 0.5cm 的前列腺癌病灶是不可见的。当前列腺癌大于 0.5cm，多参数 MRI 可见时，应考虑上述的组织病理学特点。以 Gleason 4 级为主的肿瘤病灶，筛状型的多参数 MRI 检出率为 36%，而其他亚型则超过 75%。因此，多参数 MRI 可发现的病灶，筛状型的肿瘤

(1.25cm)比其他结构亚型(0.75～0.95cm)的病灶更大[16]。Truong 等的研究发现,在含有 Gleason 4 级的肿瘤病灶中,肿瘤的大小和非筛状为主的结构可作为肿瘤检测唯一的独立预测因子(分别为 $P=0.003$ 和 $P=0.013$)。

因为多参数 MRI 图像取决于细胞分布和水分子的流动性,所以可以理解,当某些非肿瘤性病变在液体介质或坏死中有大量孤立细胞积聚(如炎症过程或囊性腺体萎缩)时,它们可能被误认为是肿瘤病变。

要点

- 前列腺癌分级是根据肿瘤结构进行 Gleason 评分,分别是 1 级(分化良好)到 5 级(未分化)。
- 新的分级系统使用改良的 Gleason 评分分组:第 1 组＝Gleason 评分≤6,第 2 组＝Gleason 评分 3＋4＝7,第 3 组＝Gleason 评分 4＋3＝7,第 4 组＝Gleason 评分 8,第 5 组＝Gleason 评分 9 和 10。
- 前列腺癌多参数 MRI 的表现与间质中腺体的分布以及组织中水分子含量相关。
- 外周带的特征是含水量高,中央带和移行带则间质致密,肌束厚。
- Gleason 4 级筛状型比其他 4 级癌的病灶更大,多参数 MRI 才能检测到。

参考文献

[1] Sakr WA, Haas GP, Cassin BF, et al. The frequency of carcinoma and intraepithelial neoplasia of the prostate in young male patients. J Urol. 1993;150:379-85.

[2] Alsinnawi M, Loftus B, Flynn R, et al. The incidence and relevance of prostate cancer in radical cystoprostatectomy specimens. Int Urol Nephrol. 2012;44:1705-10.

[3] Roethke M, Anastasiadis AG, Lichy M, et al. MRI-guided prostate biopsy detects clinically significant cancer: analysis of a cohort of 100 patients after previous negative TRUS biopsy. World J Urol. 2012;30(2):213-8.

[4] McNeal JE. Regional morphology and pathology of the prostate. Am J Clin Pathol. 1968;49:347-57.

[5] McNeal JE, Redwine EA, Freiha FS, et al. Zonal distribution of prostatic adenocarcinoma. Correlation with histologic pattern and direction of spread. Am J Surg Pathol. 1988;12:897-906.

[6] Abdelsayed GA, Danial T, Kaswick JA, et al. Tumors of the anterior prostate: implications for diagnosis and treatment. Urology. 2015;85:1224-8.

[7] Erbersdobler H, Augustin T, Schlomm T, et al. Prostate cancers in the transition zone: part 1; pathological aspects. BJU Int. 2004;94:1221-5.

[8] Egawa S, Takashima R, Matsumoto K, et al. Infrequent involvement of the anterior base in low-risk patients with clinically localized prostate cancer and its possible significance in definitive radiation therapy. Jpn J Clin Oncol. 2000;30:126-30.

[9] Arora R, Koch MO, Eble JN, et al. Heterogeneity of Gleason grade in multifocal adenocarcinoma of the prostate. Cancer. 2004;100:2362-6.

[10] Epstein JI, Egevad L, Amin MB, et al.; Grading Committee. The 2014 International Society of Urological Pathology (ISUP) Consensus Conference on Gleason Grading of Prostatic Carcinoma: definition of grading patterns and proposal for a new grading system. Am J Surg Pathol. 2016;40:244-52.

[11] Epstein JI, Zelefsky MJ, Sjoberg DD, et al. A contemporary prostate cancer grading system: a validated alternative to the Gleason score. Eur Urol. 2016;69:428-35.

[12] Rubin MA, Girelli G, Demichelis F. Genomic correlates to the newly proposed grading prognostic groups for prostate cancer. Eur Urol. 2016;69:557-60.

[13] Langer DL, van der Kwast TH, Evans AJ, et al. Prostate tissue composition and MR measurements: investigating the relationships between ADC, T_2, K(trans), v(e), and corresponding histologic features. Radiology. 2010;255:485-94.

[14] McNeal JE. Prostate. In: Sternberg SS, editor. Histology for pathologists. Chapter 40. New York: Raven Press; 1992. p. 749-63.

[15] Venkataraman G, Rycyna K, Rabanser A, et al. Morphometric signature differences in nuclei of Gleason pattern 4 areas in Gleason 7 prostate cancer

with differing primary grades on needle biopsy. J Urol. 2009;181:88-93.

[16] Truong M, Hollenberg G, Weinberg E, et al. Impact of Gleason subtype on prostate cancer detection using multiparametric MRI: correlation with final histopathology. J Urol. 2017. doi:10.1016/j.juro.2017.01.077, pii: S0022-5347(17)30197-0.

第四章

PI-RADS 第2版阅片模式

内容

4.1 简介

多参数 MRI(mpMRI)是评估前列腺临床显著癌的方法。多参数 MRI 的广泛应用以及对多参数 MRI 的广泛接受,要求图像采集、阐释和报告的标准化,这样可以使多参数 MRI 在日常临床实践中对前列腺癌(PCa)检查达到最优。

为此,前列腺影像报告和数据系统(PI-RADS)指南针对多参数 MRI 提出了具体的目标[1]:a. 建立前列腺 MRI 的最低的技术参数要求;b. 规范放射学报告,以减少图像分析之间的差异性;c. 制定评估类别,总结疑似前列腺临床显著癌的情况或风险水平,从而指导患者采取恰当的处理措施;d. 促进研究以及确保质量,以改善患者的结局。

前列腺临床显著癌的检出和诊断应遵循当前的 PI-RADS 第 2 版指南,在考虑到临床情况提供的信息,多参数 MRI 的技术规范(见第一章),正常的解剖和良性表现后,以采取合适的评估标准[2]。PI-RADS 第 2 版指南意在经直肠超声(TRUS)活检前或之后,对疑似 PCa 患者进行诊断评估和风险评估,但不用于检测 PCa 治疗后可疑复发的评估。

PI-RADS 报告的主要目标是识别前列腺临床显著癌。前列腺临床显著癌在病理学/组织学上定义为 Gleason 评分≥7,和(或)体积≥0.5ml,伴/或不伴有前列腺包膜外侵犯(EPE)[3]。

PI-RADS 第 2 版将多参数 MRI 综合表现(结合 T_2W,DWI 和 DCE)与前列腺中每个病变存在临床显著癌可能性相联系,根据可能性大小使用 5 分量表进行评估(表 4.1)。

表 4.1 PI-RADS 第 2 版评估分类(图 4.22 典型示例)

PI-RADS 1 分——非常低(极不可能存在临床显著癌)
PI-RADS 2 分——低(临床显著癌可能性低)
PI-RADS 3 分——不确定(临床显著癌可能性不确定)
PI-RADS 4 分——高(临床显著癌的可能性存在)
PI-RADS 5 分——非常高(临床上显著癌可能性很大)

本章结合图例显示根据 PI-RADS 第 2 版指南对多参数 MRI 如何进行适当分析进行全面阐述,该指南提供一种影像图谱算法,以便确定最终的 PI-RADS 评分。

4.2 系统读片方法

读片时必须做到，使用单个或附加监视器，同时显示相关所有序列，联动和同步进行评估 MRI 图像。在显示器上设定标准化的布局，以显示形态学序列（显示不同平面）和多参数序列[DWI 和（或）DCE]，包括 ADC 图（图 4.21a）。在评估各序列之前，应先观察 T_1WI 以排除活检后出血的存在。

解读多参数 MRI 的合理方法应使用基于病变的定位评分。PI-RADS v2 使用的算法是基于病变的定位区域，如外周带（PZ）或移行带-中央带（TZ）而获得总的评分。

对于外周带区域，同时生成 ADC 图的 DWI 序列是主要观察序列，其将确定总体可疑分数（图 4.1）。对于检测到的外周带病变，如果 DWI 评分为 4 分且 T_2WI 评分（图 4.2）为 3 分，则 PI-RADS 评估类别应为 4 分。动态对比增强（DCE）序列在不能确定（模棱两可）病例（PI-RADS 3 分）评分中发挥辅助作用，如果 DCE 结果为阳性[表现为快速及早期局灶性摄取，且与 T_2WI 和（或）DWI 上的可疑发现相一致]，则总的评分可以将升级为 PI-RADS 4 分（图 4.1）（表 4.2）。DCE 阴性结果标准如下：没有早期增强或即使有弥漫强化，但与 T_2WI 和（或）DWI 上的局灶性表现不一致，或局灶性强化的病灶在 T_2WI 上显示为良性前列腺增生（BPH）的特点（表 4.2）。

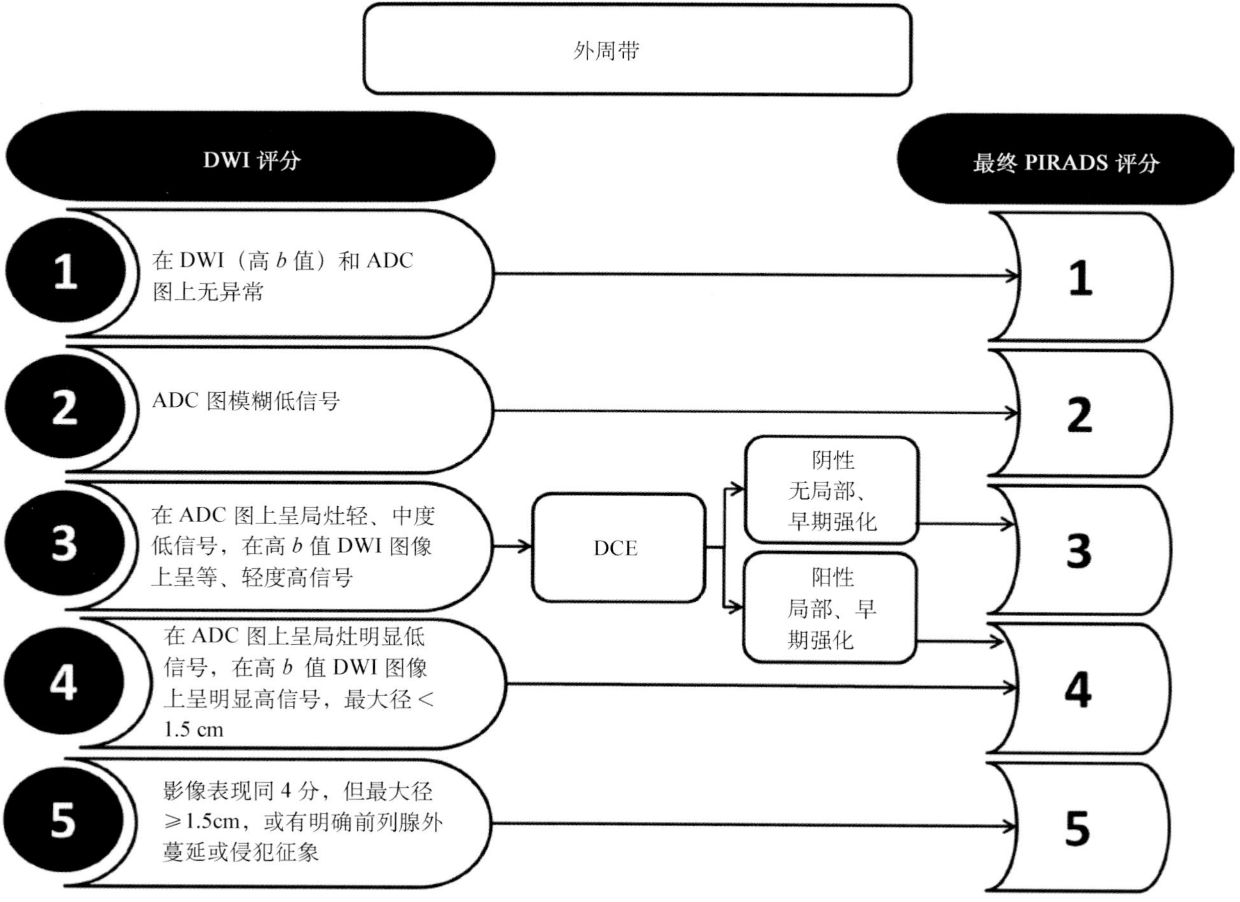

图 4.1 递进式外周带 PI-RADS v2 评分方法（相应的典型示例见图 4.22）

ADC. 表观扩散系数，DWI. 扩散加权成像，DCE. 动态对比度增强

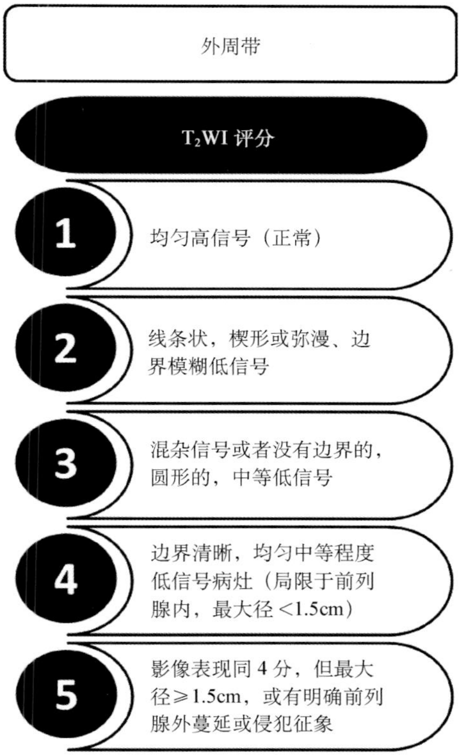

外周带

T_2WI 评分

1 均匀高信号（正常）

2 线条状，楔形或弥漫、边界模糊低信号

3 混杂信号或者没有边界的，圆形的，中等低信号

4 边界清晰，均匀中等程度低信号病灶（局限于前列腺内，最大径 <1.5cm）

5 影像表现同 4 分，但最大径≥1.5cm，或有明确前列腺外蔓延或侵犯征象

图 4.2　外周带 T_2WI 的 PI-RADS 评分系统

外周带最终 PI-RADS 评分决定于 DWI 评分（图 4.1），DWI 为主要序列。相应的典型示例见图 4.22

T_2WI 是移行带病变的主要观察序列，将决定整体的评分（图 4.3）。DWI 在移行带不确定病变（PI-RADS 3 分）的评分中发挥辅助作用，如果该病变 DWI 评分为 5 分（PI-RADS 5，>1.5 cm），则该病变总体评分将为 PI-RADS 4 分（图 4.3）。

对于中央带或者前纤维肌性间质的病变，采取移行带评分算法（图 4.3），即 T_2WI 是主要序列。

对于病变的定位，则应使用 PI-RADS 第 2 版提出的 39 区图（图 4.4），并描述病变最大径（图 4.5）。

从特定 MR 设备生成 ADC 图推荐在前列腺临床显著癌中使用，肿瘤在 ADC 图上显示出明显的低信号，需要注意的是观察时应该设置相同的对比度（窗宽和窗位）[4]。

表 4.2　动态对比增强 MRI 的 PI-RADS 评估

阴性（示例见图 4.12）	阳性（示例见图 4.13）
无早期强化	快速早期局部摄取，且与 T_2WI 和（或）DWI 上的可疑发现相一致
弥漫强化，但与 T_2WI 和（或）DWI 上的局灶性表现不一致	
局灶性强化，在 T_2WI 上显示为良性前列腺增生（BPH）的特点	

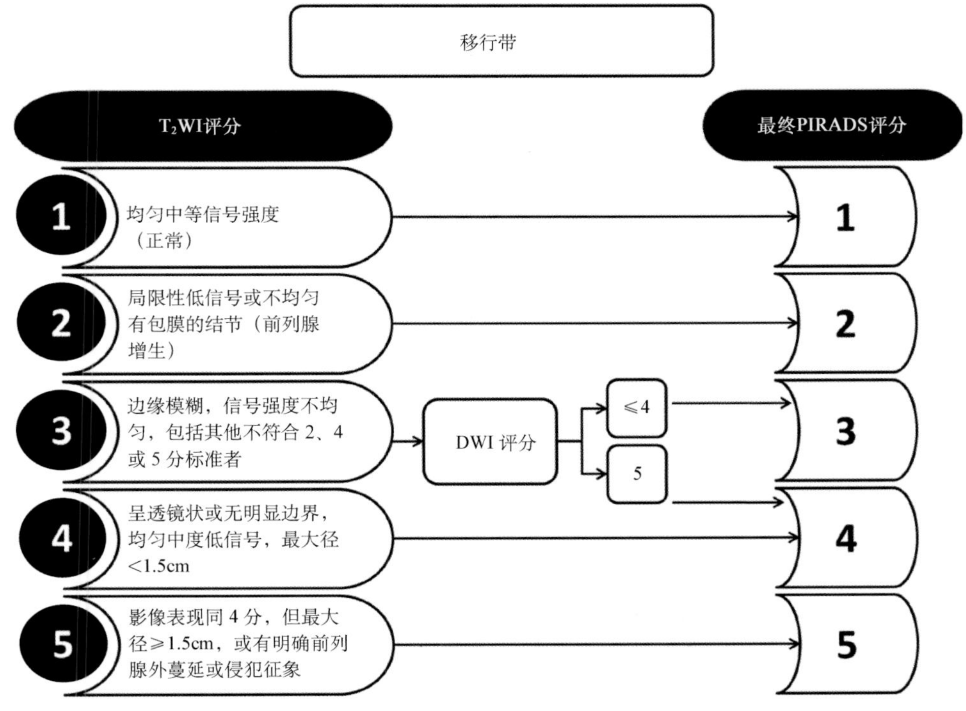

图 4.3　PI-RADS v2 的分步法对移行带评分（相应的典型示例见图 4.22）

DWI. 扩散加权成像

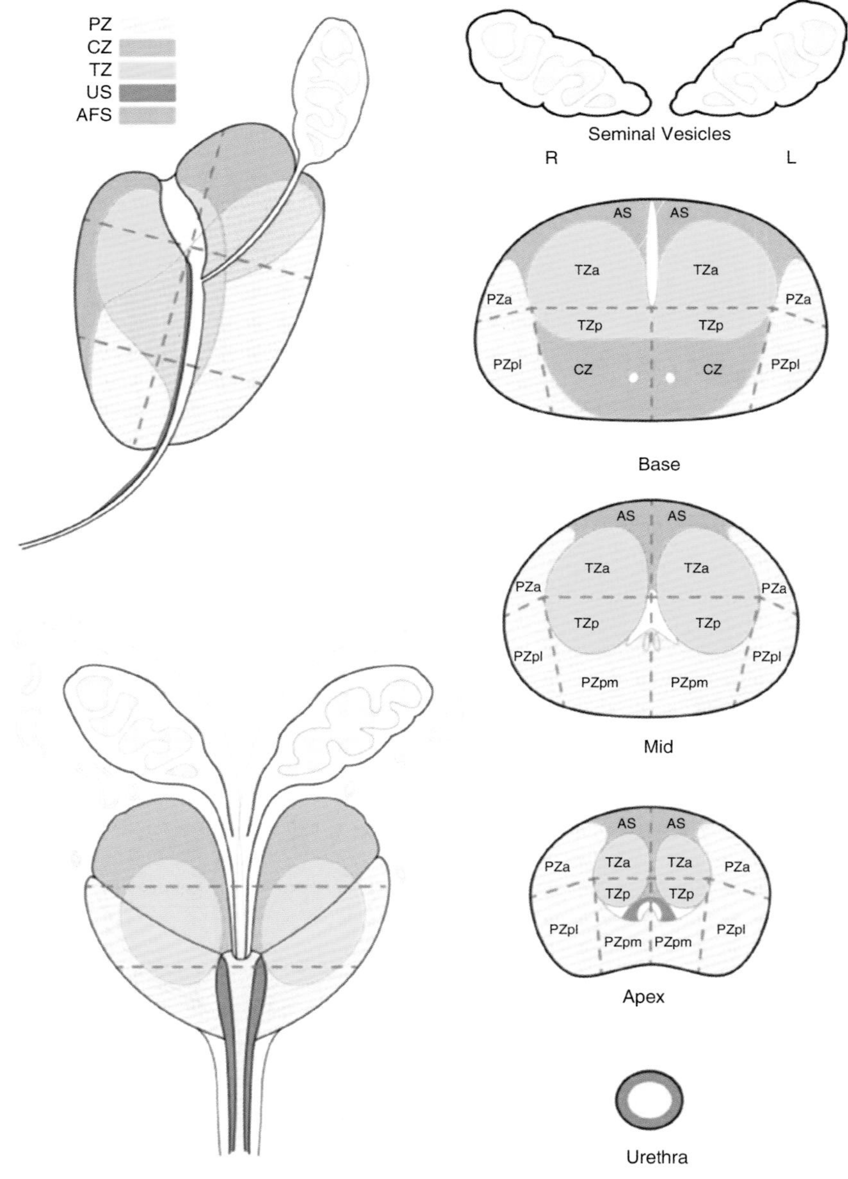

图 4.4 **PI-RADS 第 2 版中使用的分区**

AFS(AS). 前纤维肌性间质;CZ. 中央带;TZ. 移行带;PZ. 外周带;US. 尿道括约肌;a. 前侧;p. 后侧;m. 内侧;l. 外侧. 图片来自欧洲泌尿生殖放射学会。前列腺 MR 影像报告和数据系统 2.0 版。2017 年 1 月查询 http://www.esur.org/filead-min/content/user _ upload/PI-RADS_v2_20141223.pdf

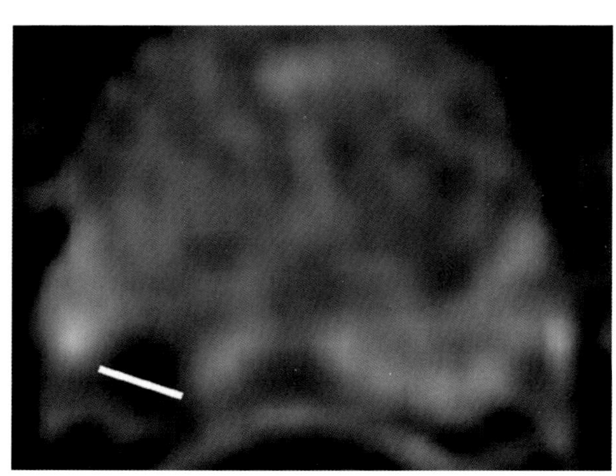

图 4.5 横轴位 ADC 图像显示右侧外周带局灶性结节样病变,最大直径为 12 mm,这是区分整体 PI-RADS 评分为 4 分或 5 分的关键特征。移行带的病变应该在 T_2WI 上测量。如果病变在所推荐的序列上难以测量,则应在显示病变最佳的序列或平面进行测量

4.3　PI-RADS 1 分

PI-RADS 1 分提示前列腺临床显著癌极不可能存在。外周带在 DWI 上未见异常，移行带在 T_2WI 上未见到病变，呈现均匀中等信号强度（图 4.6）。

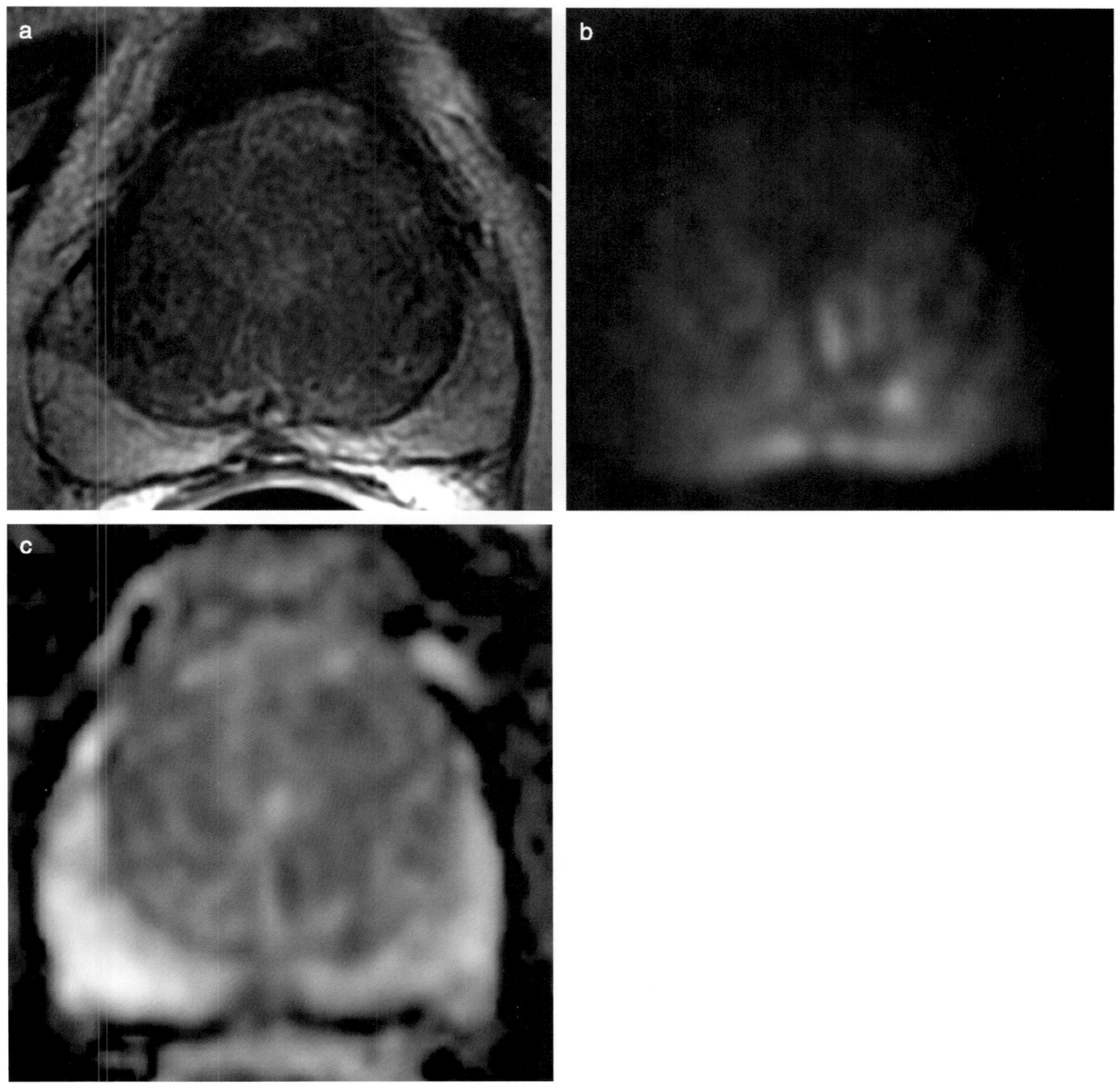

图 4.6　PI-RADS 1

a. 横轴位 T_2WI；b. *b* 值为 1400 的 DWI；c. ADC 图，外周带在 DWI/ADC 没有任何异常，移行带在 T_2WI 表现为均匀中等信号强度；最终评分为 PI-RADS 1 分

4.4 外周带 PI-RADS 2 分

外周带 PI-RADS 2 分提示外周带不太可能存在前列腺临床显著癌。

DWI 上外周带无局灶性扩散受限。ADC 上可见模糊低信号（图 4.7）。T_2WI 上外周带的低信号区域，在 DWI 上没有扩散受限，则 PI-RADS 评分为 2 分。请注意，由于外周带 PI-RADS 评估的主要序列为 DWI（图 4.1），因此在 T_2WI 上外周带的任何病变，DWI 上如不是局灶性表现，则最高 PI-RADS 评分为 2 分（图 4.8 和图 4.9）。

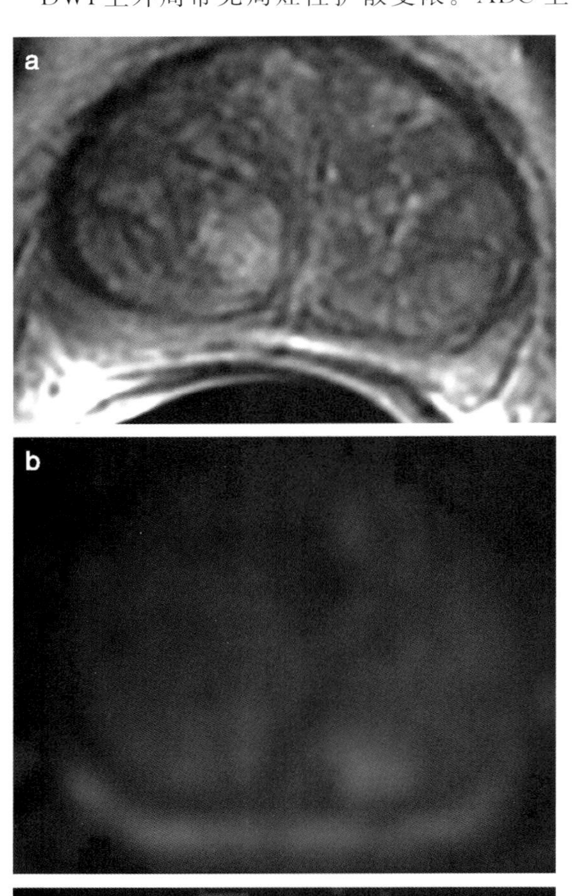

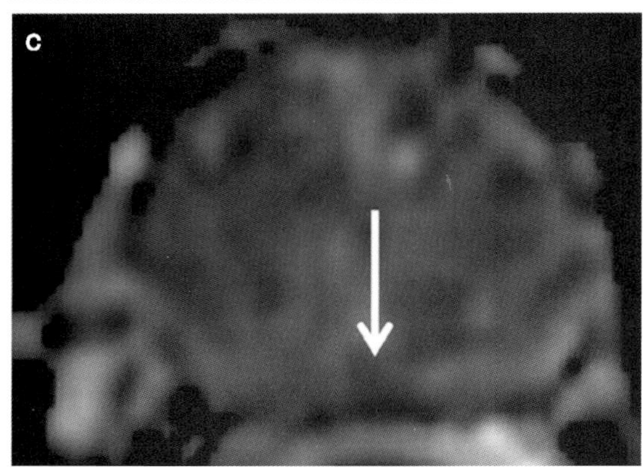

图 4.7　外周带 PI-RADS 2 分

a. 横轴位 T_2WI；b. b 值为 1400 的 DWI；c. ADC 图，外周带在 DWI 上没有任何局灶性病变，ADC 图（箭）上有轻微的低信号；最终评分为 PI-RADS 2 分

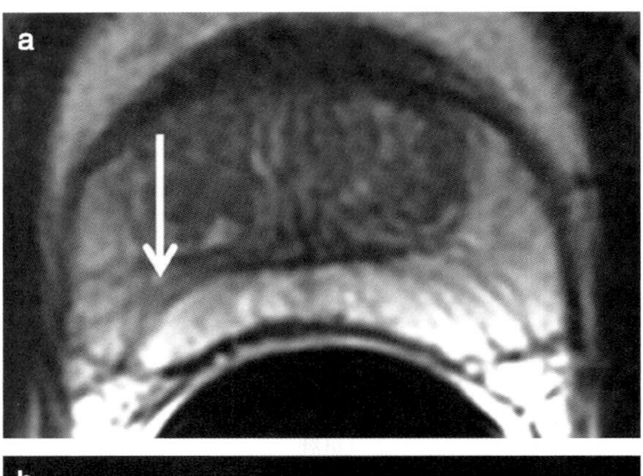

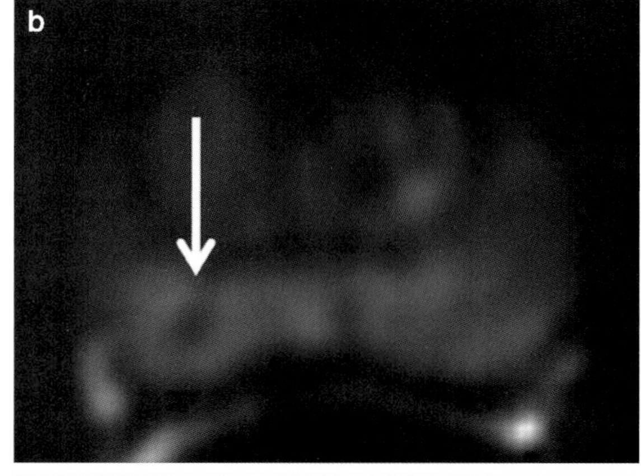

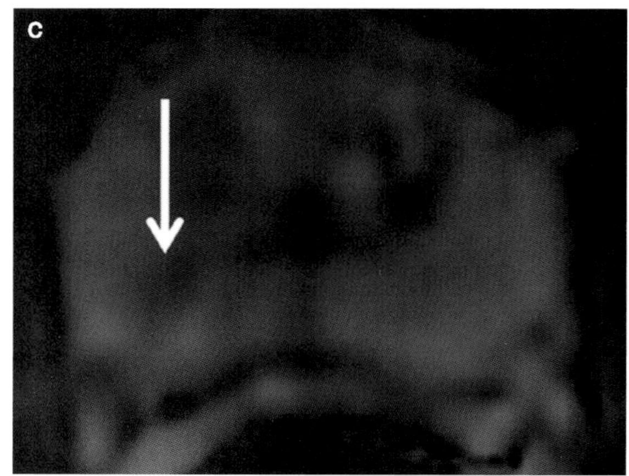

图 4.8　外周带 PI-RADS 2 分

横轴位 T_2WI（a）、b 值为 1400 的 DWI（b）和 ADC 图（c），显示右侧外周带线样不均匀，DWI 无高信号，ADC 图无低信号（箭），最终评分为 PI-RADS 2 分

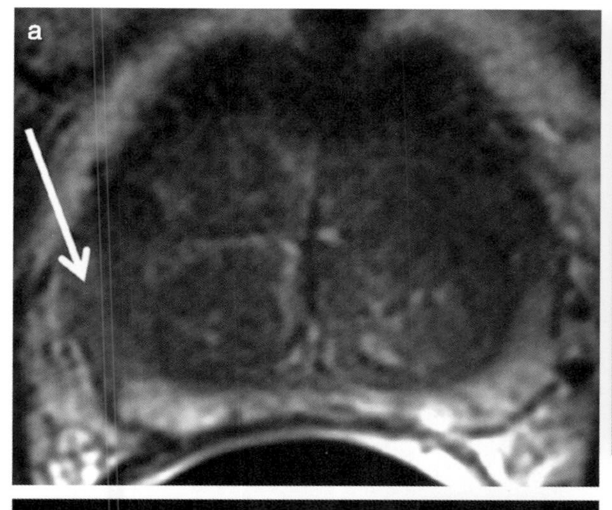

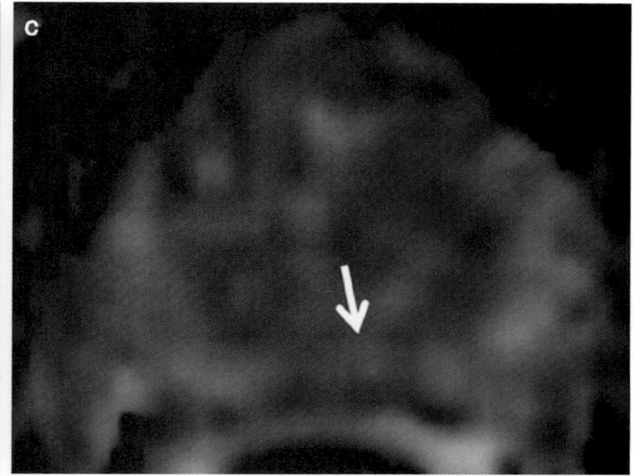

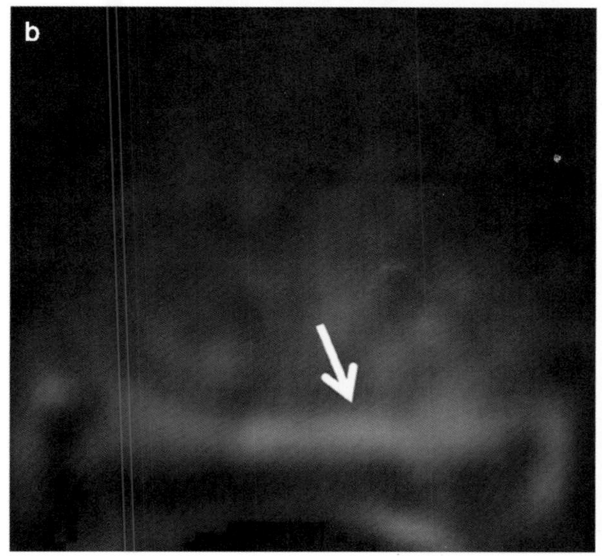

图 4.9 外周带 PI-RADS 2 分

横轴位 T_2WI(a)、b 值为 1400 的 DWI(b)和 ADC 图(c),显示右侧外周带均匀低信号(长箭),DWI 无高信号。外周带的评估应根据 DWI/ADC 图像进行分析。在 DWI 上,左侧外周带轻微高信号,但非局灶性;ADC 图上表现为轻度模糊低信号(短箭),最终评分为 PI-RADS 2 分

4.5 移行带 PI-RADS 2 分

移行带 PI-RADS 2 分提示移行带不太可能存在前列腺临床显著癌。

PI-RADS 2 分病灶表现为有包膜,边界清晰,圆形低信号或有包膜混杂信号结节(前列腺增生结节)(图 4.10)。重要的是要从不同平面对病变进行评估,观察所有 BPH 结节的包膜(图 4.11);这样可以避免将有包膜的混杂信号的 BPH 结节,误认为是边界不清的结节。

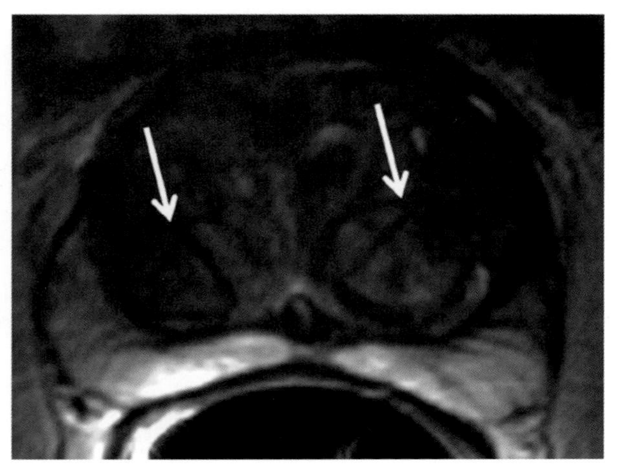

图 4.10 移行带 PI-RADS 2 分

横轴位 T_2WI 显示移行带存在多个具有包膜的类圆形结节,评分为 PI-RADS 2 分

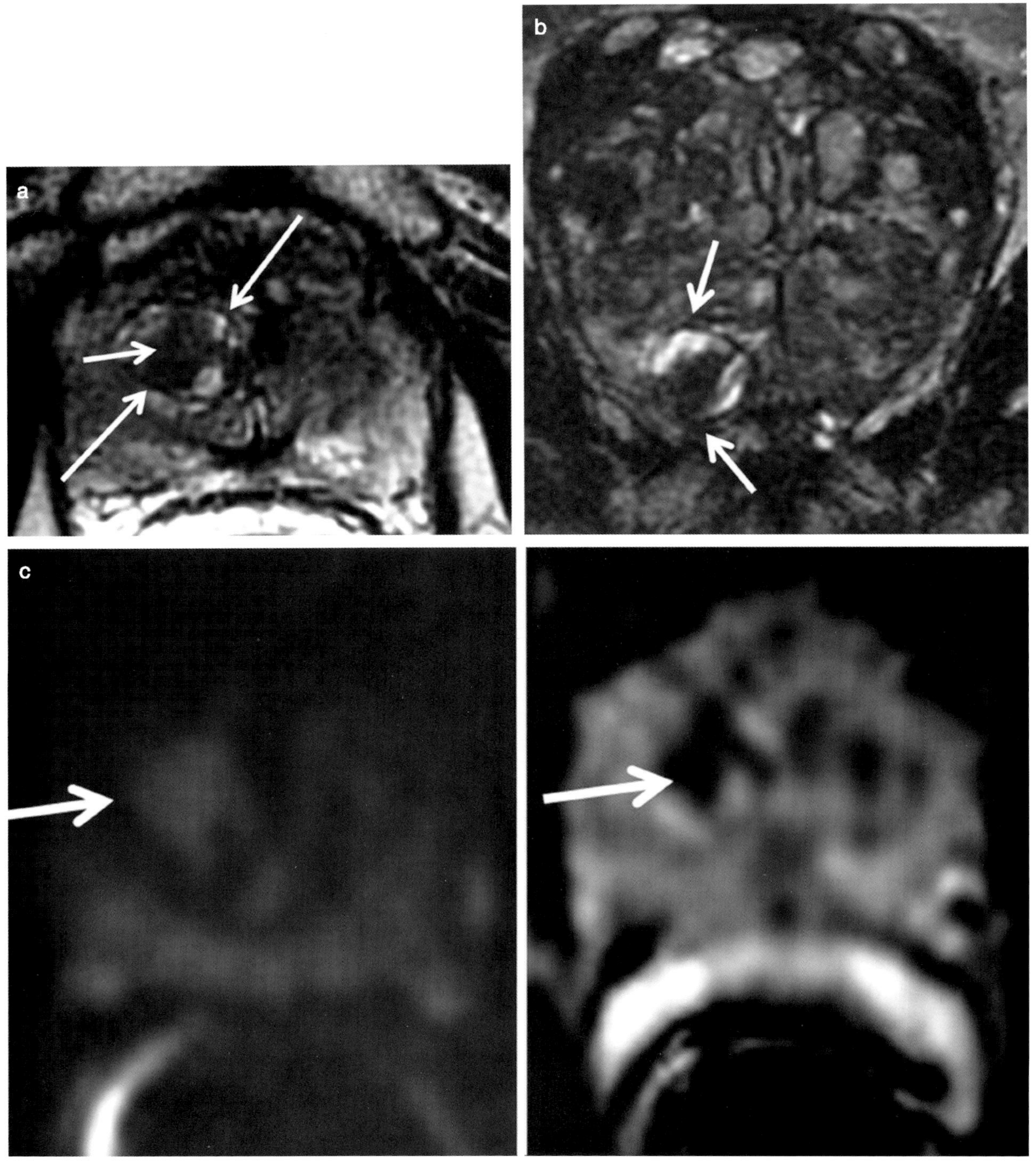

图 4.11　移行带 PI-RADS 2 分

a. 横轴位 T_2WI 显示低信号结节（短箭），边缘模糊；但实际应该评估病变的更外侧边缘，这是一混杂信号的混合型 BPH 结节，其边缘可见包膜（长箭），该结节由于周边的腺体组织而表现为边缘高信号。冠状位（b）证实了 BPH 的包膜（箭）。由于所观察的低信号结节实际是在一个典型 BPH 结节内，因此最终评分为 PI-RADS 2 分。对边缘模糊结节的错误分析（图 a 中的短箭）会导致评分为 PI-RADS 3；横轴位 DWI 及相应的 ADC 图（c）显示扩散受限，则可能将评分升级为 PI-RADS 4（译者注，这样可能会导致患者遭受不必要的穿刺活检以及相应的风险）

4.6　外周带 PI-RADS 3 分

外周带 PI-RADS 3 分代表外周带存在临床显著癌的可能性不确定。表现为轻度局灶性扩散受限。ADC 图上局灶轻度/中度低信号和高 b 值 DWI 上等信号/轻度高信号。动态对比度增强(DCE)将病变分类为 PI-RADS 3 分(阴性结果)或升级至 PI-RADS 4 分(阳性结果)(表 4.2)(见图 4.1,图 4.12 和图 4.13)。

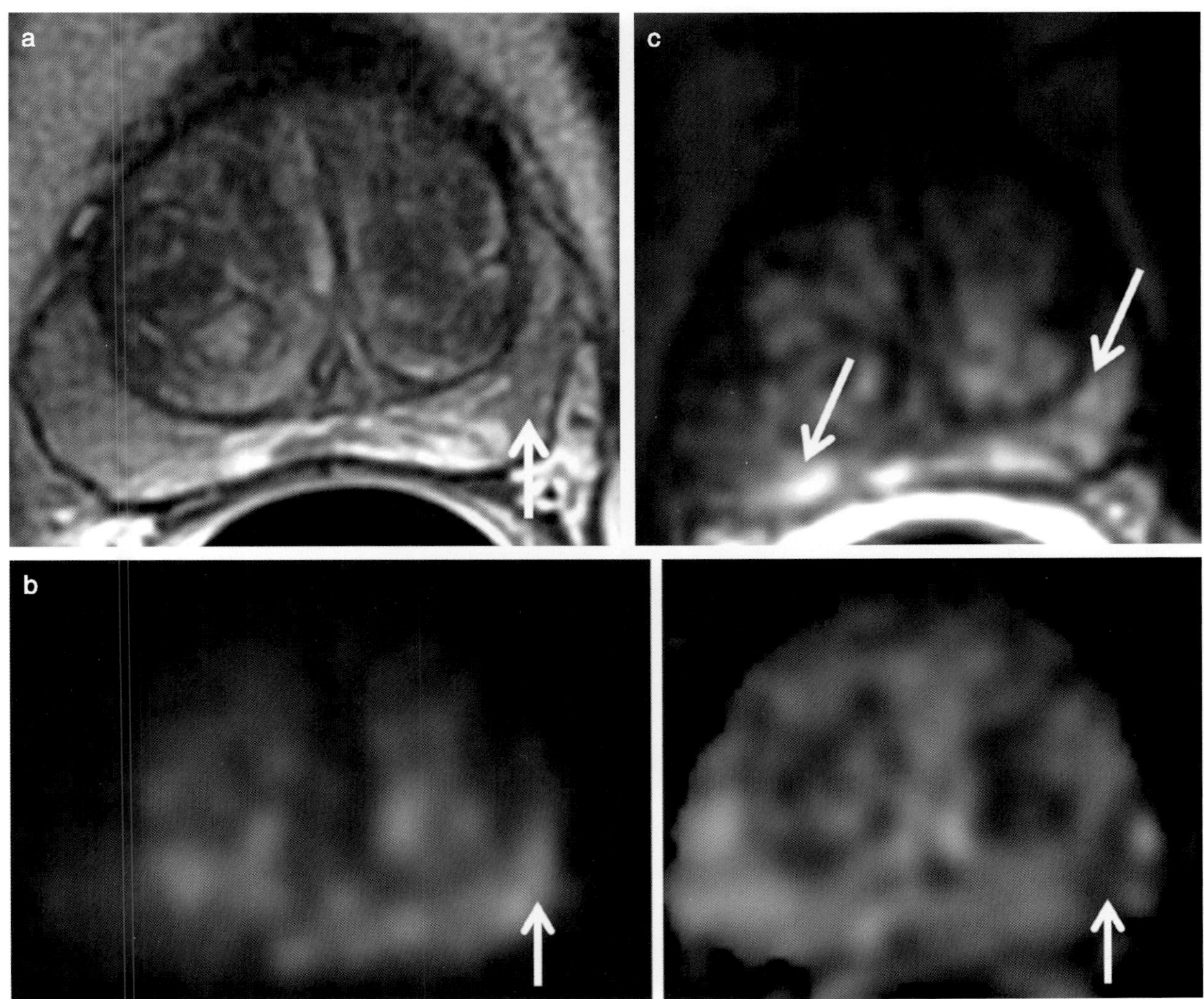

图 4.12　外周带 PI-RADS 3 分

a. 横轴位 T_2WI;b. b 值为 1400 的 DWI 和 ADC 图;c. 10s 的动态增强成像;左侧外周带在 DWI 上显示轻度局灶高信号,在 ADC(箭)为轻度低信号,与 T_2WI 上中等信号强度相对应。上述表现对应于 PI-RADS 评分 3 分。动态增强成像(c)显示双侧外周带的早期弥漫摄取(箭),提示 DCE 的评估结果为阴性,所以最终 PI-RADS 评分为 3 分。此时对患者采取的临床决策及处理应依赖于临床因素以及临床怀疑前列腺癌的可能性是低还是高,从而进行活检或临床随访。对该病变的靶向穿刺显示不存在前列腺癌

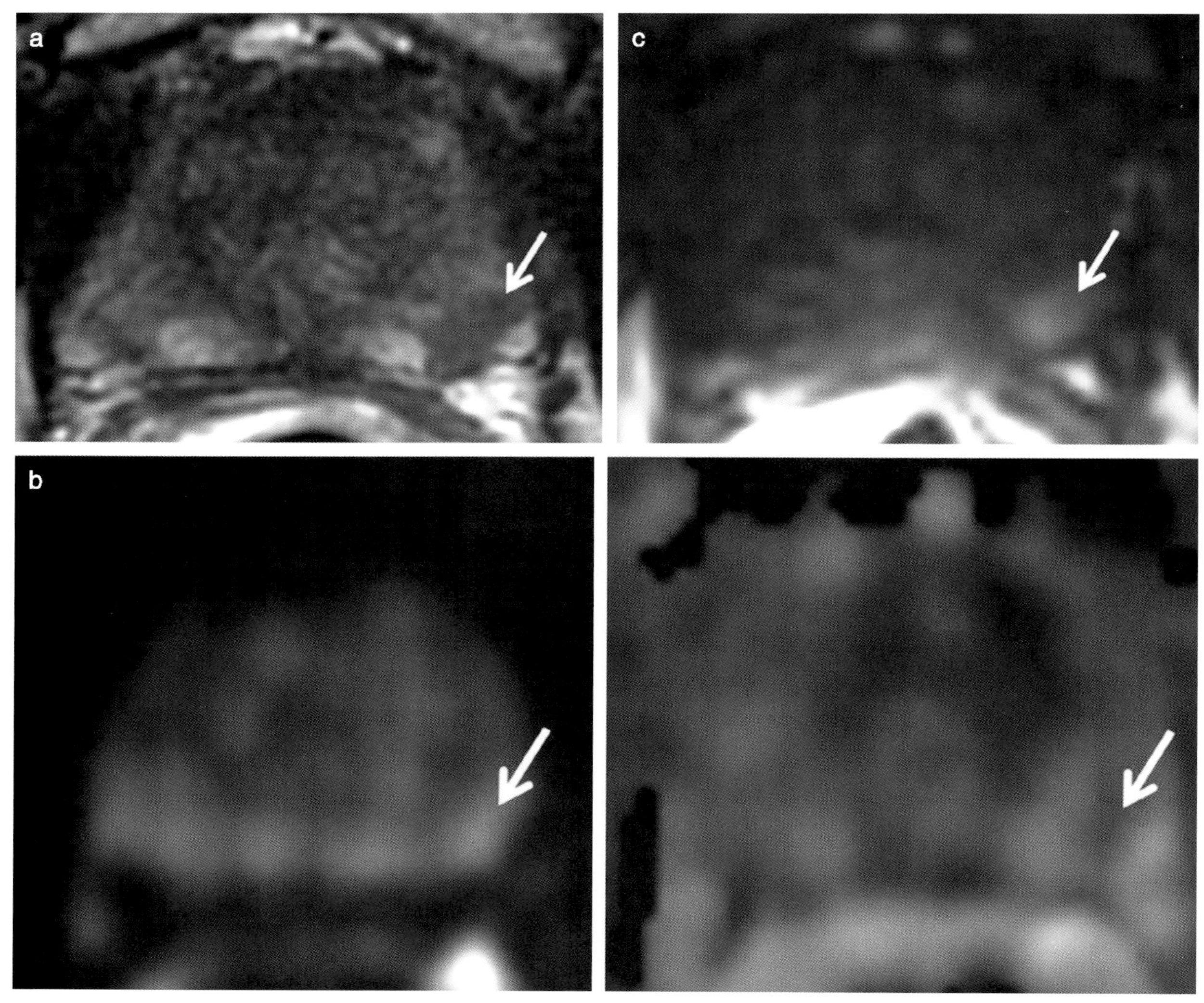

图 4.13　外周带 PI-RADS 3 分

a. 横轴位 T_2WI；b. b 值为 1400 的 DWI；c. 10s 的动态增强成像；在 DWI 上显示轻度局灶高信号，在 ADC(箭)为轻度低信号，与 T_2WI 上低信号区相对应(箭)。上述表现对应于 PI-RADS 评分 3 分。动态增强成像(c)显示在同一位置存在早期局灶摄取(箭)，提示为阳性结果，从而该病变最终 PI-RADS 评分升级为 4 分。靶向穿刺活检显示该区域为炎性组织，未见前列腺癌

4.7　移行带 PI-RADS 3 分

移行带 PI-RADS 3 分代表移行带存在临床显著癌的可能性不确定。表现为边界不清的混杂信号病灶。包括其他不符合 2、4 或 5 分标准者(图 4.14)。如果此时 DWI 评分为 5 分(扩散受限直径>1.5cm)(图 4.1,图 4.3 和图 4.15),则移行带 PI-RADS 3 分的病灶将升级为 PI-RADS 4 分。

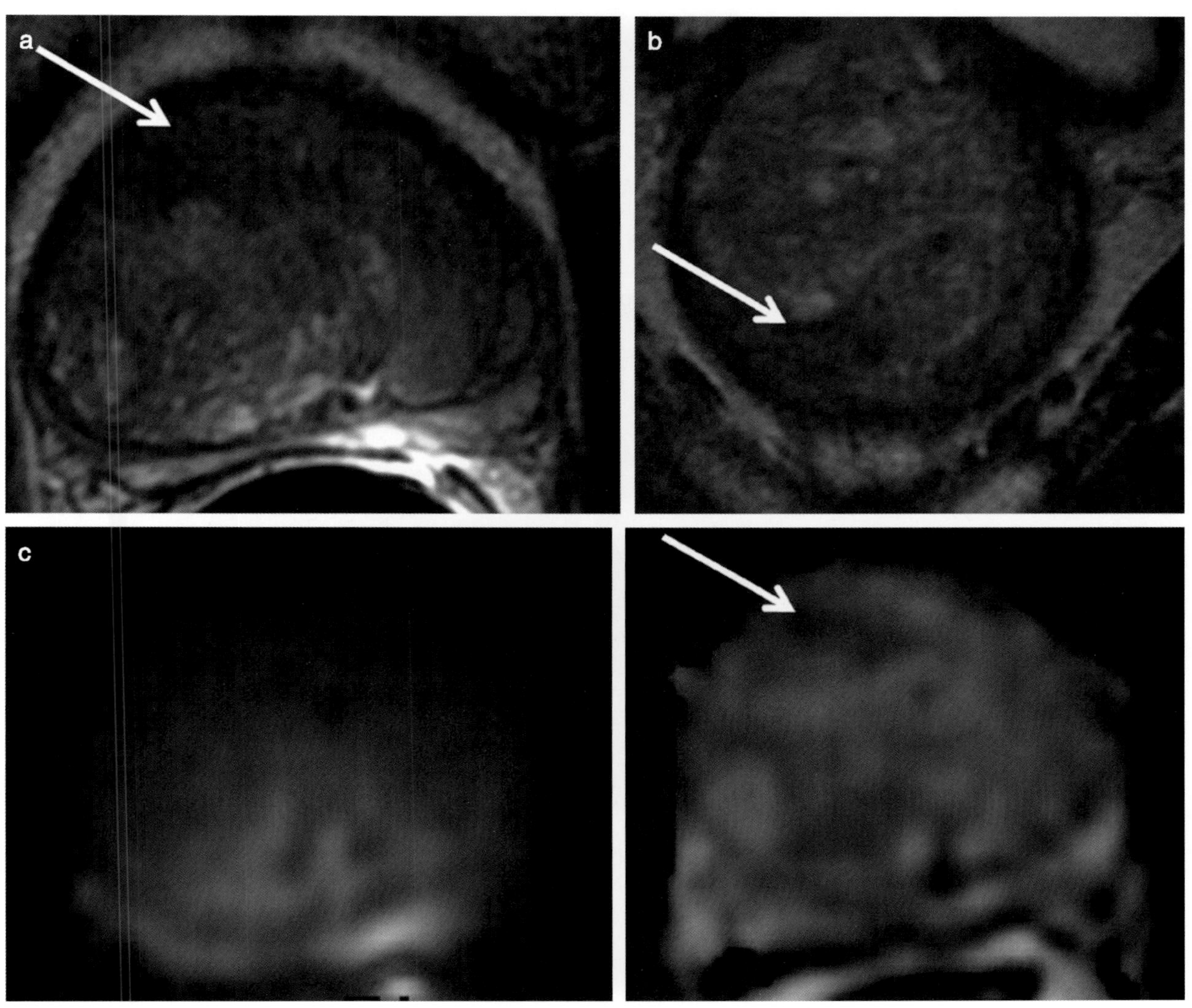

图 4.14　移行带 PI-RADS 3 分

a. 横轴位 T_2WI;b. 冠状位 T_2WI;c. *b* 值为 1400 的 DWI 和 ADC 图。右侧移行带见一不均匀低信号区域,边缘模糊,无扩散受限,PI-RADS 评分为 3 分。DWI 评分<4,最终 PI-RADS 评分为 3 分。此时对患者采取的临床决策及处理应依赖于临床因素以及临床怀疑前列腺癌的可能性是低还是高,从而进行活检或临床随访。该病变靶向穿刺显示不存在前列腺癌

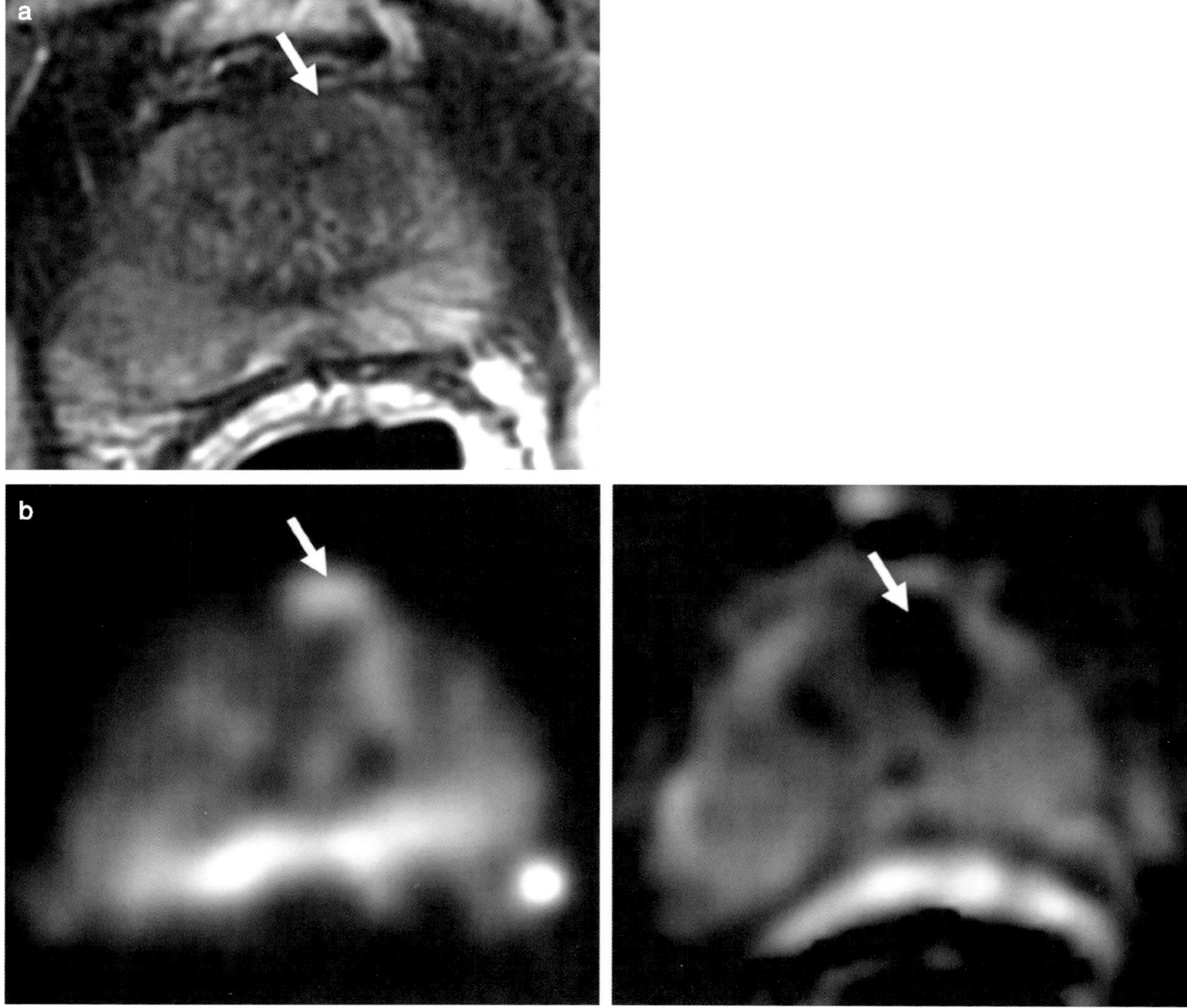

图 4.15 移行带 PI-RADS 3 分

a. 横轴位 T_2WI；b. b 值为 1400 的 DWI 和 ADC 图。移行带左前部见混杂信号区域，边缘模糊（箭），PI-RADS 评分为 3 分。此局灶性病变 DWI 信号高，ADC 信号低，最大直径 16 mm，符合 DWI 组分评分为 5 分，因此该病灶评分升级，最终 PI-RADS 评估为 4 分。靶向穿刺活检结果提示为前列腺腺癌（Gleason 评分 3 + 4）

4.8 外周带 PI-RADS 4 分

外周带 PI-RADS 4 分表示外周带可能存在前列腺临床显著癌。表现高 b 值 DWI 上局灶显著扩散受限(图 4.16),最大径<1.5cm。

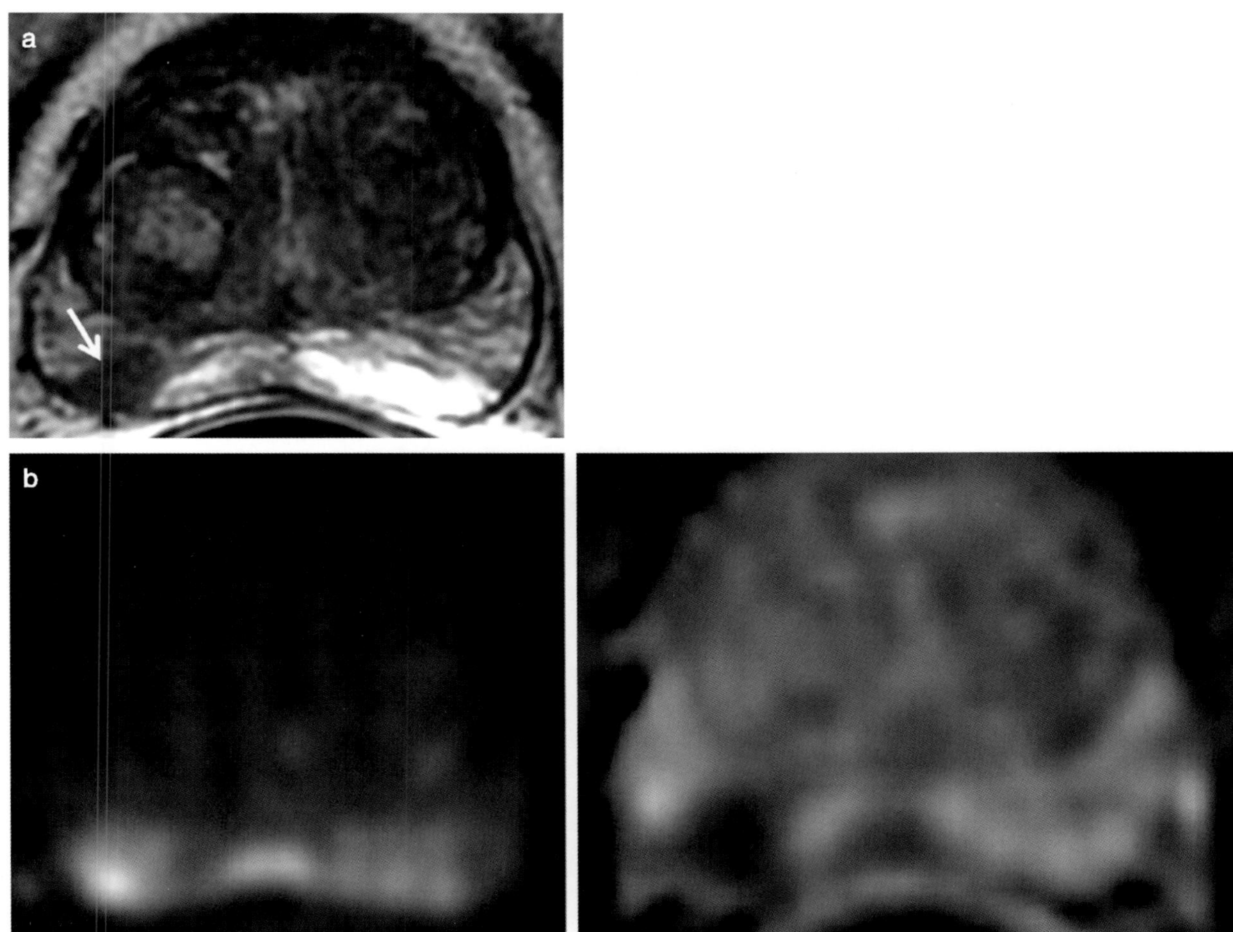

图 4.16 外周带 PI-RADS 4 分

a. 横轴位 T_2WI;b. b 值为 1400 的 DWI 和 ADC 图。T_2WI 上右侧外周带可见局灶性低信号病变(箭),DWI 显著高信号,ADC 图显著低信号,最大径<1.5cm,最终 PI-RADS 评分为 4 分。病理结果证实为前列腺腺癌(Gleason 评分 3 + 4)

4.9 外周带 PI-RADS 5 分

外周带 PI-RADS 5 分表示外周带存在前列腺临床显著癌的可能性很高。影像表现与 PI-RADS 4 分病变，但最大径＞1.5cm 或者具有明确的前列腺包膜外侵犯征象（图 4.17）。

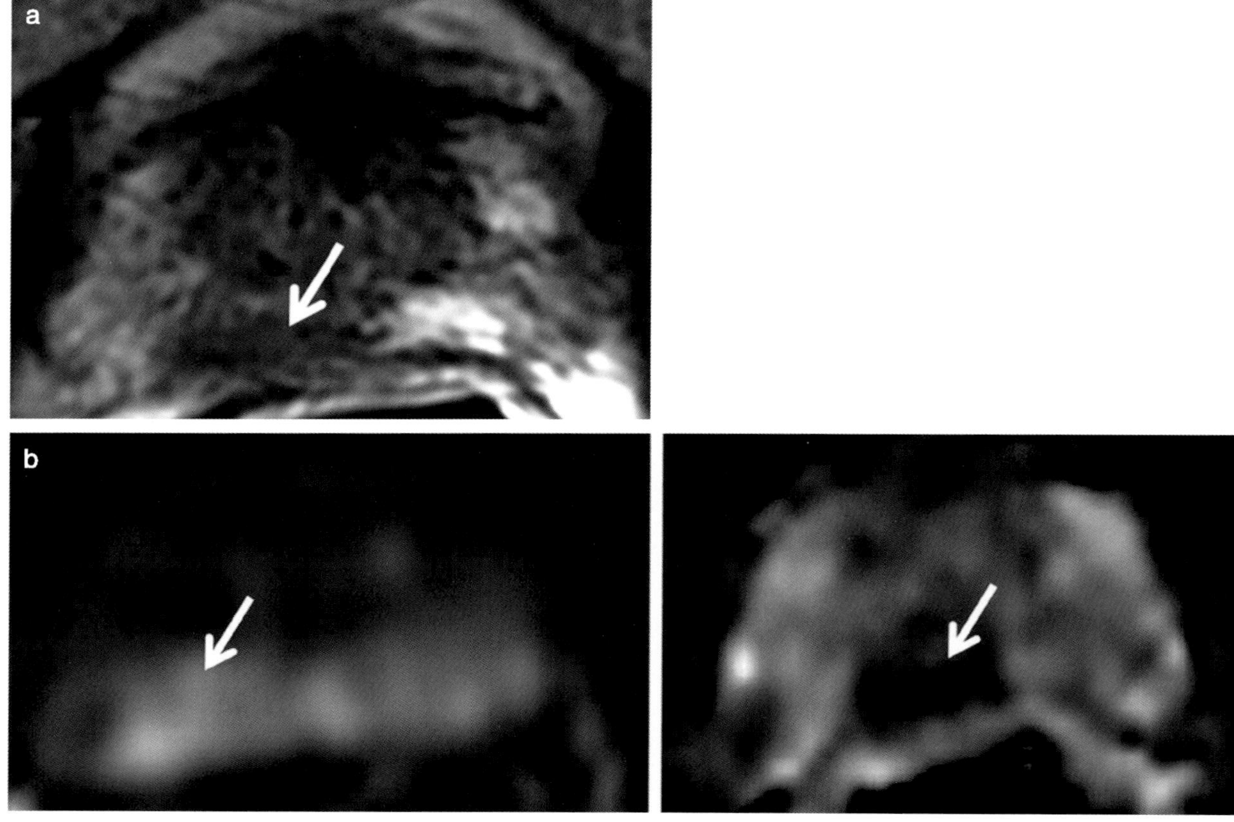

图 4.17 外周带 PI-RADS 5 分

a. 横轴位 T_2WI；b. *b* 值为 1400 的 DWI 和 ADC 图。T_2WI 上右侧外周带可见局灶性低信号病变（箭），DWI 显著高信号，ADC 图显著低信号，同时有前列腺包膜外侵犯，最终 PI-RADS 评分为 5 分。病理结果证实为前列腺腺癌（Gleason 评分 4 + 4）

4.10　移行带 PI-RADS 4 分

移行带 PI-RADS 4 分表示移行带可能存在前列腺临床显著癌。表现为呈透镜状或无明显边界的均匀低信号，最大径<1.5 cm(图 4.18)。

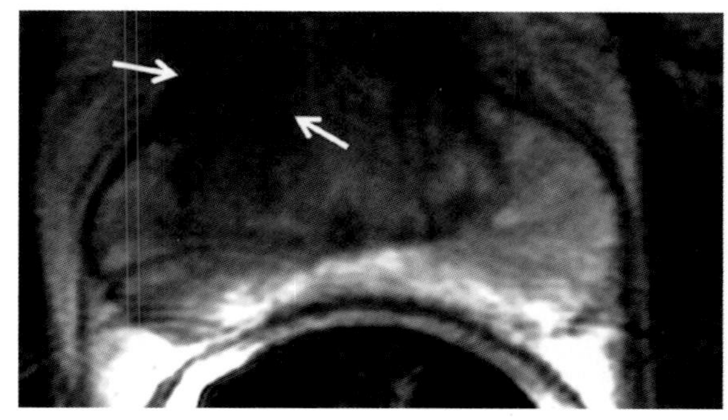

图 4.18　移行带 PI-RADS 4 分

横轴位 T_2WI 显示移行带右前有一无明显边界的均匀信号结节(箭)，最大径<1.5cm，最终 PI-RADS 评分为 4 分。病理结果证实为前列腺腺癌(Gleason 评分 3 + 4)

4.11　移行带 PI-RADS 5 分

移行带 PI-RADS 5 分代表移行带存在前列腺临床显著癌的可能性很高。影像表现与 PI-RADS 4 分病变，但最大径≥1.5cm 或者具有明确的前列腺包膜外侵犯征象(图 4.19)。

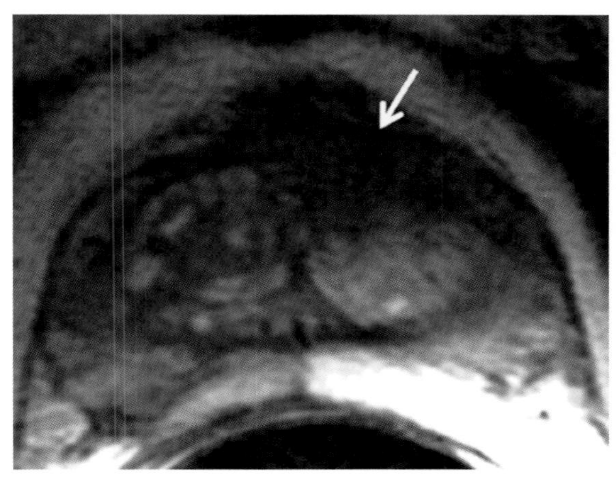

图 4.19　移行带 PI-RADS 5 分

横轴位 T_2WI 显示移行带左前部有一透镜样无明显边界均匀信号结节(箭)，最大径>1.5cm，最终 PI-RADS 评分为 5 分。病理结果证实为前列腺腺癌(Gleason 评分 4 + 3)

4.12　多参数 MRI(mpMRI)报告

多参数 MRI 的解释和 PI-RADS 总体评分是仅基于 MRI 的表现进行的[5]。为了增加多参数 MRI 对患者管理的影响和使患者更加受益，特别是提示是否进行活检方面，利用 PI-RADS 评估的多参数 MRI 结果需始终与 PSA 动态变化，患者家族史，直肠指诊结果和患者之前的活检等临床数据相结合[6]。PI-RADS4 分或 5 分的病变应考虑进行 MR 引导靶向活检，但对 PI-RADS 1 或 2 分病变则不应进行活检[7]。如果认为 PI-RADS 评估低估了前列腺临床显著癌存在的可能性，则应对检查结果的分析情况进行仔细评估。对于 PI-RADS 3 分的评估情况，临床因素非常重要。如果临床怀疑前列腺临床显著癌可能性低，则可考虑在 9～12 个月内重复多参数 MRI(图 4.20)检查。而另一方面，如果临床怀疑前列腺临床显著癌可能性高，则应考虑进行活检(图 4.20)。

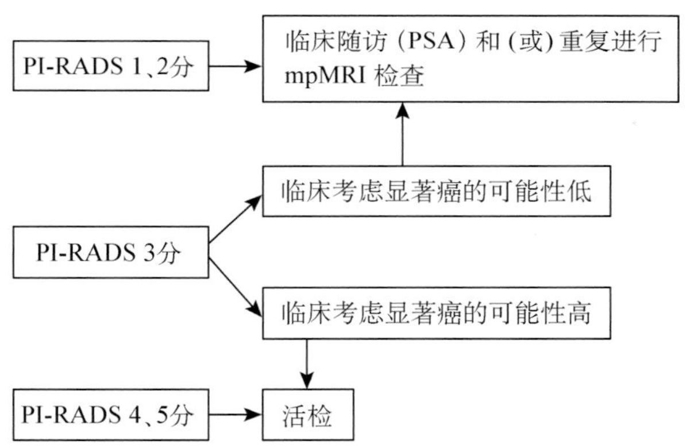

图 4.20　对多参数 MRI 评估类别 PI-RADS 3 分的结果(临床显著癌可能性不确定)；应评估显著癌的临床风险，以决定是否进行活检或通过 PSA 和(或)多参数 MRI 进行临床随访

前列腺 MRI 报告应包括在 39 分区图上标注 PI-RADS 病变位置及评分(见图 4.4)，病变大小，前列腺体积测量(可与 PSA 结合计算 PSA 密度)，T_1WI 分析，包膜外侵犯，淋巴结和骨质评估，最终显示前列腺临床显著癌可能性(概率)的 PI-RADS 评分(1～5)，以及最终结论和建议(表 4.3)。

计算机辅助评估(CAE)技术改进了多参数

MRI 分析的流程[8](显示,分析,解释,报告和沟通),提供定量数据,对放射科医师来说,增强了病变检出和鉴别能力(图 4.21)。PI-RADS 总体评分的决定仅基于多参数 MRI 结果(图 4.22)。尽管如此,对患者的管理应始终利用 PI-RADS 评估的多参数 MRI 结果和临床因素,如血 PSA 动态变化,家族史,直肠指诊结果和之前的活检结果相结合(图 4.20)[9,10]。

表 4.3 PI-RADS 第 2 版结构化报告

结构化 MRI 报告中需包括并核对的内容
- 临床资料:PSA,既往 PSA 情况,之前活检/手术及结果
- MR 技术细节:序列,定位平面,对比增强,DWI 的 b 值
- 前列腺大小测量及体积计算:三维度径线相乘 × 0.52
- T_1WI 分析:除外活检后出血
- 病变描述(单个或多个):应用 T_2 及 DWI 的评分标准
定位:分区(TZ 或 CZ)及在 39 分区图上标示
病变大小:特别注明测量的平面
T_2 及 DWI 评分
包膜外侵犯
- 淋巴结
- 盆腔骨质
- PI-RADS 评分:根据是否存在前列腺临床显著癌的可能性评分为 1～5 分
- 结论和建议

结论

前列腺临床显著癌的检出和诊断应遵循当前的 PI-RADS 第 2 版指南,在考虑到临床情况提供的信息,多参数 MRI 的技术规范,正常的解剖和良性表现后,以采取合适的评估标准。PI-RADS 第 2 版指南意图是在经直肠超声(TRUS)活检前或之后,对疑似 PCa 患者进行诊断评估和风险评估。PI-RADS 第 2 版将多参数 MRI 综合表现(结合 T_2W,DWI-根据病变的定位分区不同分别为主要序列)与前列腺中每个病变存在临床显著癌可能性相联系,根据可能性大小使用 5 分量表进行评估。

要点

- 前列腺临床显著癌的检出和诊断应遵循当前的 PI-RADS v2 指南,进行恰当的采集并解析。
- PI-RADS 第 2 版根据前列腺临床显著癌的可能性大小使用 5 分量表进行评估。
- PI-RADS 第 2 版结合了 T_2WI 和 DWI 上多参数 MRI 的综合表现,根据病变的定位分区不同确定其主要序列,移行带主要序列为 T_2WI,外周带主要序列为 DWI。

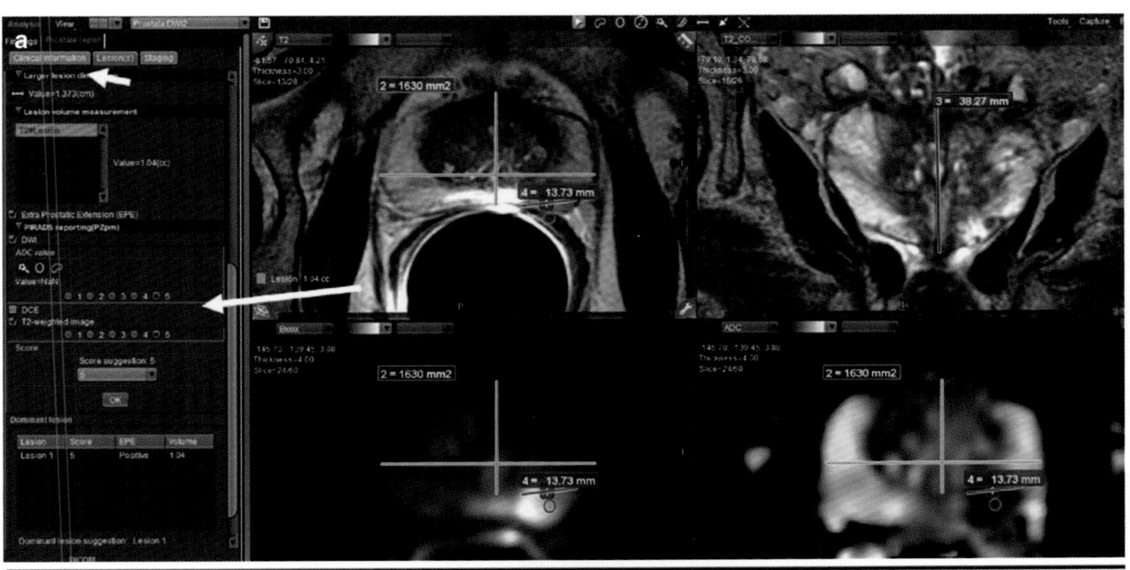

总 PSA 值 5.6ng/ml ／既往情况无／前列腺体积 33.0ml，PSA 密度：0.17ng/ml

前列腺最大横径与高度乘积 16.295cm^2
前列腺最大矢状位径线 3.827cm
前列腺体积 32.428ml

b

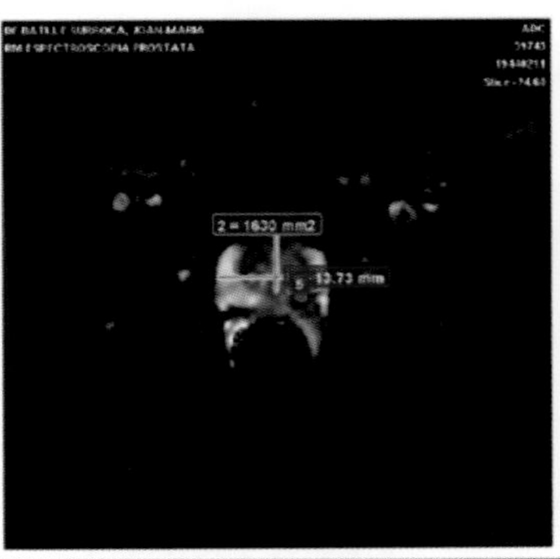

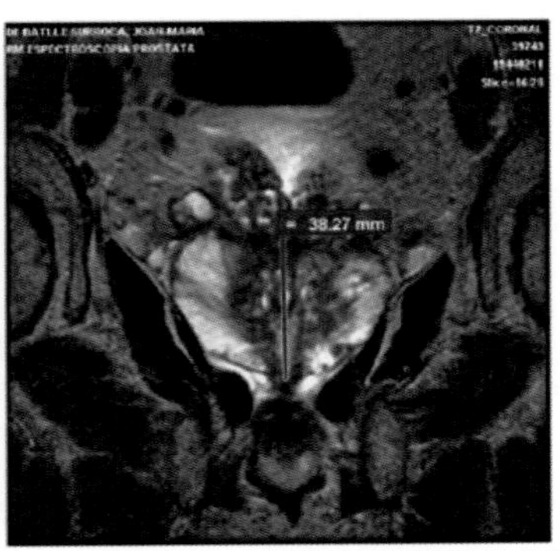

PI RADS

主要病灶：病变1

病变	评分	包膜外侵犯	体积
病变1	5	阳性	1.04

PZ
CZ
TZ
US
AS
R　L
1

图 4.21　计算机辅助评估技术有助于阅读和分析多参数 MRI 并生成标准化报告

a. 自动后处理软件可结合临床数据(短箭)在不同平面显示重要的序列(T_2WI 和 DWI/ADC)以及在同一界面内显示根据 DWI 和 T_2WI 评分(长箭)生成的多参数 MRI PI-RADS 评分；b. 所选定的数据和图像可自动生成 PDF 结构化报告，在先前选择的分区图(短箭)上病变位置内显示最终的 PI-RADS 评分(长箭)

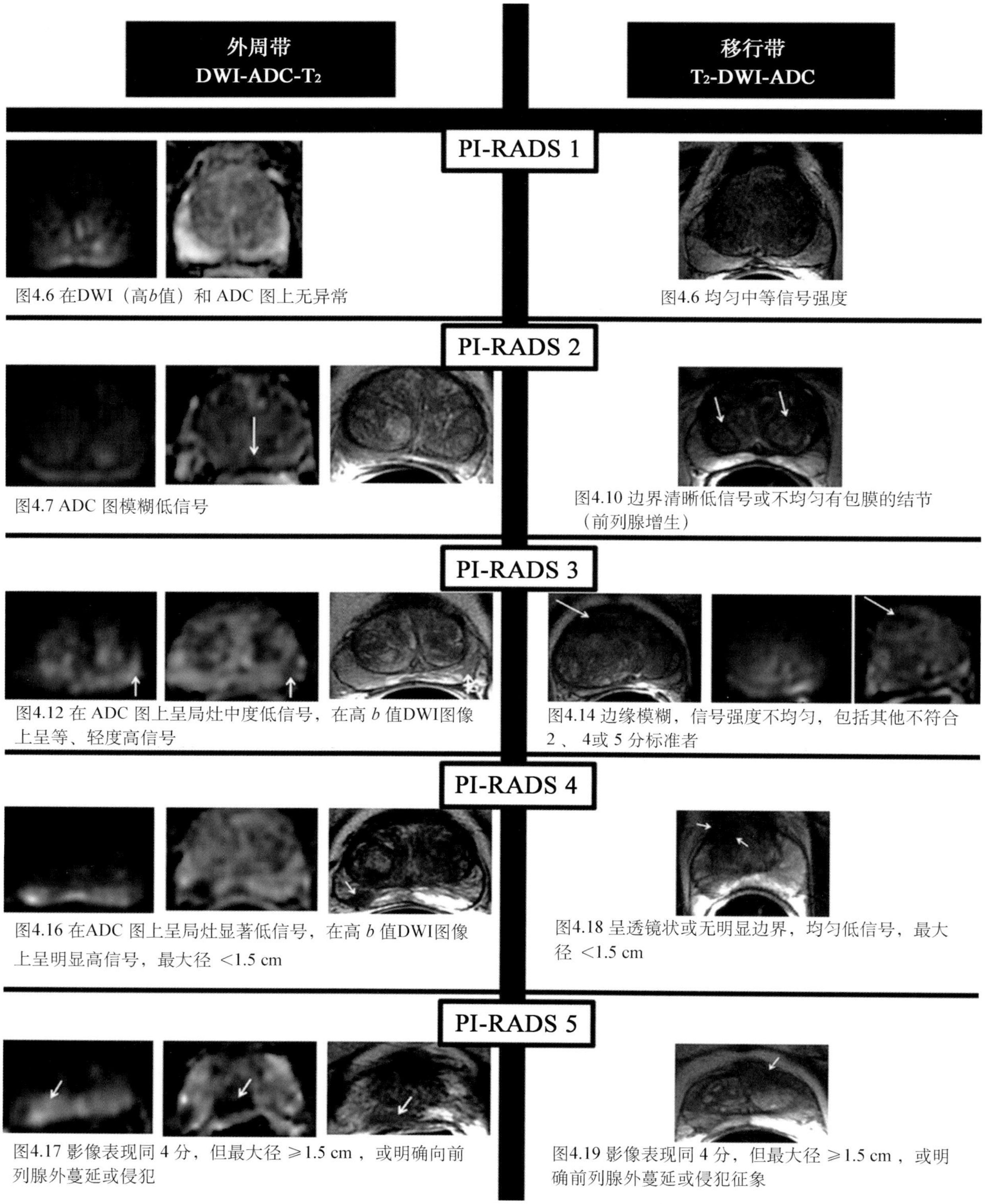

外周带
DWI-ADC-T_2

移行带
T_2-DWI-ADC

PI-RADS 1

图4.6 在DWI（高*b*值）和 ADC 图上无异常

图4.6 均匀中等信号强度

PI-RADS 2

图4.7 ADC 图模糊低信号

图4.10 边界清晰低信号或不均匀有包膜的结节（前列腺增生）

PI-RADS 3

图4.12 在 ADC 图上呈局灶中度低信号，在高 *b* 值DWI图像上呈等、轻度高信号

图4.14 边缘模糊，信号强度不均匀，包括其他不符合 2 、 4或 5 分标准者

PI-RADS 4

图4.16 在ADC 图上呈局灶显著低信号，在高 *b* 值DWI图像上呈明显高信号，最大径 <1.5 cm

图4.18 呈透镜状或无明显边界，均匀低信号，最大径 <1.5 cm

PI-RADS 5

图4.17 影像表现同 4 分，但最大径 ≥1.5 cm ，或明确向前列腺外蔓延或侵犯

图4.19 影像表现同 4 分，但最大径 ≥1.5 cm ，或明确前列腺外蔓延或侵犯征象

图 4.22　外周带和移行带 PI-RADS 第 2 版评估分类以及相应的典型示例

见图 4.6、图 4.7、图 4.10、图 4.12、图 4.14、图 4.16、图 4.17、图 4.18 和图 4.19。这些图片相应的图释在本章所示的相应相同图中进行描述

参考文献

[1] Prostate MRI: www. esur. org [Internet]. [cited 8 April 2017]. Available at: http://www. esur. org/esur-guidelines/prostate-mri.

[2] Weinreb JC, Barentsz JO, Choyke PL, Cornud F, Haider MA, Macura KJ, et al. PI-RADS prostate imaging-reporting and data system: 2015, version 2. Eur Urol. 2016;69(1):16-40.

[3] Professionals S-O. Uroweb-European Association of Urology (EAU)[Internet]. Uroweb. 2017 [cited 8 April 2017]. http://uroweb. org/.

[4] Barentsz JO, Weinreb JC, Verma S, Thoeny HC, Tempany CM, Shtern F, et al. Synopsis of the PI-RADS v2 guidelines for multiparametric prostate magnetic resonance imaging and recommendations for use. Eur Urol. 2016;69(1):41-9.

[5] Horn GL, Hahn PF, Tabatabaei S, Harisinghani M. A practical primer on PI-RADS version 2: a pictorial essay. Abdom Radiol (NY). 2016;41(5): 899-906.

[6] Vilanova JC, Catalá V. Magnetic resonance imaging in the new paradigm for the diagnosis of prostate cancer. Radiologia. 2017;59(2):94-9.

[7] Panebianco V, Barchetti F, Sciarra A, Ciardi A, Indino EL, Papalia R, et al. Multiparametric magnetic resonance imaging vs. standard care in men being evaluated for prostate cancer: a randomized study. Urol Oncol. 2015;33(1):17. e1-7.

[8] Lemaître G, Martí R, Freixenet J, Vilanova JC, Walker PM, Meriaudeau F. Computer-Aided Detection and diagnosis for prostate cancer based on mono and multi-parametric MRI: a review. Comput Biol Med. 2015;60:8-31.

[9] De Visschere PJL, Briganti A, Fütterer JJ, Ghadjar P, Isbarn H, Massard C, et al. Role of multiparametric magnetic resonance imaging in early detection of prostate cancer. Insights Imaging. 2016;7(2):205-14.

[10] Alberts AR, Roobol MJ, Drost F-JH, van Leenders GJ, Bokhorst LP, Bangma CH, et al. Risk-stratification based on magnetic resonance imaging and prostate-specific antigen density may reduce unnecessary follow-up biopsy procedures in men on active surveillance for low-risk prostate cancer. BJU Int. 2017, on line first, in press.

第五章

多参数MRI和前列腺癌：陷阱和技巧

内容

5.1 简介

前列腺癌(PCa)是男性最常见的癌症[1]。直到几年前,直肠指诊,血清前列腺特异性抗原(PSA)测定和前列腺活检还是诊断前列腺癌的主要工具。现在,多参数 MR(mpMR)在前列腺检测中的作用受到广泛认可,但人们也认识到前列腺多参数 MR 可能是放射学中最难的挑战之一。该技术观察者内和观察者间变异度相当高[2],其学习曲线并不容易[3](译者注,即前列腺 MRI 并不容易掌握)。同时,各种各样的 MR 技术参数也影响多参数 MR 的评估。目前业内已经在多参数 MR 技术参数的标准化以及多参数 MR 的解读模式方面做出了巨大努力,正如前列腺影像——报告和数据系统第 2 版(PI-RADS v2)[4]中所反映的那样。PI-RADS v2 由美国放射学会(ACR),欧洲泌尿生殖系统放射学协会(ESUR)以及 AdMeTech 基金会组成的国际专家委员会提出,目的是对 PI-RADS v1 进行更新和改进。当然,PI-RADS v2 的广泛应用有助于多参数 MR 解读并改进前列腺癌的诊断[5]。然而,在日常实践中,一些解剖学变异和良性病变常常给影像评估带来困难[6]。

为了在前列腺癌和易混淆的正常/良性疾病之间加以鉴别,放射科医师需要具备扎实的前列腺解剖学知识以及不同良性病变的最常见行为和影像表现。即使这样,有时也不可能仅使用多参数 MR 来区分恶性和正常/良性病变。在许多病例中,临床方面的知识和跨学科的方法可能起关键作用。在其他一些情况下,只有病理分析才能解决诊断问题。

本章的目的是为读者简要概述前列腺癌诊断中潜在陷阱以及认识可用来辅助鉴别诊断的技巧。

5.2 陷阱和技巧

读者必须警惕多参数 MR 存在的潜在陷阱,以避免出错。表 5.1 显示了与受累解剖区域相关的此类陷阱的分类。

表 5.1　与受累解剖区域相关的多参数 MR 陷阱分类

	类型	区域
解剖结构	前纤维肌性间质	前列腺前部
	中央带	前列腺底部 中后部 外周带
	外科包膜	移行带和外周带之间的区域
	前列腺周围静脉	外周带，通常在尖部
良性疾病	良性前列腺增生间质增生结节（SBPH 结节）	移行带，偶尔外周带
	急性和慢性非特异性前列腺炎	外周带更常受累，但邻近移行带可受累
	肉芽肿性前列腺炎	
	萎缩	外周带
其他	出血	外周带或移行带

5.2.1　解剖结构

5.2.1.1　前纤维肌性间质

前纤维肌性间质（AFMS）是一种致密的纤维条带，没有腺体成分，位于移行带前方，从前列腺底部延伸到前列腺尖部。AFMS 分布于前列腺腺体表面的前部和前外侧。尿生殖膈的骨骼肌纤维在 AFMS 尖部交织在一起，而逼尿肌的平滑肌纤维在 AFMS 的底部融合。必须认识这一解剖区域且必须与前列腺癌加以区分（表 5.2；图 5.1 和图 5.2）。

表 5.2　AFMS 的多参数 MR 表现以及与前列腺癌鉴别要点

多参数 MR 序列	影像表现	窍门及技巧
T_2WI	显著均匀低信号（图 5.1a）[7]	AFMS 通常对称分布，边缘规则（图 5.1a），在年轻患者（无明显前列腺增生）更明显
ADC	可存在低信号（图 5.1b）[7]	
DWI	等信号	前列腺癌通常呈现高信号（图 5.2）
DCE	AFMS 通常表现为 1 型强化方式（呈进行性强化）（图 5.1d）[8]	前列腺癌通常表现 3 型强化方式（早期强化伴廓清）

AFMS. 前纤维肌性间质；T_2WI. T_2 加权成像；ADC. 表观扩散系数；DWI. 扩散加权成像；DCE. 动态对比增强

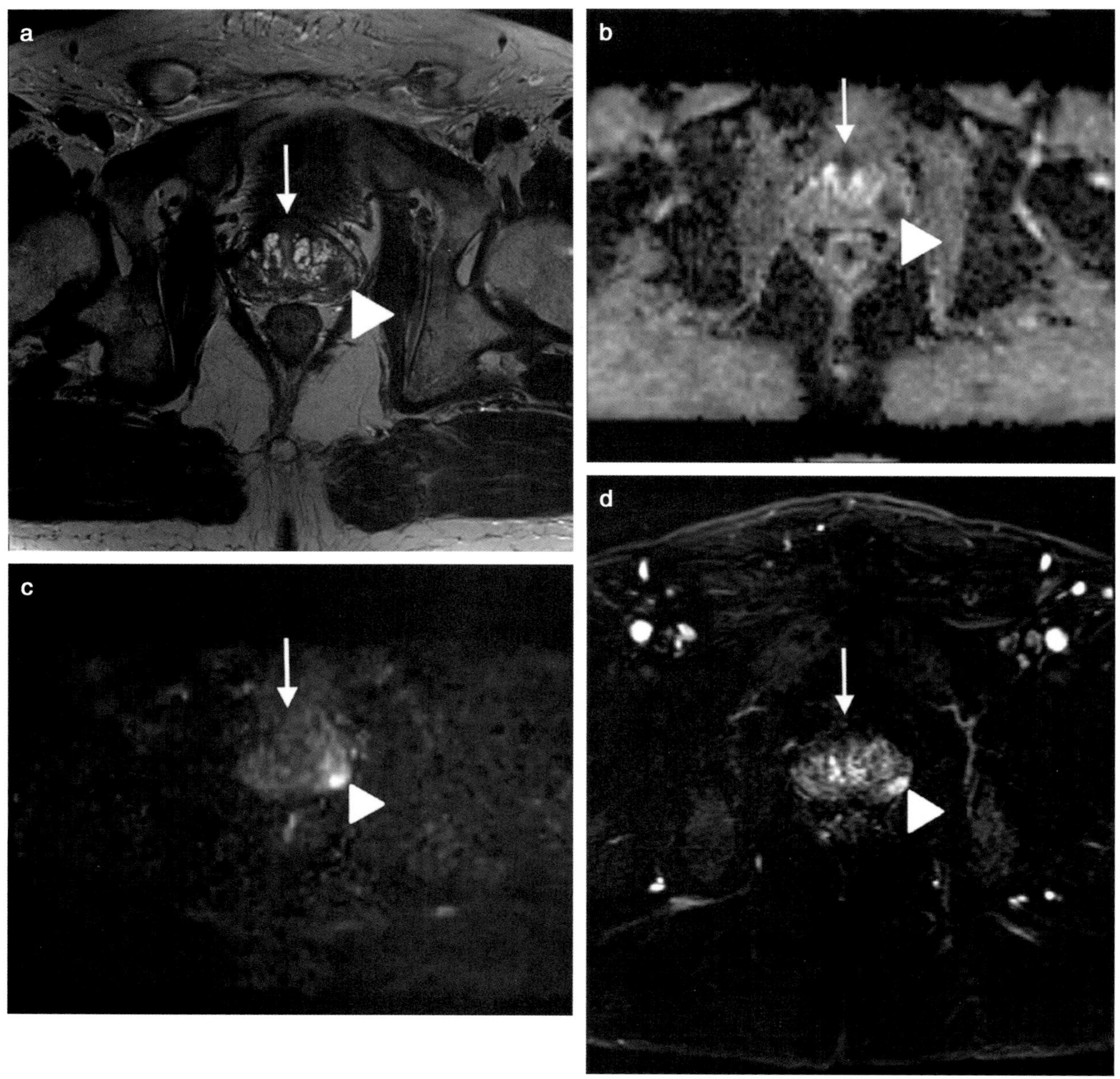

图 5.1　前纤维肌性间质示例

a. 前列腺中部的横轴位 T_2 加权图像显示前列腺前部实质低信号区域（白箭）。同层面的 ADC 图显示低信号（b），DWI 无高信号（c），并且在注射钆剂（d）后没有早期增强。图 a～d 上的白色箭头显示左侧外周带 PI-RADS 4 分病变。e. 与横轴位 MR 图像相对应的手术标本，显示前纤维肌性间质区域（黑箭）。虚线表示多参数 MR 结果相对应的前列腺癌病灶

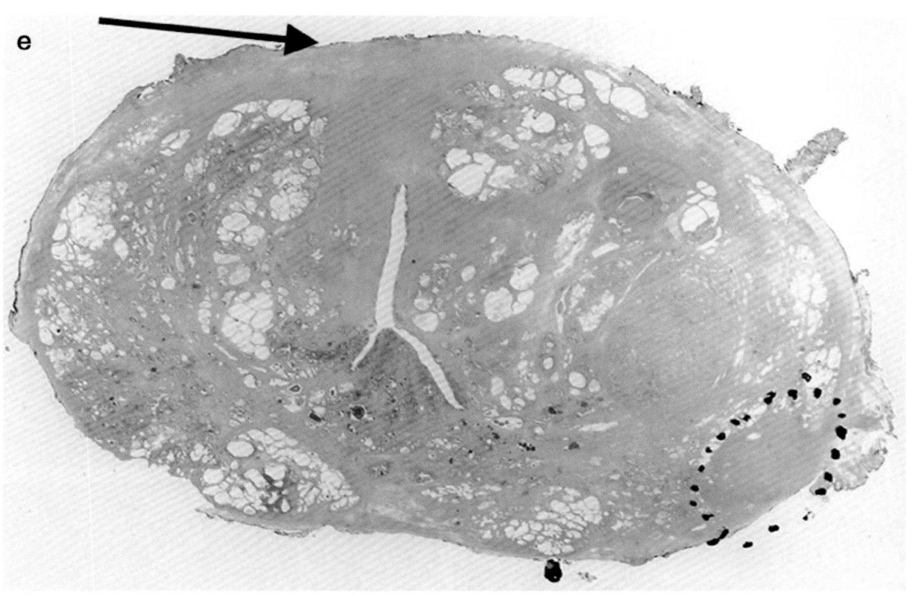

图 5.1　(续)

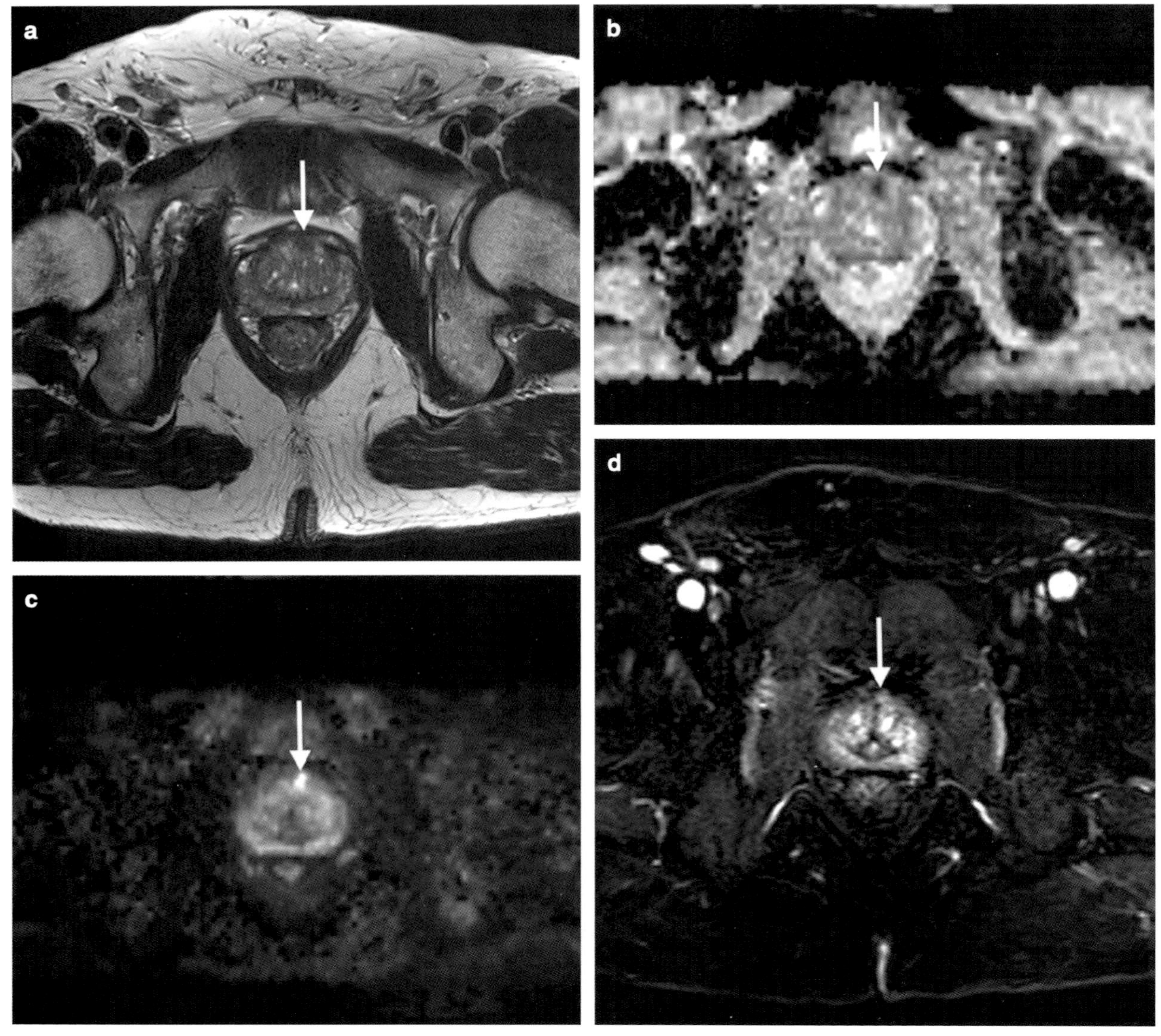

图 5.2　**前纤维肌性间质中潜在的陷阱——前列腺癌**

a. 前列腺中部横轴位 T_2 加权图像显示，前列腺左叶最前部可见一小于 1cm，不对称的低信号结节像（白箭）。该病变在 ADC 图（b）和 DWI（c）中显示明显的扩散受限，并且在 DCE 图像（d）中显示出轻微的早期增强。e. 手术标本显示在前列腺左叶前部存在前列腺癌，并延伸至前纤维肌性间质（Gleason 4 ＋ 3，pT_{2c}）（黑箭）

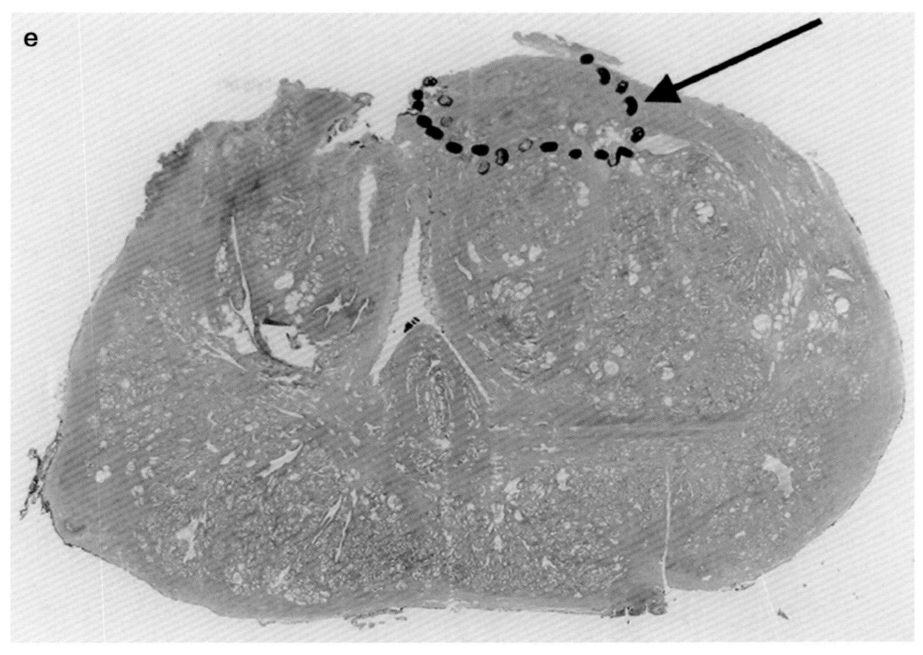

图 5.2 （续）

5.2.1.2 中央带

中央带在解剖学上被定义为从前列腺底部到精阜环绕射精管的区域(图 5.3)[9]。组织学特征显示中央带是午非管(Wolffian duct)衍生而来,而腺体的其余部分起自尿生殖窦[10]。中央带在多参数 MR 上的表现可能由于其特殊的组织学特征所致,如罗马桥结构,比外周带更大的腺体,腺体内的空腔和致密的间质。熟悉中央带的解剖结构是避免诊断错误的关键(表 5.3,图 5.3)。前列腺癌可发生于中央带(7%的病例)[11]。认识这些病例非常重要,因为这些病例通常侵袭性强(更高的 Gleason 评分,前列腺包膜外侵犯和精囊受累更常见)[11](图 5.6)。

表 5.3 中央带多参数 MR 表现及与前列腺癌鉴别要点

多参数 MR 序列	影像表现	窍门及技巧
T_2WI	中央带在前列腺中 1/3 内后方,呈低信号区域(图 5.3i,j)。中央带在前列腺底部为均匀低信号区域(八字胡)(图 5.4a)	中央带通常边界清晰,呈圆锥形(在前列腺底部径线最大,精阜处较小,类似倒置的泪珠)。常在冠状位上观察这一形态学特点(图 5.3b 和图 5.5c)
		中央带经常仅在前列腺底部可见;34%～54%的病例可见到中央带全程[11](图 5.4b)
		中央带通常是对称的(80%的病例)(图 5.4),但也可不对称(图 5.5)
ADC	在上述提及的区域表现为低信号(图 5.4c 和图 5.5b)	
DWI	高 b 值上述提及的区域为高信号	

（续 表）

多参数 MR 序列	影像表现	窍门及技巧
DCE	1 型强化曲线（渐进性）和 2 型强化曲线（早期强化及平台型），3 型偶尔可见（早期强化及廓清）	前列腺癌经常为 3 型曲线

T_2WI. T_2 加权图像；ADC. 表观扩散系数；DWI. 扩散加权成像；DCE. 动态对比增强

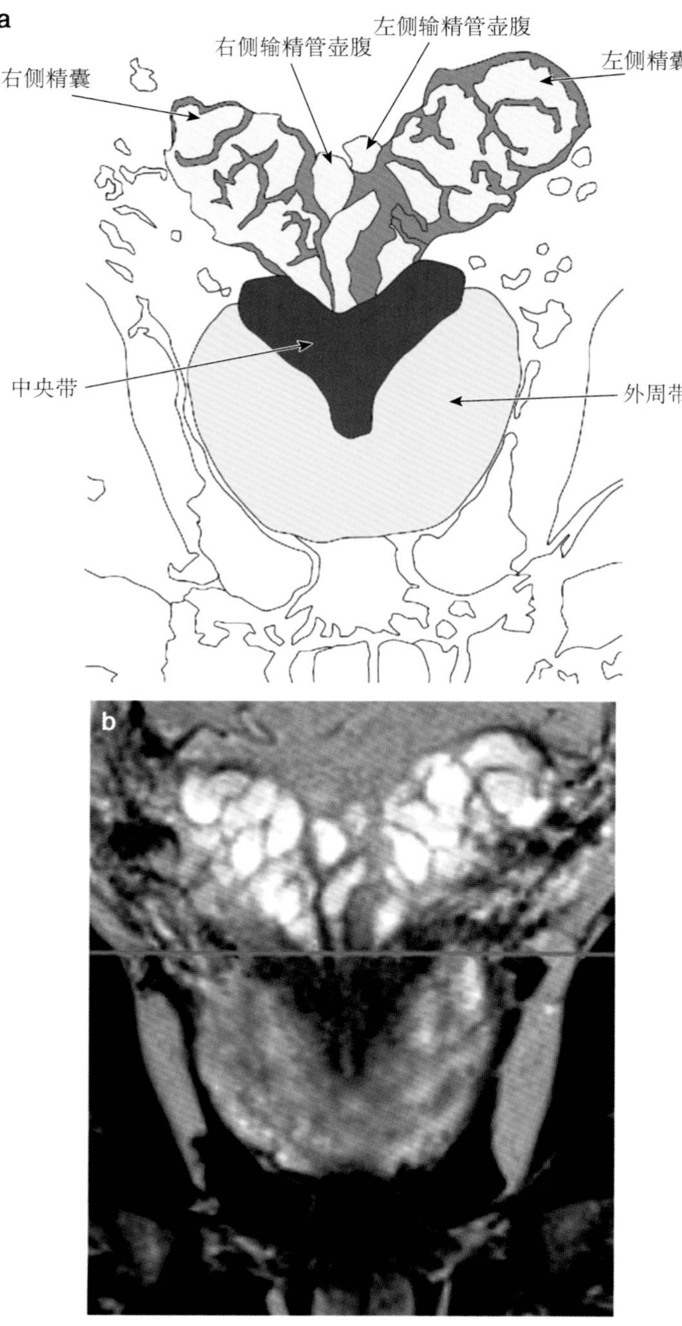

图 5.3　图中显示不同层面的中央带

冠状面前列腺示意图(a)与相应的冠状位 T_2WI(b)。图 c、f 和 i 分别是在图 b、e 和 h 中定位水平(红线)的横轴位前列腺 T_2WI，以及相对应的中央带示意图(图 d、g 和 j)

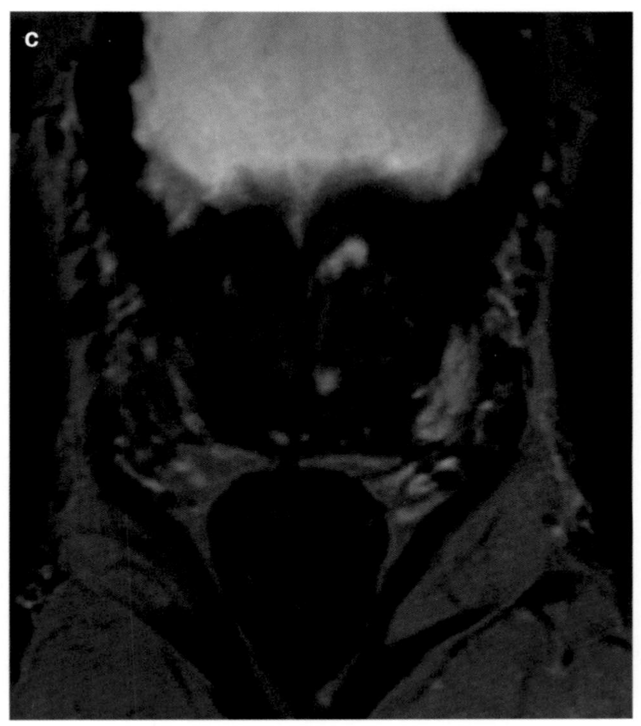

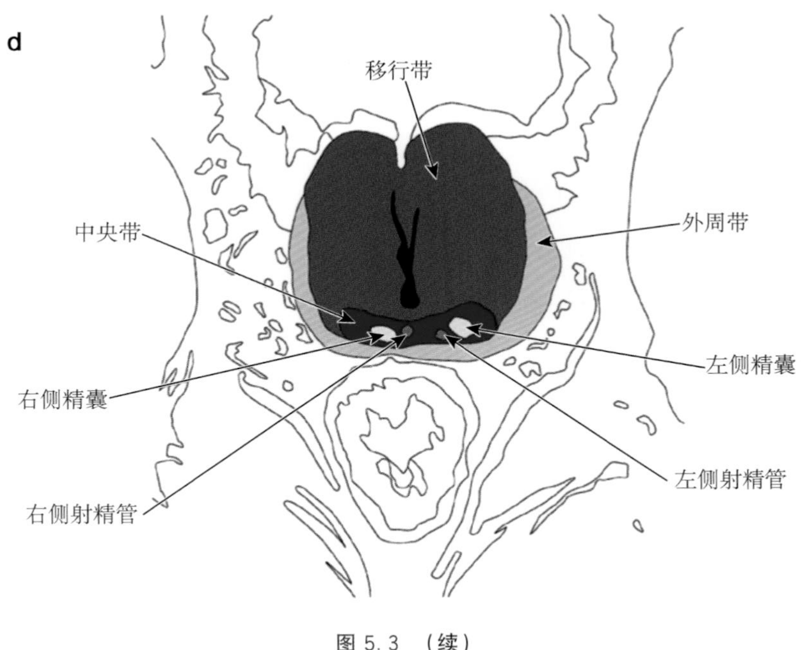

图 5.3 （续）

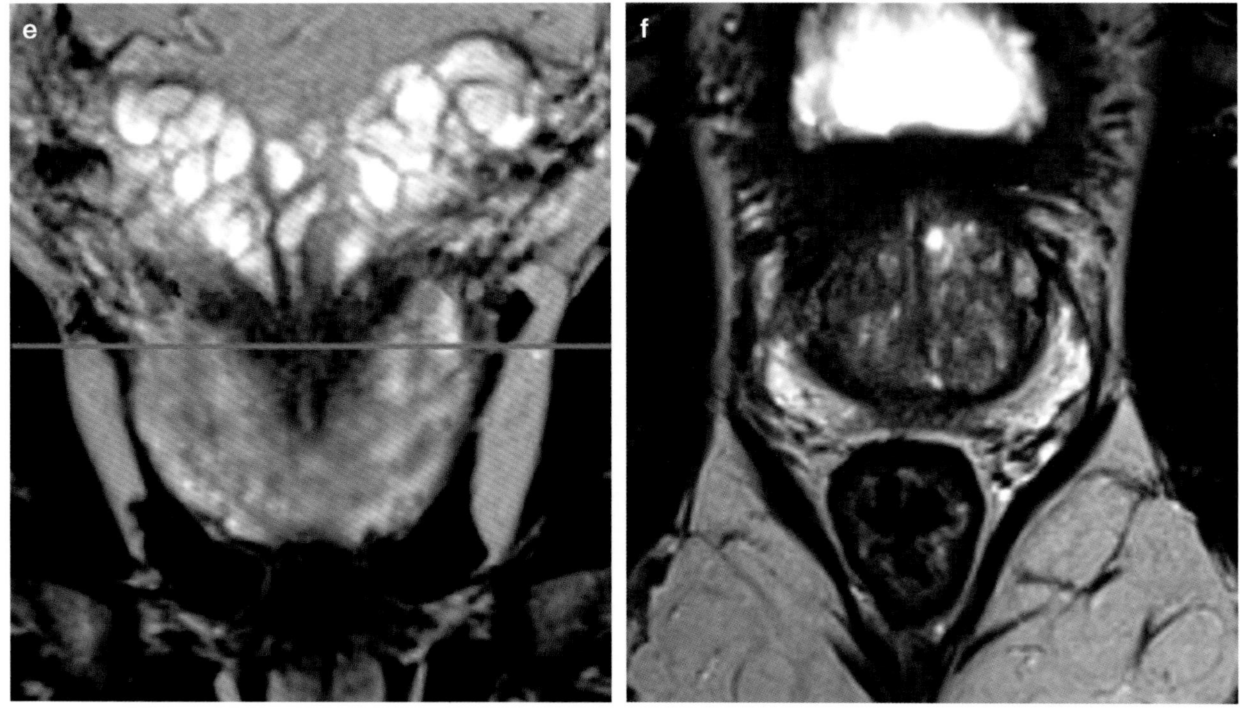

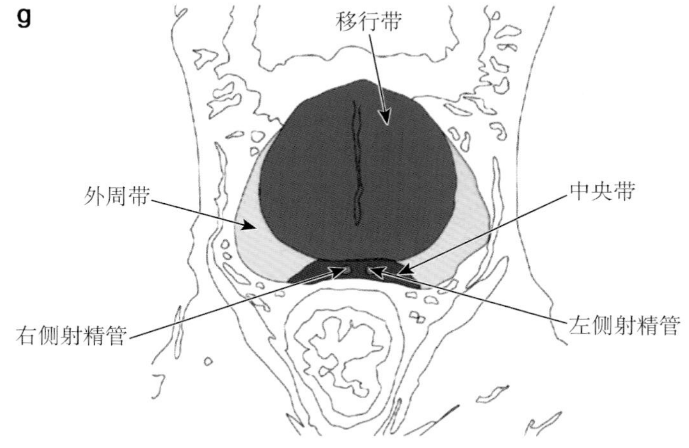

图 5.3 （续）

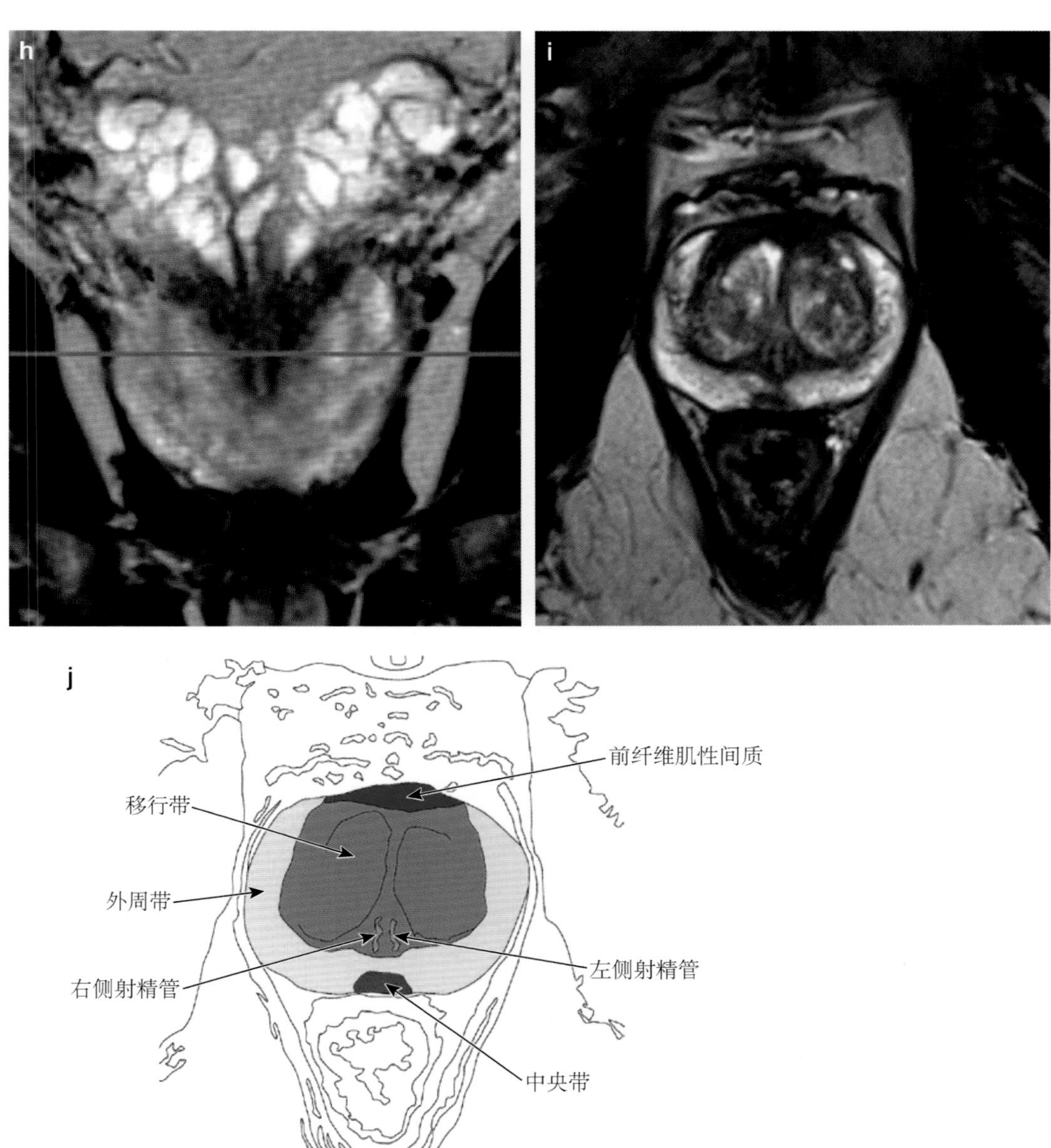

图 5.3　(续)

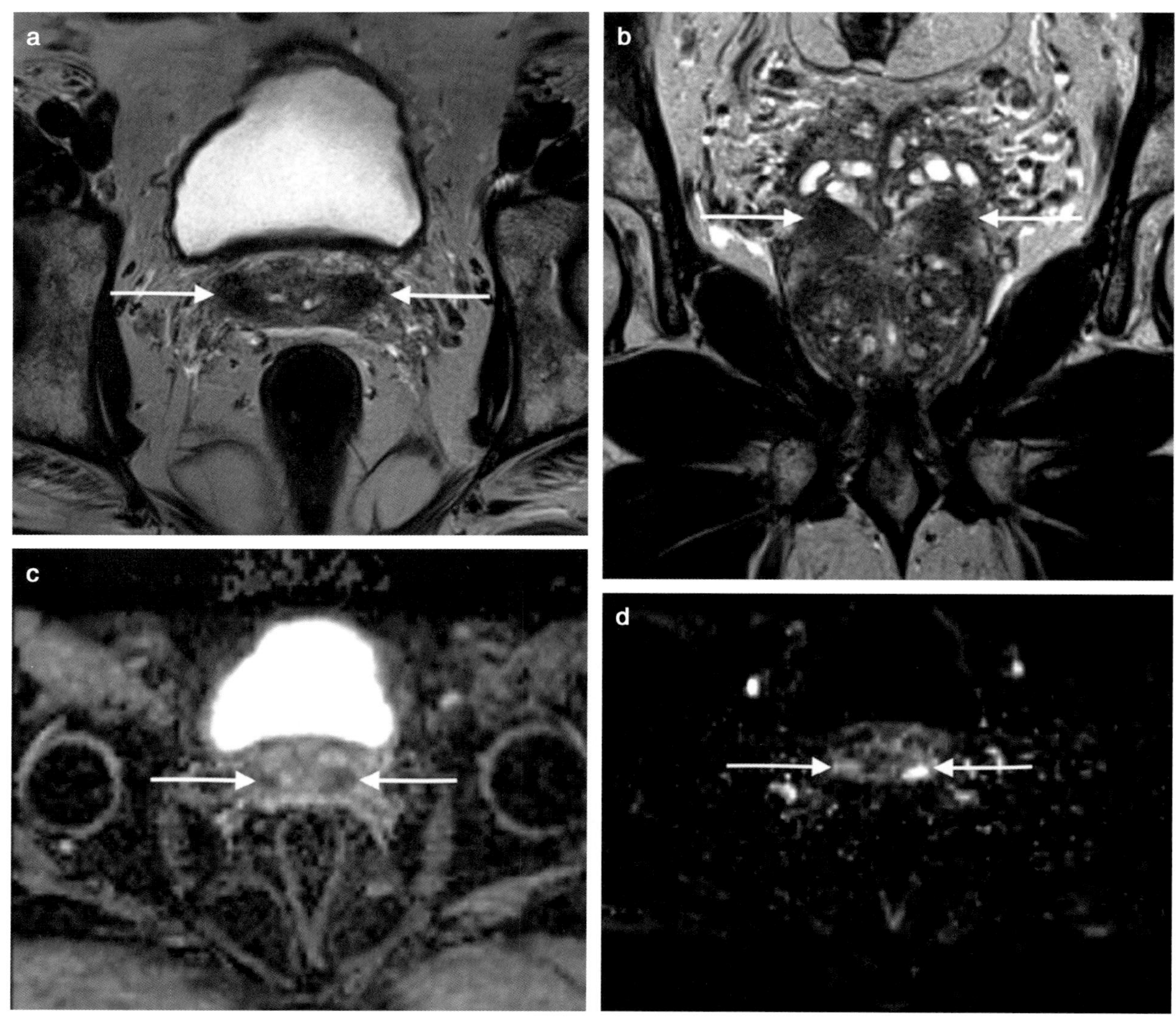

图 5.4 **前列腺的中央带**

前列腺底部水平的横轴位 T_2WI(a)显示为两射精管旁双侧对称的低信号区域，在冠状 T_2 加权图像(b)上也可见这一表现(白色箭)。ADC 图(c)和 DCE 横轴位图像(d)分别表现为清晰的低信号及早期强化(白色箭)

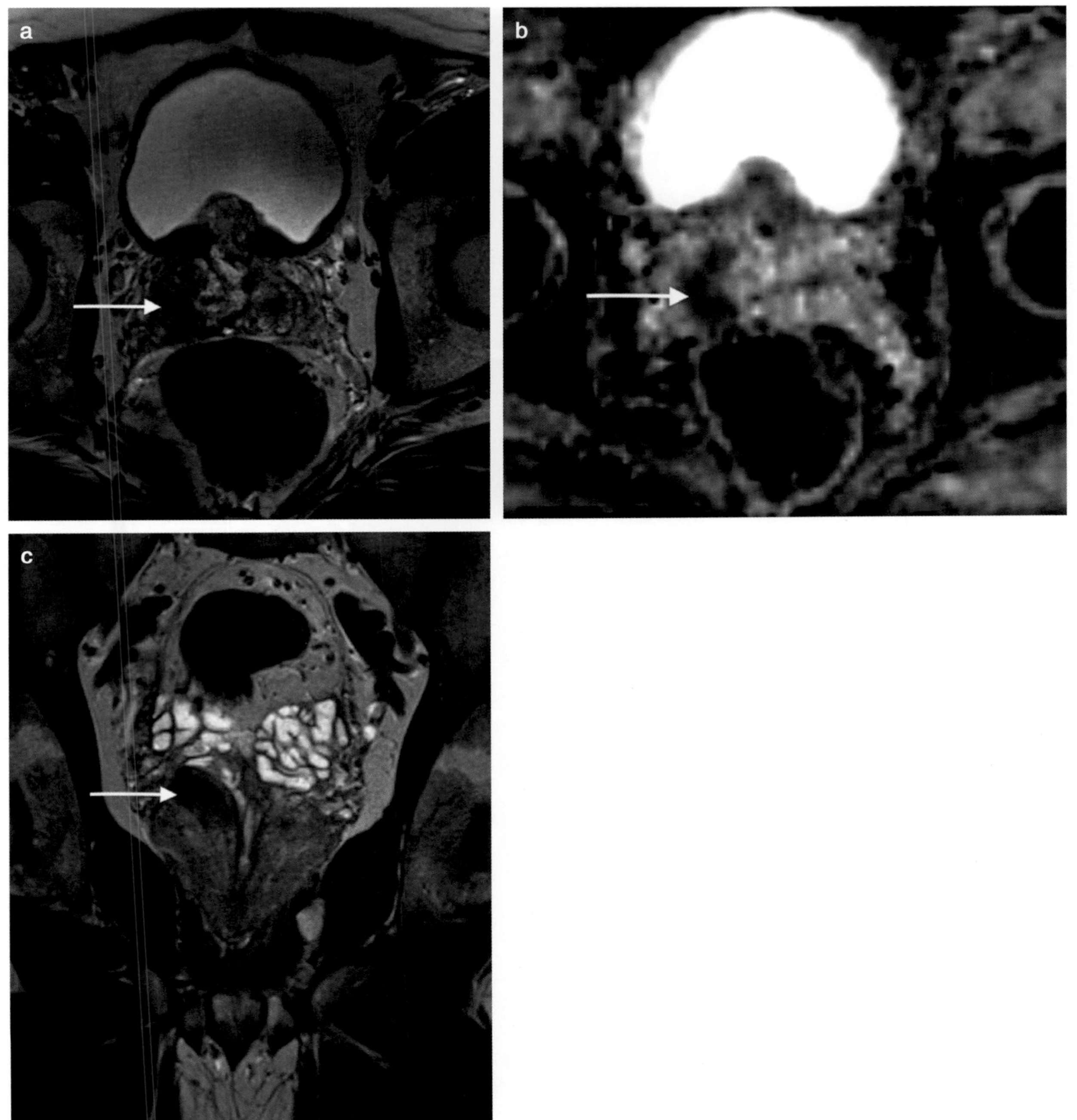

图 5.5　不对称中央带

前列腺底部水平的横轴位 T_2WI(a)仅在右叶(白色箭)可见低信号区域,在 ADC 图(b)上为低信号。c. 前列腺冠状位 T_2 加权图像显示在右叶存在前文提及的区域,左叶没有相似的图像。该表现曾被报道为 PI-RADS 5 分。在系统活检(左叶)中显示前列腺癌之后,进行了前列腺切除术,手术标本显示该区域为非对称的中央带

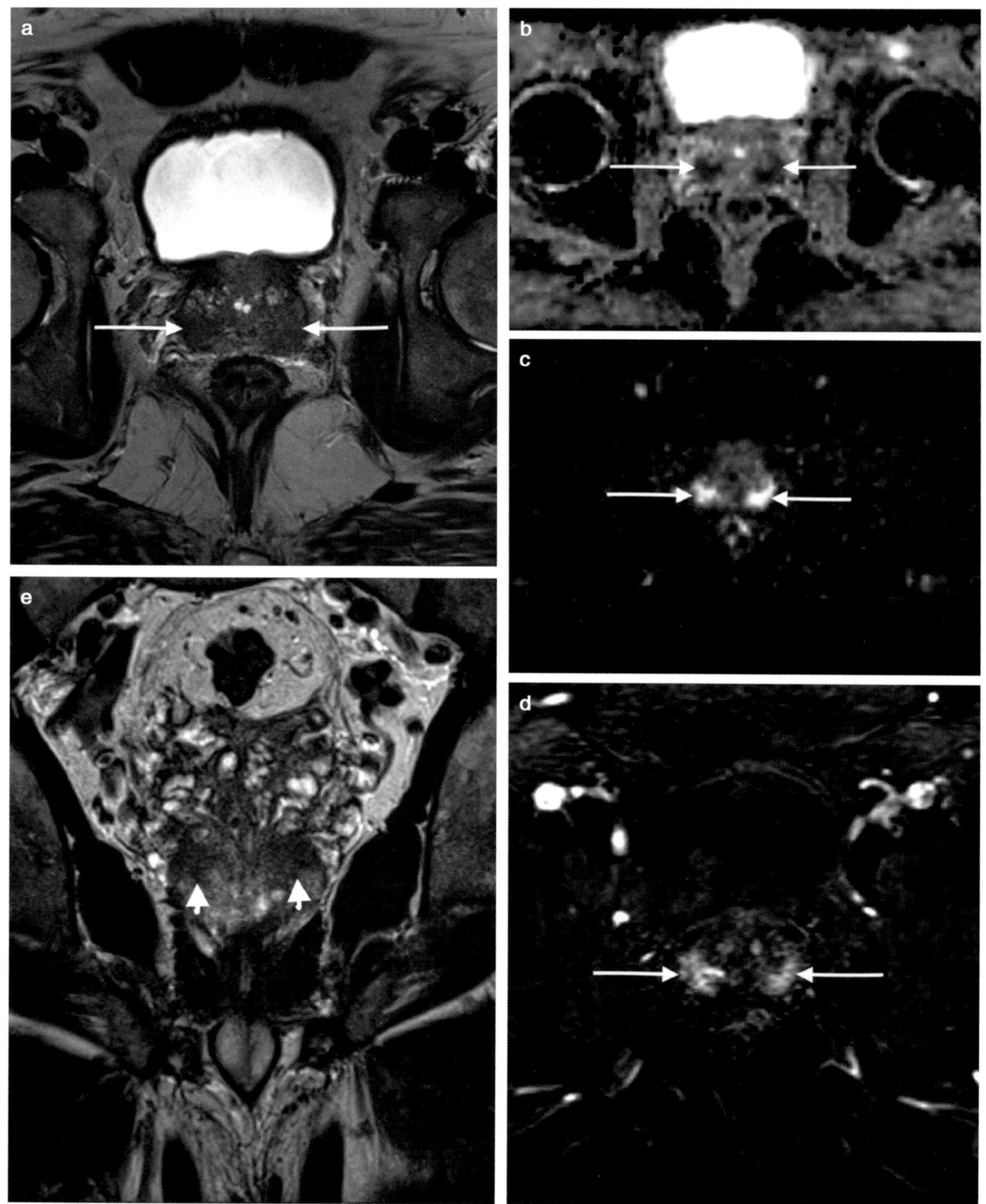

图 5.6 **中央带可能存在的陷阱——前列腺癌**

前列腺底部横轴位 T_2 加权图像(a)显示位于两个射精管外旁双侧对称的椭圆形区域(箭)。ADC 图(b)和 DWI(c)显示显著扩散受限，注射钆对比剂(d)后可见早期增强，具有类似八字胡样表现。在冠状位 T_2 重建图像(e)中，该区域看起来略不对称，右侧中央带更偏外侧，这一发现应该提醒放射科医师注意前列腺癌(白色箭头)的可能性。f. 手术标本确认此为前列腺癌 Gleason 4 + 3(黑色箭)

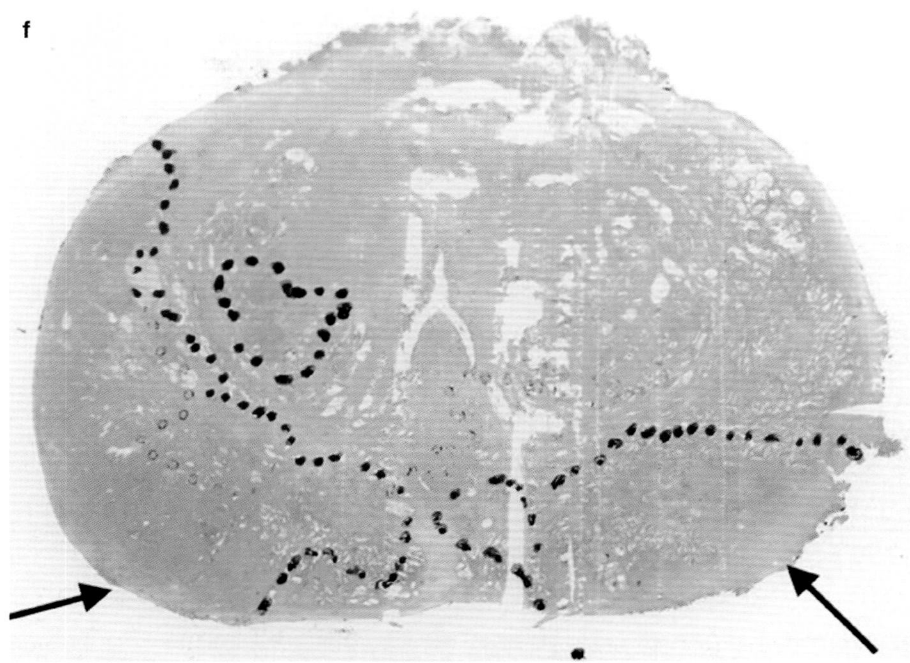

图 5.6　(续)

5.2.1.3 外科包膜

外科包膜由一条纤维肌束及移行带和外周带之间受压的腺体构成。当通过经尿道切除术治疗症状性 BPH 时，该结构作为解剖标志[13]。表 5.4 显示与外科包膜有关的诊断错误及鉴别技巧。

表 5.4 外科包膜在多参数 MR 上的表现以及与前列腺癌鉴别的要点

多参数 MR 序列	影像表现	窍门和技巧
T_2WI	显著低信号	外科包膜位于移行带和外周带之间，呈带状而非结节样表现。结合观察横轴位及冠状位上影像表现有助于认识外科包膜的形态（图 5.7）。一些病例中外科包膜可表现不对称
ADC	可见到低信号	
DWI	无高信号	前列腺癌通常为高信号
DCE	阴性	前列腺癌通常显示对比增强

T_2WI. T_2 加权图像；ADC. 表观扩散系数；DWI. 扩散加权成像；DCE. 动态对比增强

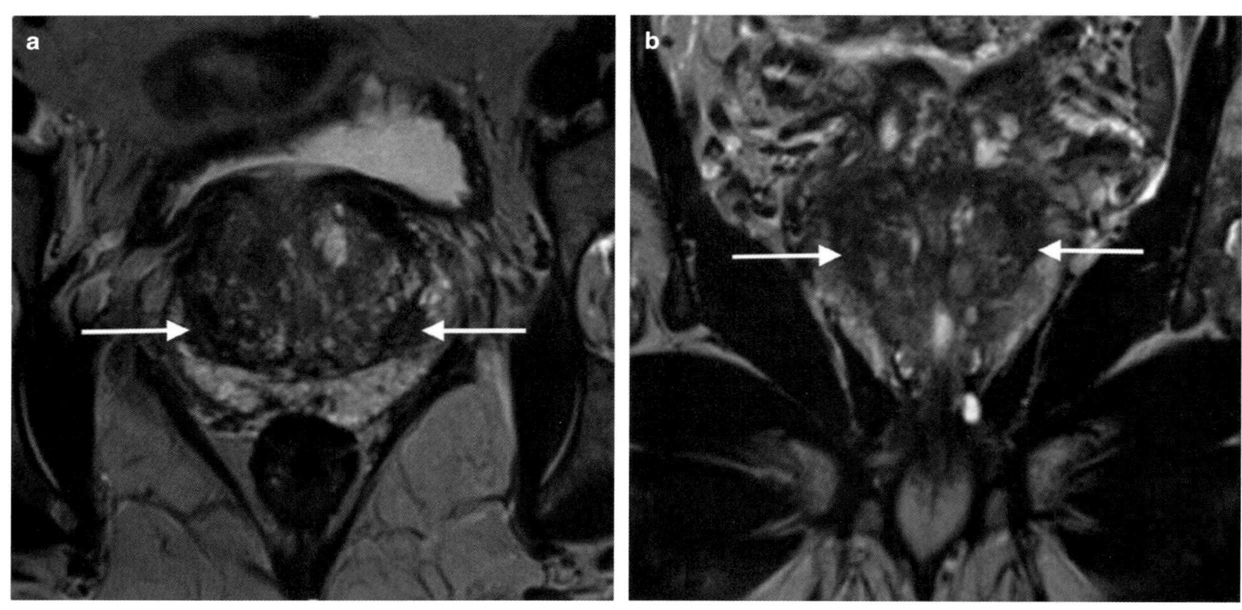

图 5.7 外科包膜

横轴位(a)及冠状位(b)前列腺 T_2 加权图像显示外科包膜是一条连续的低信号带，将混杂信号的移行带与高信号的外周带分隔开来(白色箭)

5.2.1.4　前列腺周围静脉

前列腺由前列腺周围静脉丛包绕，主要在前侧及外侧[7]。通常，静脉在 T_2 序列上表现为高信号，但是根据流速，也可见低信号。由于在前列腺尖部没有明确的解剖假包膜，因此在 T_2 加权图像上显示为低信号的圆形静脉（轴向直径），可能会与外周带的前列腺癌相混淆（图 5.8）。表 5.5 显示了与前列腺周围静脉相关的诊断错误及鉴别技巧。

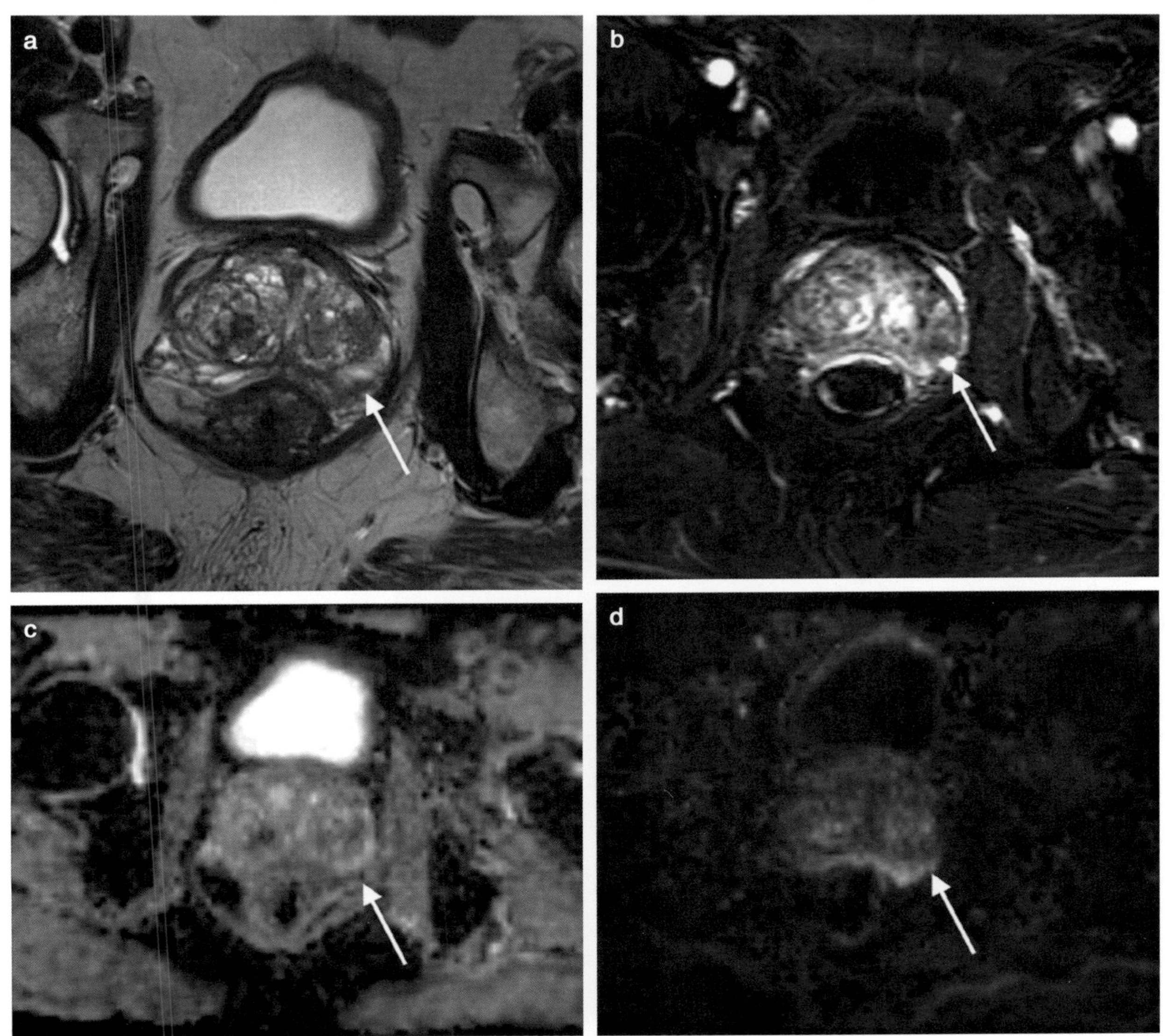

图 5.8　前列腺周围静脉

a. 前列腺中部横轴位 T_2WI 示左侧外周带可见低信号的假小叶区域（白色箭）。b. DCE 图示在同层面相同区域该病灶显示为富血供。c. ADC 图表现为中等程度的低信号，d. DWI 图未见明显弥散受限。手术标本显示这一表现与前列腺周围静脉有关

表 5.5　前列腺周围静脉在多参数 MR 上的表现以及与前列腺癌鉴别的要点

多参数 MR 序列	影像表现	窍门和技巧
T_2WI	可见到低信号(图 5.8a)	前列腺周围静脉丛在没有显著 BPH 的年轻男性更明显[14]。在连续层面上进行评估,观察该结构呈连续管状形态
ADC	可见到低信号	
DWI	等信号	前列腺癌通常为高信号
DCE	阳性	观察明显强化管状结构的血管来源

T_2WI. T_2 加权图像;ADC. 表观扩散系数;DWI. 扩散加权成像;DCE. 动态对比增强

5.2.2　良性疾病

5.2.2.1　前列腺增生结节

前列腺增生结节是移行带体积增大,伴不同比例腺体和纤维肌肉间质的增殖。如果以间质成分增殖为主,与前列腺癌的鉴别诊断可较为困难(表 5.6;图 5.9,图 5.10 和图 5.11)[15]。

表 5.6　间质成分为主的前列腺增生(SBPH)结节在多参数 MR 上的表现以及与前列腺癌鉴别要点

多参数 MR 序列	影像表现	窍门和技巧
T_2WI	SBPH 结节可表现为低信号(图 5.9a)	SBPH 通常位于移行带,表现为边界清晰的圆形结节,周边可见包膜(图 5.9),一些病例 BPH 结节可突出到外周带,矢状位图像有助于确认(图 5.10)。极少数情况下,BPH 结节可以异位至外周带,与移行带无接触。这样病例中,结节的特点与上述所描述的位于移行带典型的 BPH 结节相似(图 5.11)
ADC	SBPH 结节可表现为低信号(图 5.9b)	
DWI	SBPH 结节在高 *b* 值 DWI 可表现为高信号(图 5.9c)	
DCE	可见到早期强化(图 5.9d)	

T_2WI. T_2 加权图像;ADC. 表观扩散系数;DWI. 扩散加权成像;DCE. 动态对比增强;SBPH. 间质成分为主的前列腺增生结节

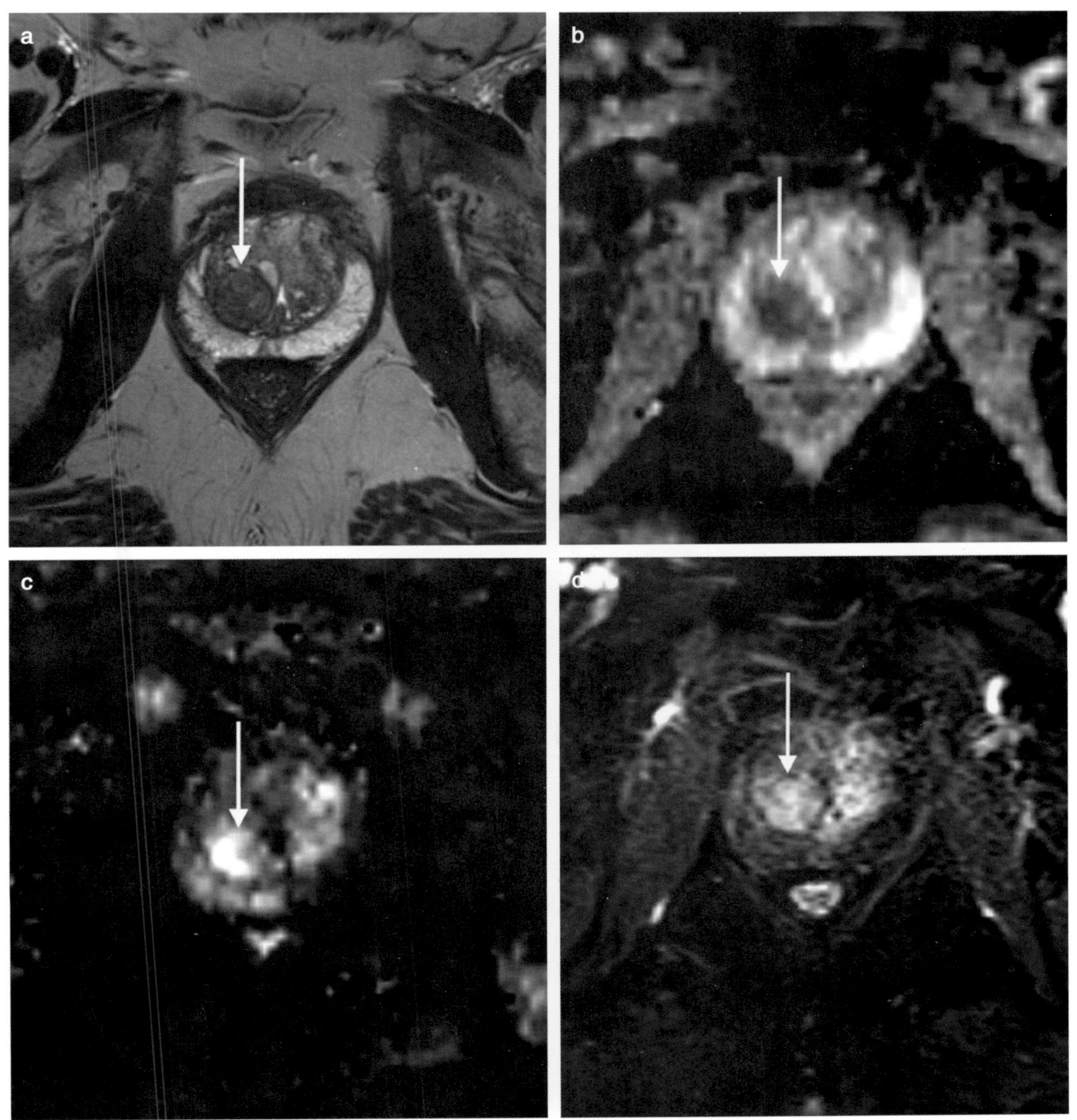

图 5.9　间质成分为主的前列腺增生(SBPH)结节

前列腺中部横轴位 T_2 加权图像(a)显示右侧移行带可见一边界清晰、圆形、有包膜的低信号结节(白色箭)，ADC 图(b)和 DWI 图(c)扩散受限。DCE 图像(d)显示早期中度强化。尽管扩散受限以及有强化表现，但 T_2 图像中的形态特征强烈提示 SBPH 结节。e. 手术标本证实此为良性前列腺增生结节(黑色箭)

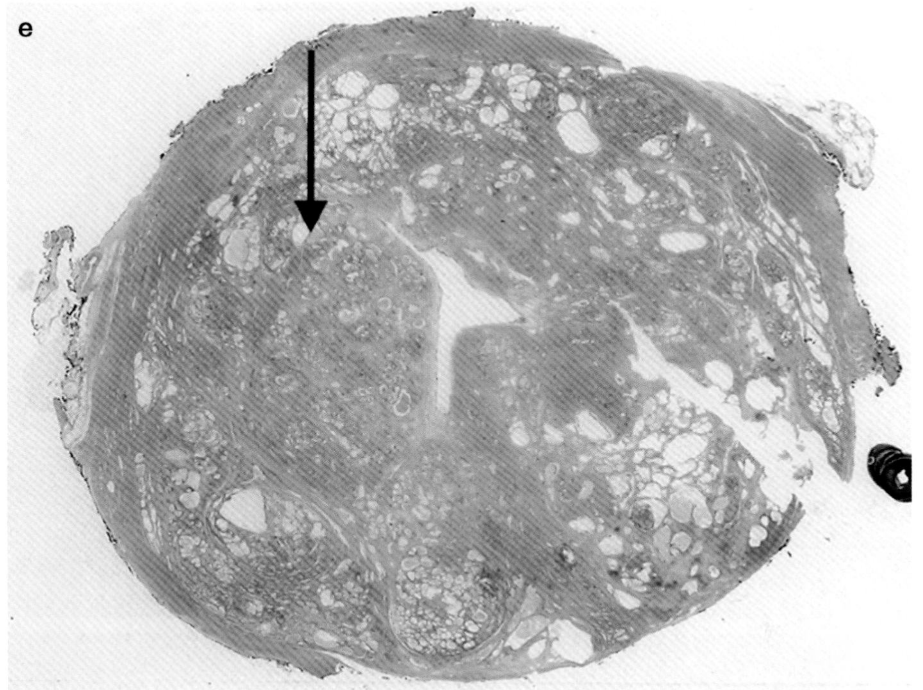

图 5.9 （续）

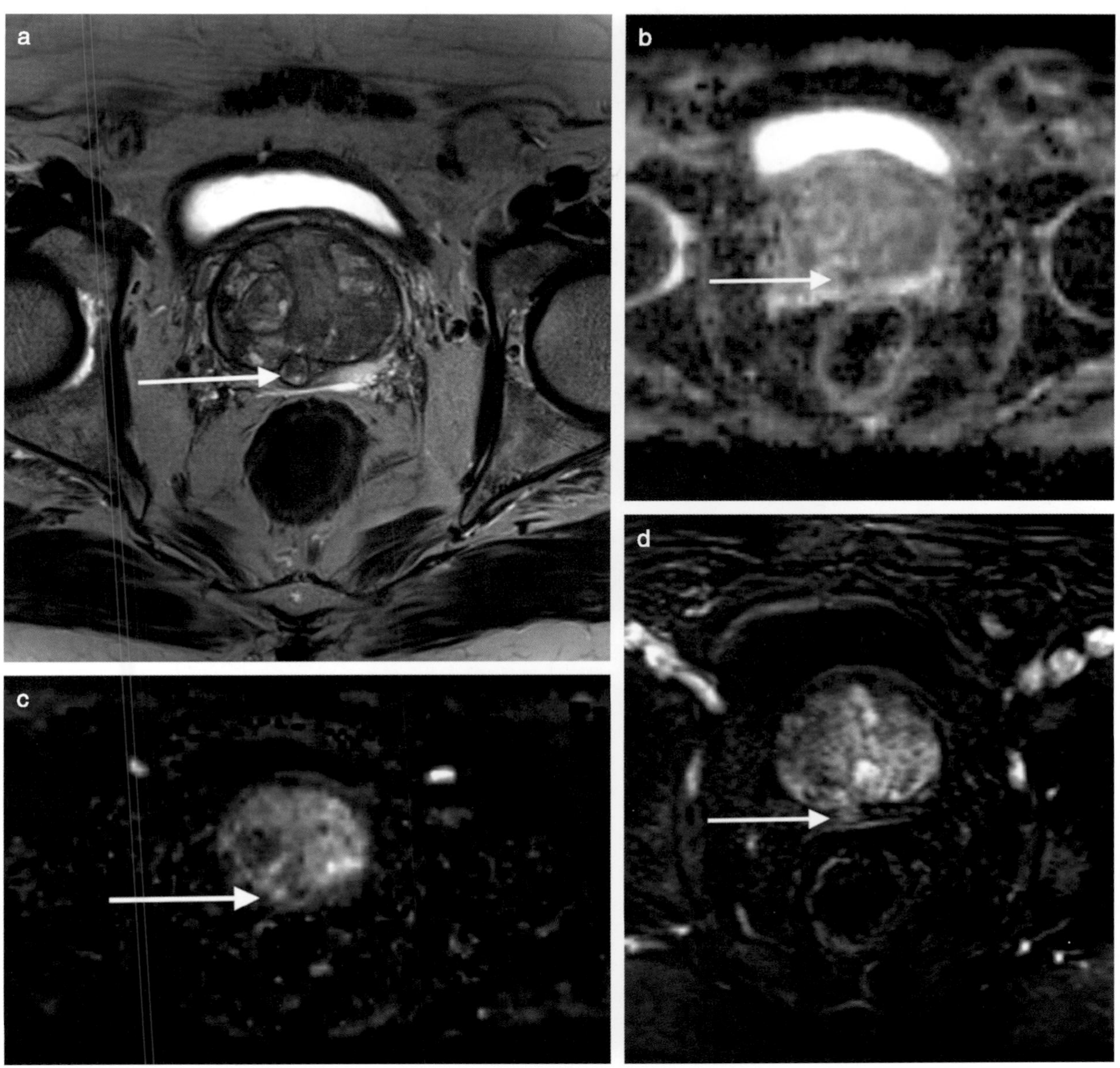

图 5.10　外突的良性前列腺增生结节

横轴位 T_2 加权图像(a)、ADC 图(b)、DWI(c)和 DCE 图像(d)显示前列腺中部右侧外周带可见一 T_2 低信号,有包膜的结节(白色箭),病变中央扩散受限。e. 矢状 T_2 加权图像更好地显示该结节(白色箭)是移行带突出的结节,而非外周带的病变

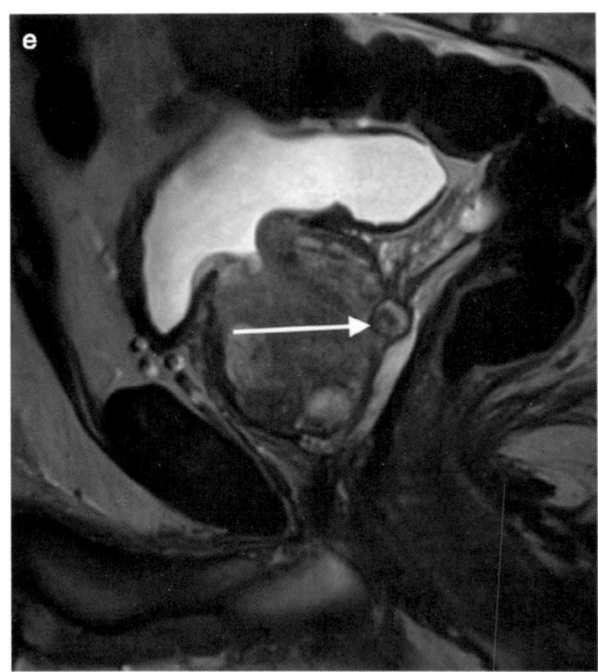

图 5.10 （续）

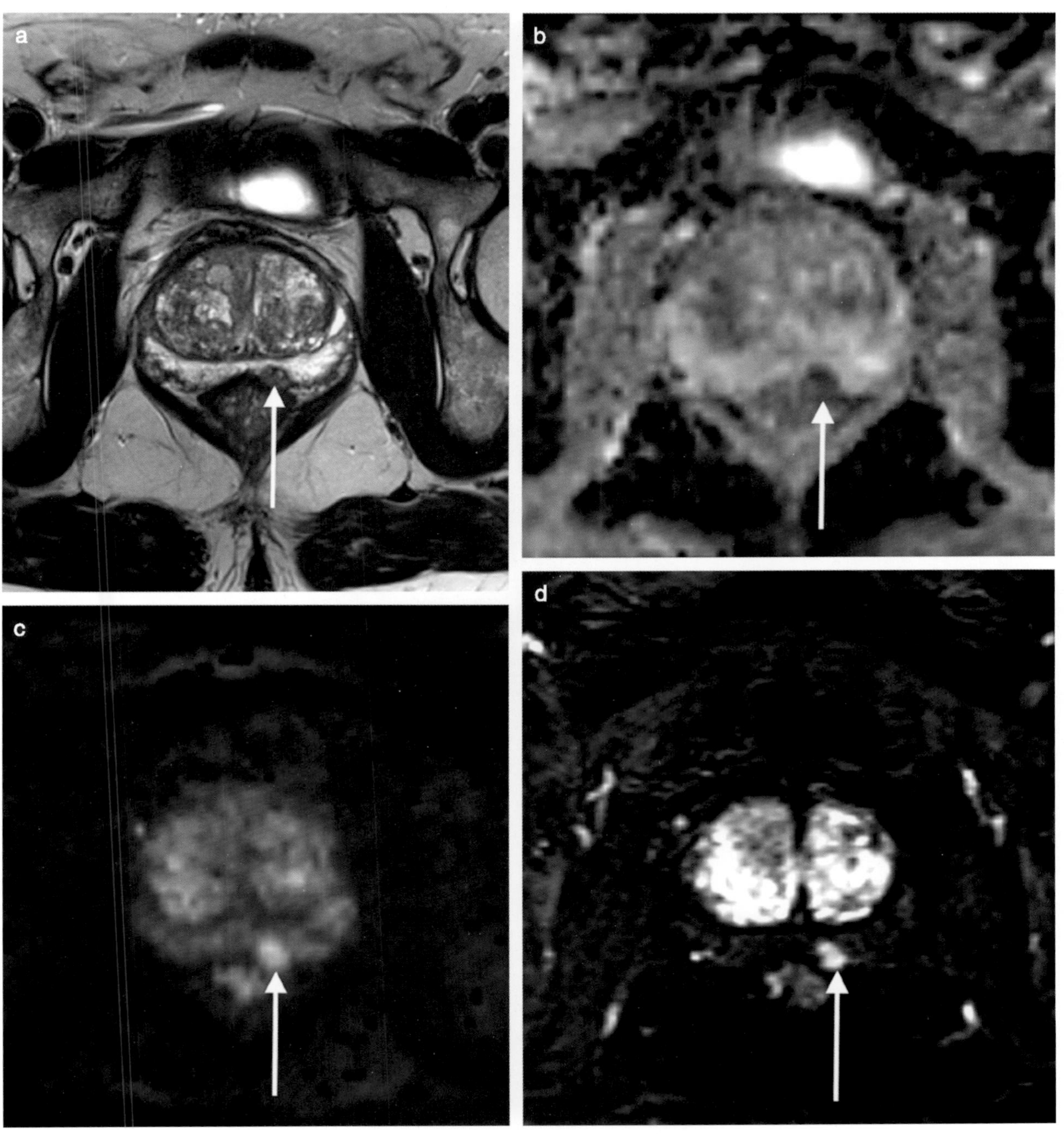

图 5.11　异位良性前列腺增生结节

前列腺中部横轴位 T_2 加权图像(a)显示左侧外周带内侧可见一边界清晰、有包膜的低信号小结节(白色箭)。ADC图(b)和 DWI(c)显示扩散受限，注射钆对比剂后表现为早期强化(d)。e. 手术标本证实此为异位良性前列腺增生结节(黑色箭)

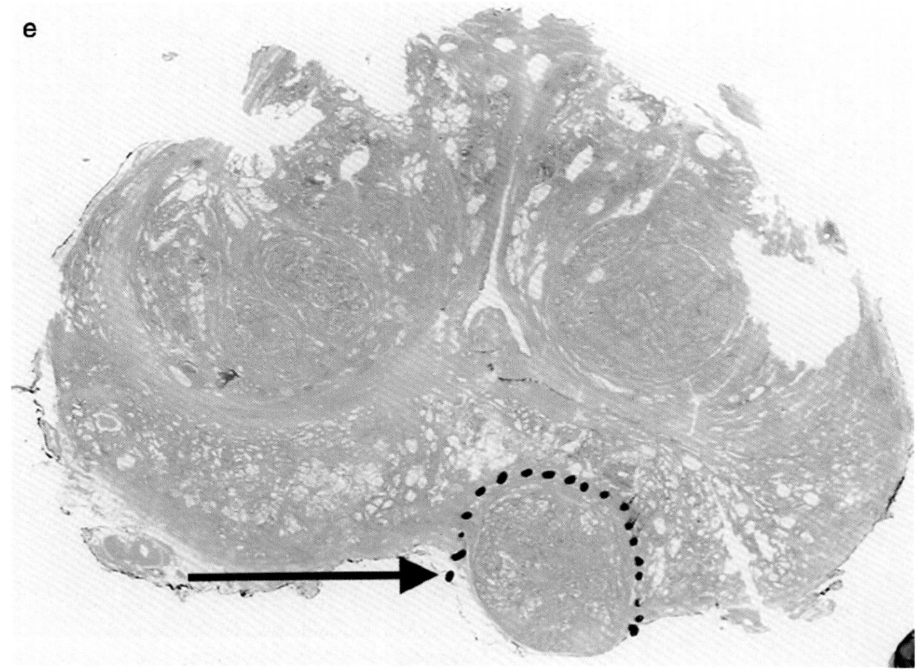

图 5.11 （续）

5.2.2.2　急性和慢性非特异性前列腺炎

前列腺炎包括一系列很宽范畴的急性和慢性疾病（表 5.7）。

细菌性急性和慢性前列腺炎

细菌性急性和慢性前列腺炎是导致 PSA 升高的一种原因。临床表现多样。在某些情况下，没有任何症状表现。如果有症状，急性前列腺炎（局部和全身症状）往往比慢性前列腺炎（下尿路症状和无全身症状）症状更明显[16]。临床情况可以帮助诊断：PSA 水平波动和 PSA 对抗生素有反应提示前列腺炎的诊断。

通常，当前列腺炎有症状时，一般不需要进行影像检查。然而，对于 PSA 升高的隐匿和无症状前列腺炎病例进行影像检查，放射医师进行多参数 MR 诊断可能遇到困难（表 5.8，图 5.12，图 5.13 和图 5.14）[15,17]。

前列腺炎可以表现为前列腺周围脂肪的炎性改变，类似于临床及 MR 的前列腺癌 T_{3a} 分期。同样，前列腺炎时也可见到增大的反应性淋巴结。

表 5.7　前列腺炎不同类型及亚型的分类

类型	亚型	临床表现
细菌性	急性	通常存在局部或全身症状
	慢性	可有局部症状，但亦可无症状
肉芽肿性	特发性	通常无症状，但可有局部症状
	医源性（前列腺或膀胱的经尿道切除术）	
	感染性（结核杆菌或由膀胱癌卡介苗膀胱内灌注所致）	
	软斑	

表 5.8　细菌性急性和慢性前列腺炎在多参数 MR 上的表现以及与前列腺癌鉴别要点

mpMR 序列	影像表现	窍门和技巧
T_2WI	通常情况下，细菌性急性和慢性前列腺炎见于外周带（更常见）和（或）移行带，表现为低信号区（图 5.12a）	与前列腺癌相比，信号改变往往更弥漫、边界更不清楚（图 5.12）
	当出现坏死时，在 T_2 序列可见到低信号	在坏死的病例中，所见的低信号强度比前列腺癌病例更明显（图 5.13a）
ADC	前列腺炎可表现为低信号（图 5.12b）	前列腺炎的低信号不像前列腺癌那么明显（轻度至中度扩散受限）（图 5.12b）[18]
	坏死时可见明显低信号（图 5.13b）	ADC 上的低信号在坏死的病例中，比前列腺癌更明显。ADC 通常＞0.9mm²/s
DWI	前列腺炎在高 b 值 DWI 上可表现为高信号（图 5.12 c）	前列腺炎的高信号不如前列腺癌的明显（轻度至中度扩散受限）（图 5.12c）[18]
DCE	通常情况下，前列腺炎区域可见强化	坏死区无强化（图 5.13d）

T_2WI. T_2 加权图像；ADC. 表观扩散系数；DWI. 扩散加权成像；DCE. 动态对比增强

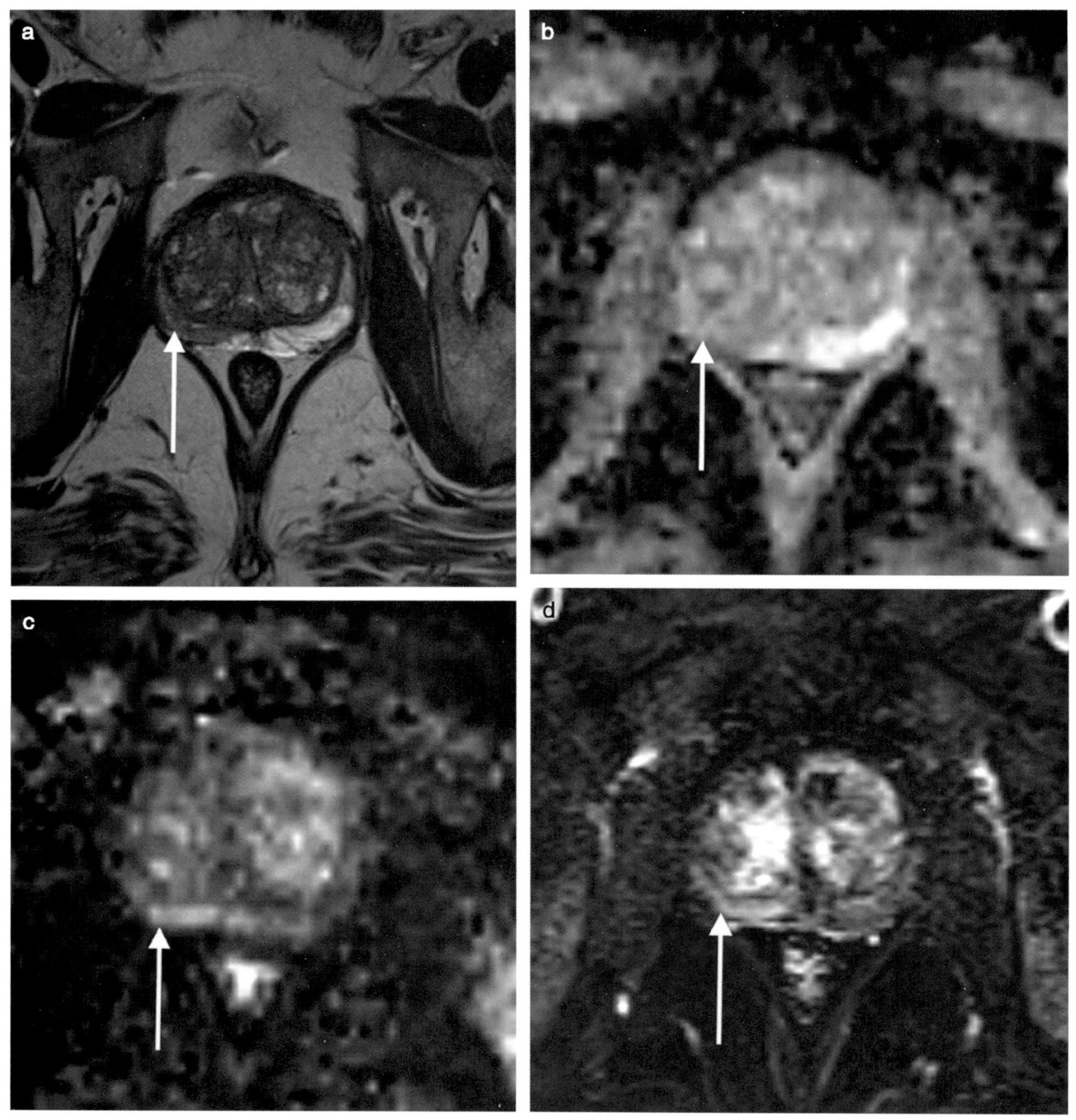

图 5.12　右叶前列腺炎

a. 横轴位 T_2 加权图像显示右侧外周带均匀低信号(白色箭),内侧小部分区域表现为正常外周带高信号。ADC 图(b)和 DWI(C)显示右侧外周带扩散受限。d. DCE 图像显示病变轻度强化

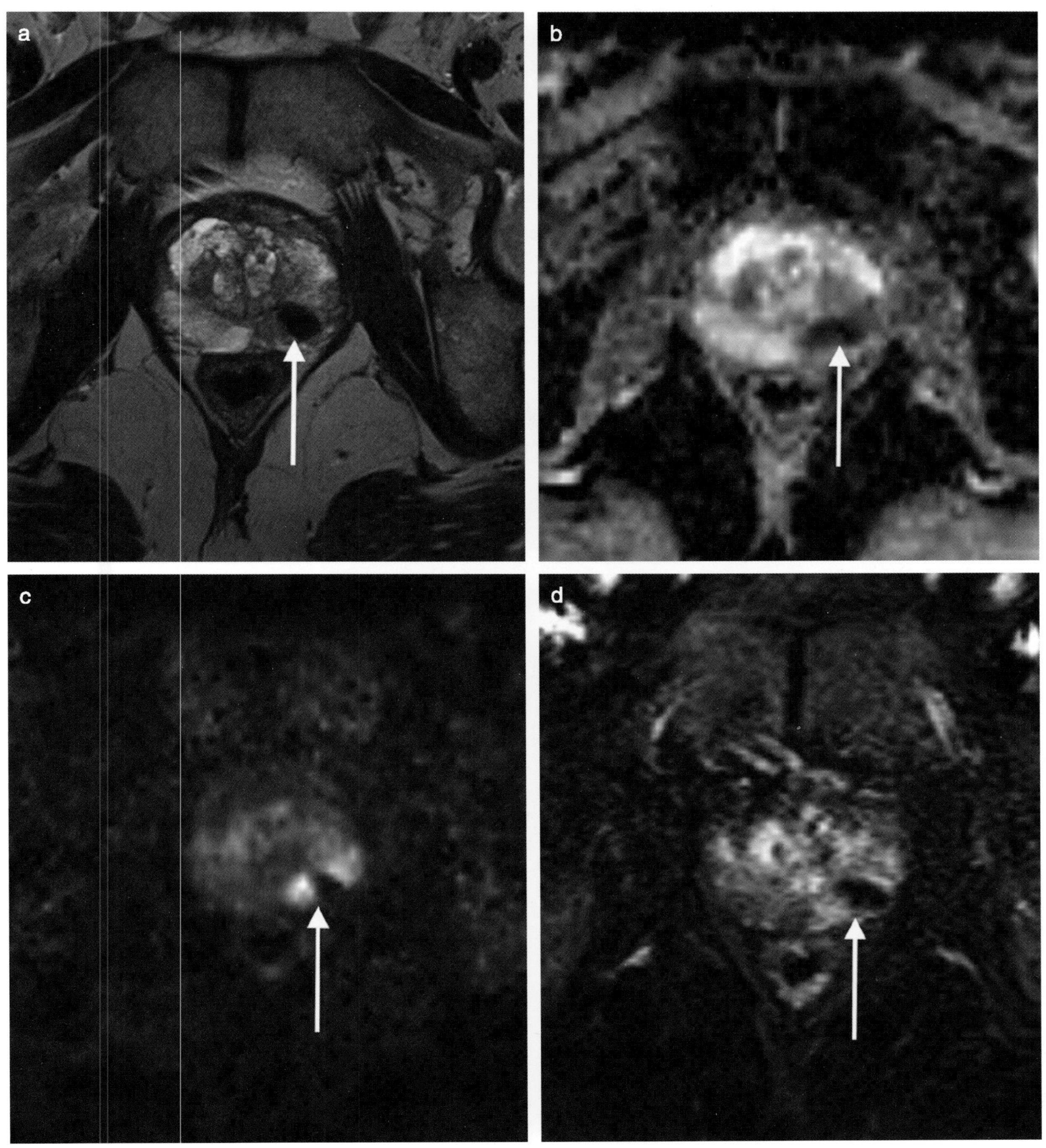

图 5.13　化脓性急性前列腺炎

a. 横轴位 T_2 加权图像显示左侧外周带弥漫低信号(白色箭)，中间可见一卵圆形极低信号影。ADC 图(b)、DWI(c)和 DCE 图像(d)显示明显扩散受限及早期强化。显示右侧外周带扩散受限，图像显示病变轻度强化。需注意的是，在所有序列中，左侧外周带中部存在极低信号/信号缺失，这可能表示在严重感染中出现坏死/积气。e. 手术标本显示急性前列腺炎伴广泛中性粒细胞浸润与化脓性前列腺炎(黑色箭)

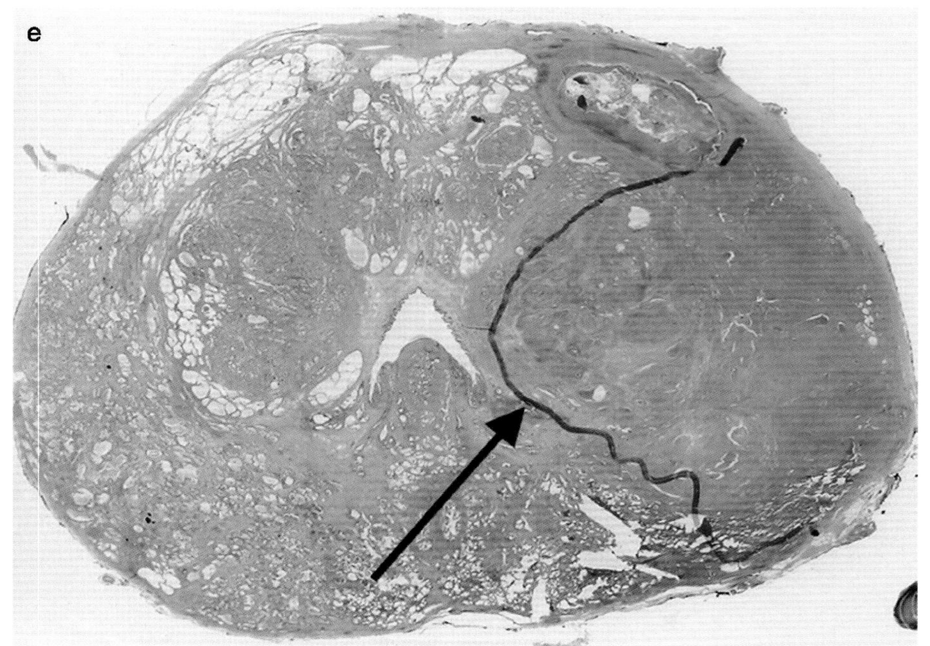

图 5.13 （续）

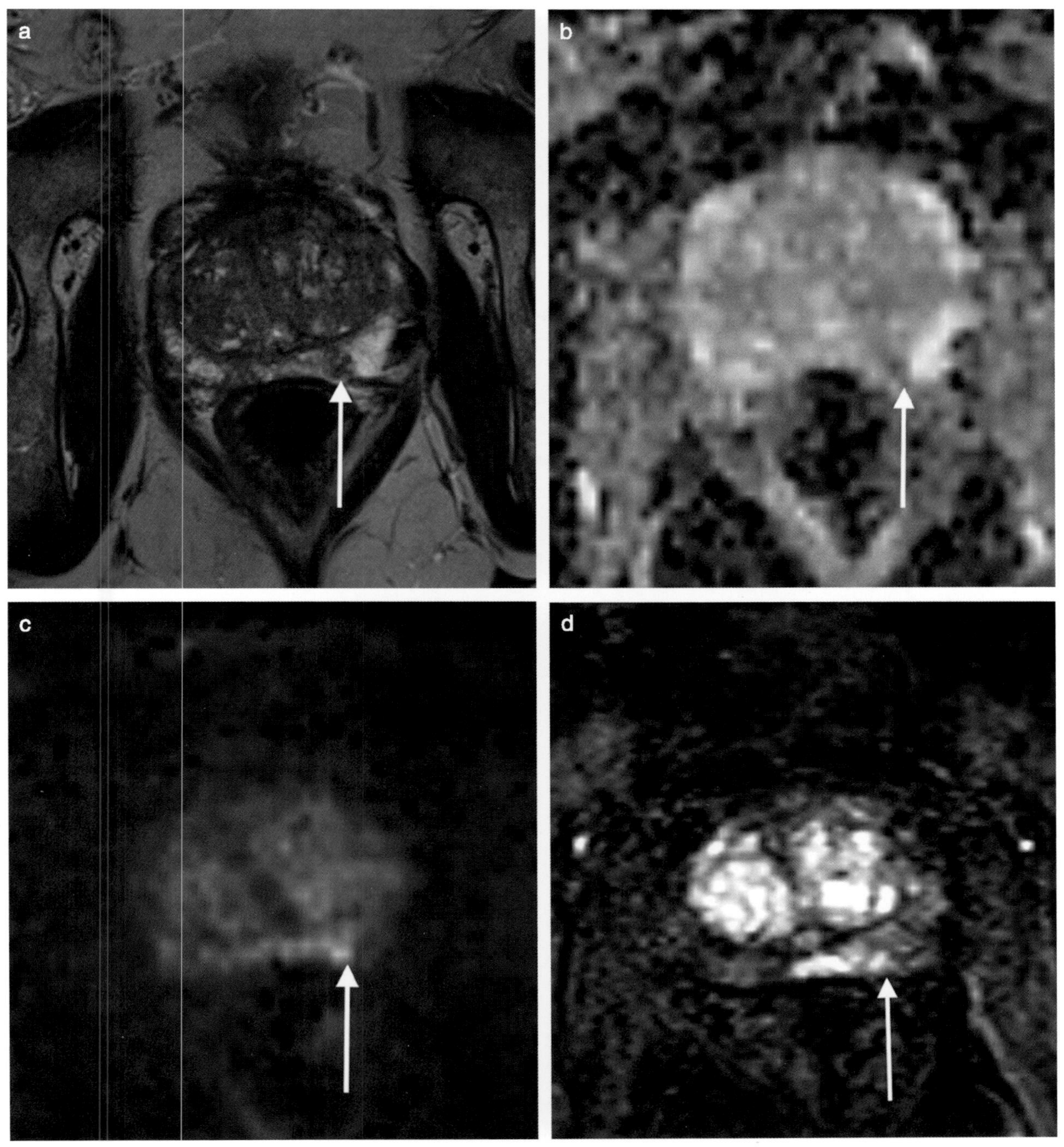

图 5.14 **局灶性急性前列腺炎**

a. 横轴位 T_2 加权图像显示左侧外周带内侧一圆形、边界不清的低信号区（白色箭）。ADC 图（b）、DWI（c）和 DCE（d）图像显示病灶轻度扩散受限及较为分散的强化。MRI 引导下 TRUS 活检显示局灶性非特异性前列腺炎

肉芽肿性前列腺炎

肉芽肿性前列腺炎是一种不常见的病理类型，但它是前列腺癌的重要鉴别病变（表 5.9）[19]。这种病变可继发于使用卡介苗（BCG）的膀胱癌治疗、结核性前列腺炎或前列腺介入治疗（如经尿道前列腺切除术）；但在大多数情况下，未发现其确切的病因[20]

临床特征可能会导致肉芽肿性前列腺炎和前列腺癌之间的诊断混淆：在这两种病理改变中都可表现出 PSA 升高和直肠指检中的实性结节[19]，在临床和磁共振评估中，前列腺周围脂肪的炎症成分可以模拟前列腺癌（T_{3a} 期）的包膜外侵犯（图 5.15 和图 5.16）。当怀疑是分枝杆菌肉芽肿性前列腺炎时，可选择在针对性治疗后进行短期随访，以评估治疗效果。

表 5.9　肉芽肿性前列腺炎在多参数 MR 上的表现以及与前列腺癌鉴别要点

mpMR 序列	影像表现	窍门和技巧
T_2WI	通常情况下，肉芽肿性前列腺炎表现为低信号区（图 5.15a 和图 5.16a）	
ADC	肉芽肿性前列腺炎表现为低信号（这种表现比其他病因引起的前列腺炎更为常见（图 5.15b 和图 5.16b）	
DWI	肉芽肿性前列腺炎在高 b 值 DWI 时表现为高信号（这种表现比其他病因引起的前列腺炎更为常见）（图 5.15c 和图 5.16c）	
DCE	通常表现为强化（图 5.15d 和图 5.16d）	坏死区域未见强化（干酪样脓肿）（图 5.16d）

T_2WI. T_2 加权图像；ADC. 表观扩散系数；DWI. 扩散加权成像；DCE. 动态对比增强

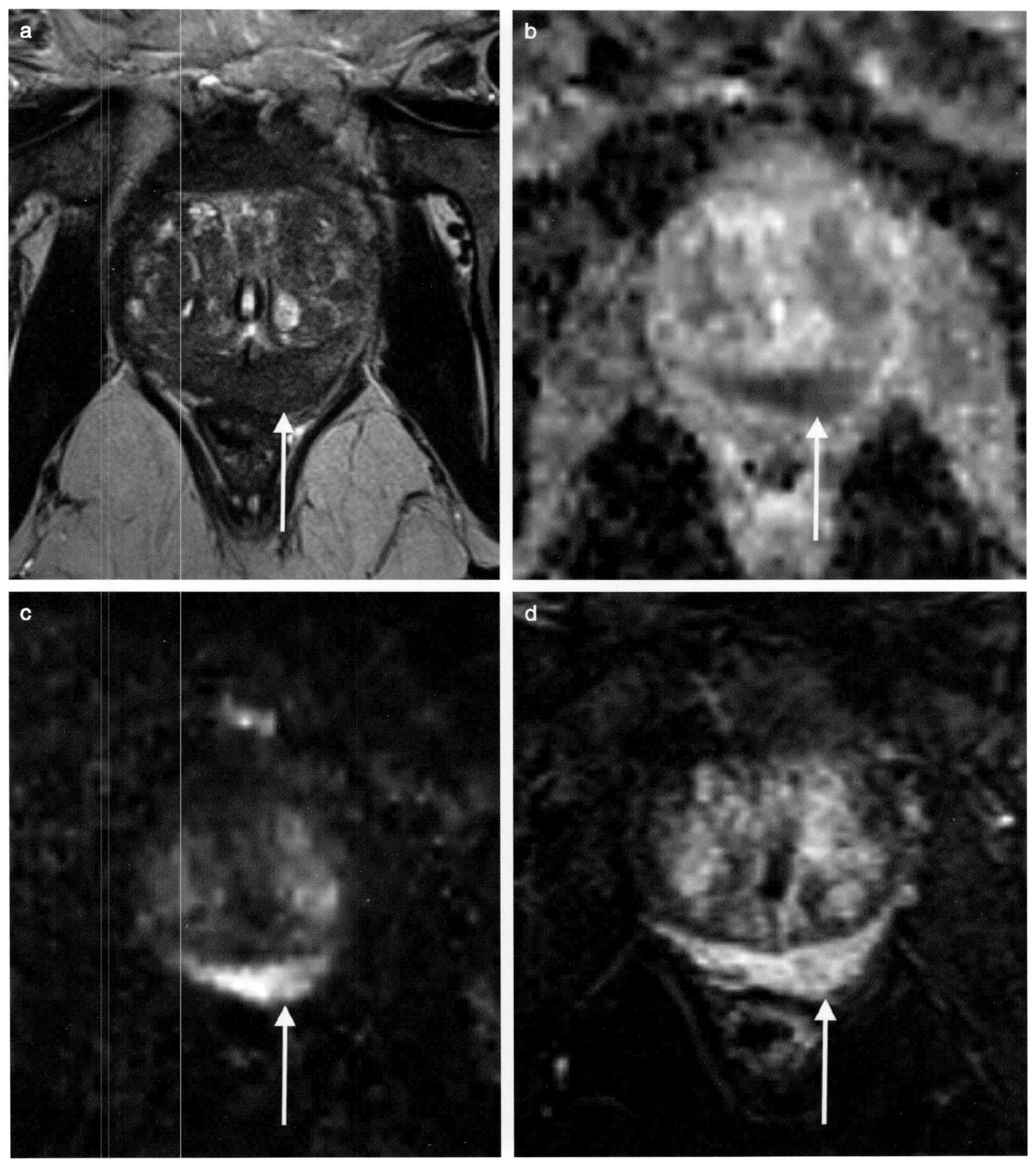

图 5.15　肉芽肿性前列腺炎

a. 横轴位 T_2 加权图像显示低信号病灶累及了双侧外周带内侧。ADC 图(b)和 DWI(c)显示了病灶明显扩散受限。d. DCE 图像显示病灶一定程度的强化。这一区域造成前列腺包膜膨隆，提示存在包膜外侵犯(ESUR 评分 4，见于第六章)。e. 手术标本显示在这一层面有严重的慢性肉芽肿性前列腺炎(黑色箭)

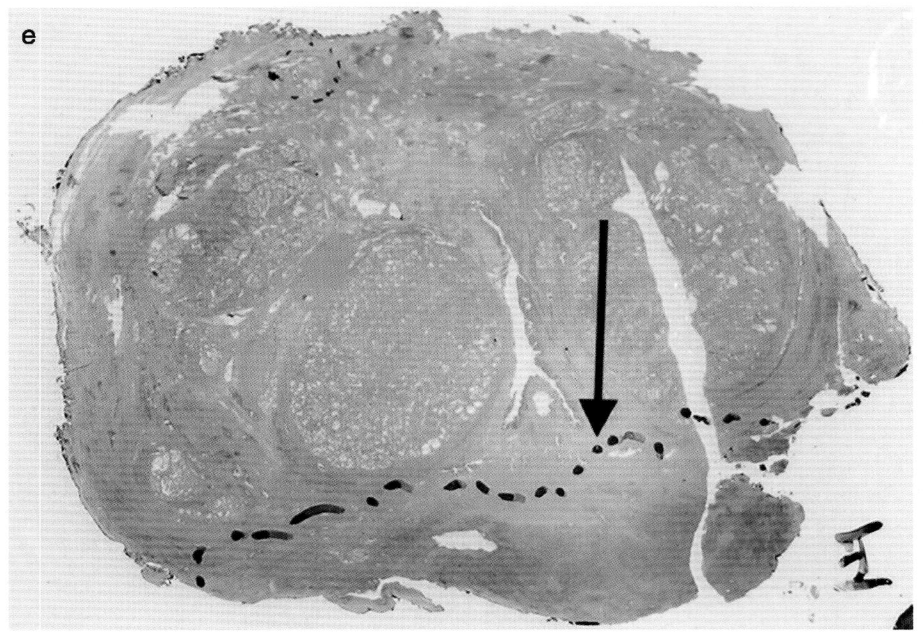

图 5.15 （续）

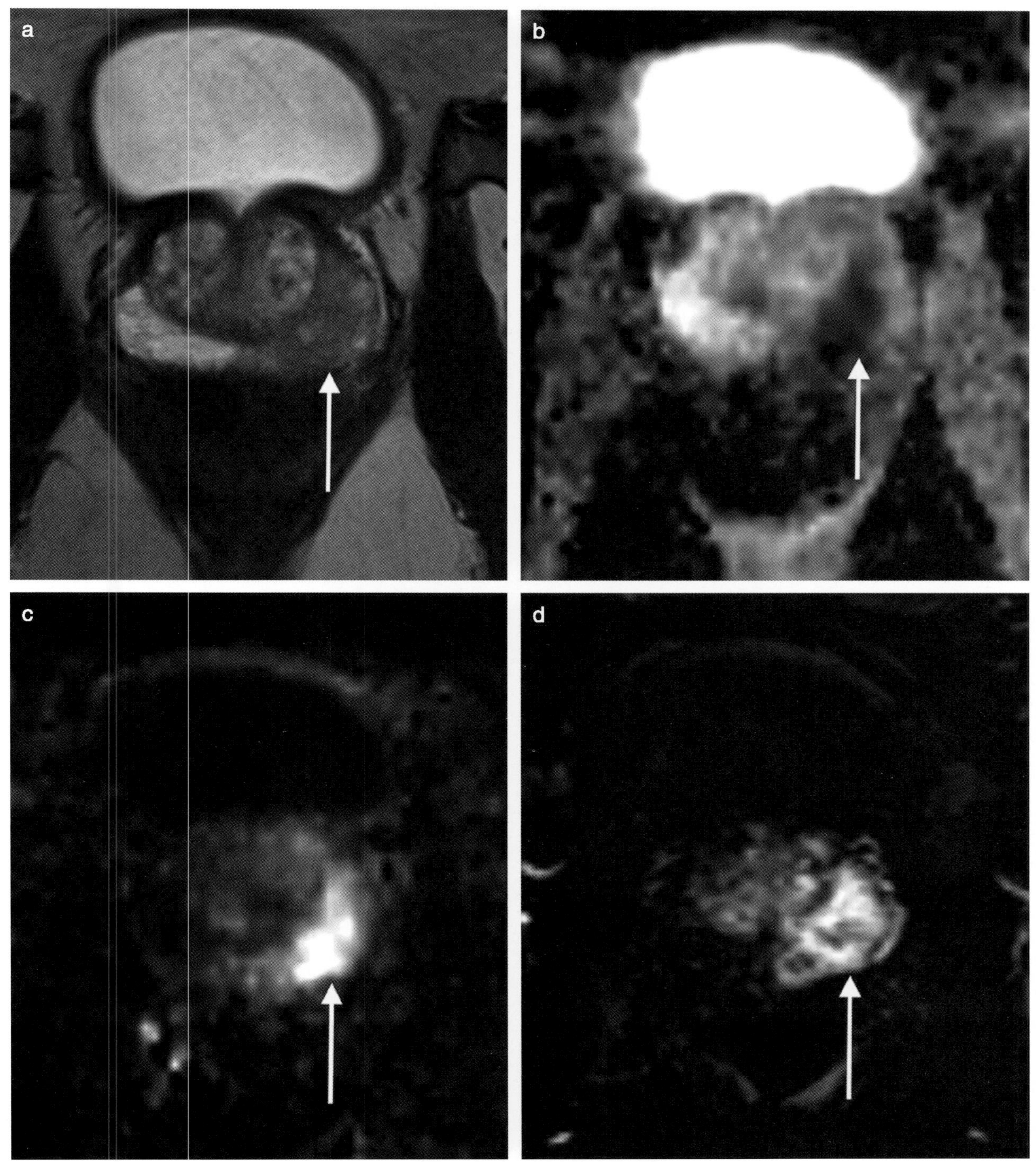

图 5.16　**坏死性慢性肉芽肿性前列腺炎**

a. 横轴位 T_2 加权图像显示整个左侧外周带弥漫低信号（白色箭）。ADC 图（b）和 DWI（c）显示了病灶明显扩散受限。d. DCE 图像显示病灶早期强化，坏死区无强化。前列腺活检示慢性坏死性肉芽肿性前列腺炎

5.2.2.3 萎缩

萎缩的特点是前列腺结构扭曲，腺体组织拥挤。与萎缩相关的组织学改变是其多参数 MR 表现的原因。局灶性萎缩可类似于前列腺癌的表现并产生假阳性诊断（表 5.10）。也许由于前列腺萎缩是一种常见的改变，没有临床后果，病理报告往往没有特异报告这种情况。然而，放射科医生必须知道萎缩是导致 PSA 升高的原因之一[12]，如果没有发现可疑病变，前列腺萎缩可能是导致 PSA 异常的原因。

表 5.10 萎缩在多参数 MR 上的表现以及与前列腺癌鉴别要点

mpMR 序列	影像表现	窍门和技巧
T_2WI	可能引起信号减低	通常在外周带可见局限性前列腺萎缩，局限在某一区域，且体积缩小
ADC	可以表现为低信号	通常不如前列腺癌信号低
DWI	可表现为高信号	通常不如前列腺癌信号高
DCE	可表现强化（原文中此处有误）	

T_2WI. T_2 加权图像，ADC. 表观扩散系数；DWI. 扩散加权成像；DCE. 动态对比增强

5.2.2.4 出血

前列腺出血常见于前列腺活检后，其表现可类似于前列腺癌（表 5.11）。

枸橼酸盐具有抗凝血作用。非肿瘤前列腺组织的一个特殊性是具有高水平的枸橼酸盐，而在前列腺肿瘤中其水平较低。这些特征可以解释"MRI 排除征"：在出血的地方，可能没有肿瘤，反之亦然（图 5.18）。尽管大多数机构建议活检和多参数 MR 之间允许 6～8 周的间隔，以避免潜在的错误，但在日常实际情况中，这种延迟并不总是可能的。因此，放射科医生必须掌握区分出血和前列腺癌的关键点。

表 5.11 出血在多参数 MR 上的表现以及与前列腺癌鉴别要点

mpMR 序列	影像表现	窍门和技巧
T_1WI	高信号	为了避免出血后继发前列腺癌的假阳性诊断，T_1 序列的判读很重要（图 5.17）
T_2WI	可表现为低信号	
ADC	可表现为低信号	
DWI	可表现为高信号	
DCE	出血通常在无减影的 DCE 图上表现为高信号	增强扫描后进行减影处理是必须的，对于前列腺癌可疑病灶，减影后血肿的高信号被消除，而强化的前列腺癌结节持续存在（图 5.18e）

T_1WI. T_1 加权图像；T_2WI. T_2 加权图像；ADC. 表观扩散系数；DWI. 扩散加权成像；DCE. 动态对比增强

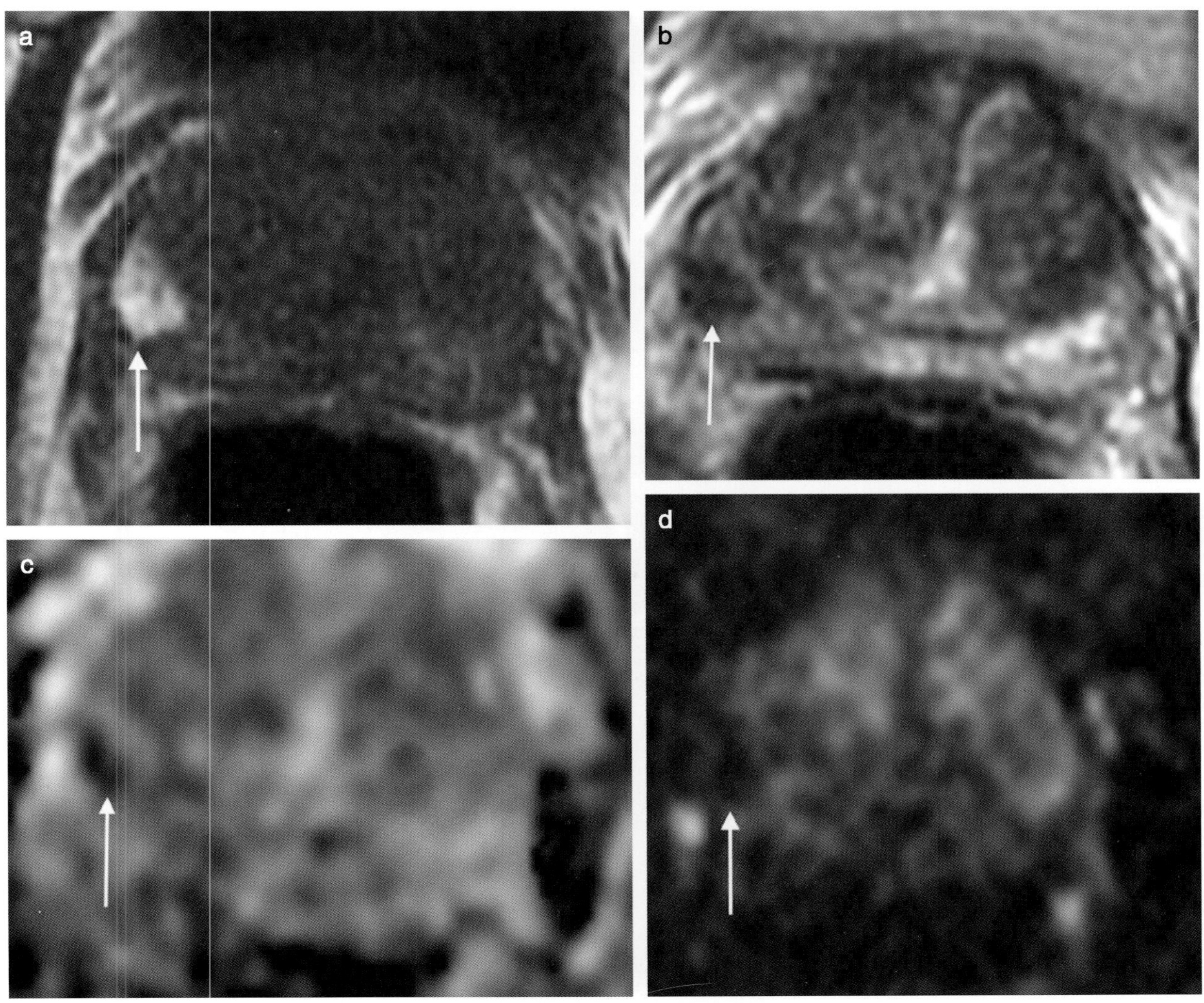

图 5.17　**前列腺活检后的出血**

a. 横轴位 T_1 加权图像显示右侧外周带高信号区（白色箭）；b. 横轴位 T_2 加权图像显示同层面低信号区，ADC 图（c）和 DWI 图像（d）显示低信号（箭）。这些结果提示前列腺内出血

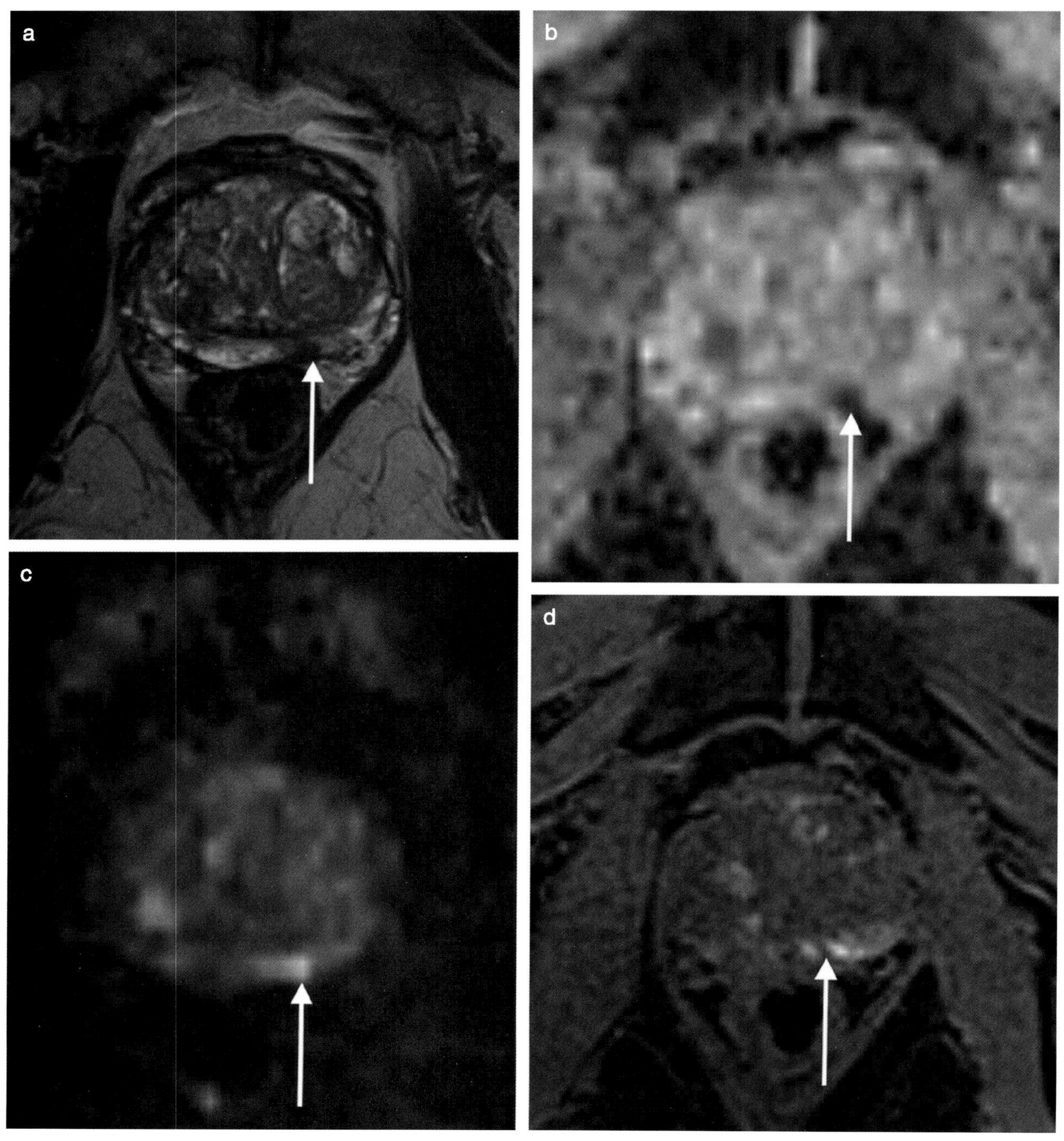

图 5.18 “排除征”病例

a. 横轴位 T_2 加权图像显示左侧外周带低信号结节(白色箭),ADC 图(b)和 DWI 图像(c)显示扩散受限。这些表现提示有 PI-RADS 4 病变。然而,在横轴位 T_1 加权图像(d)上显示左侧外周带高信号提示出血,但它位于一个低信号结节周围,与其余图像中的病变相对应(“排除征”)。e. DCE 图像中也可见结节的早期强化。MRI 引导下该区域活检显示前列腺癌 Gleason 评分 3+4

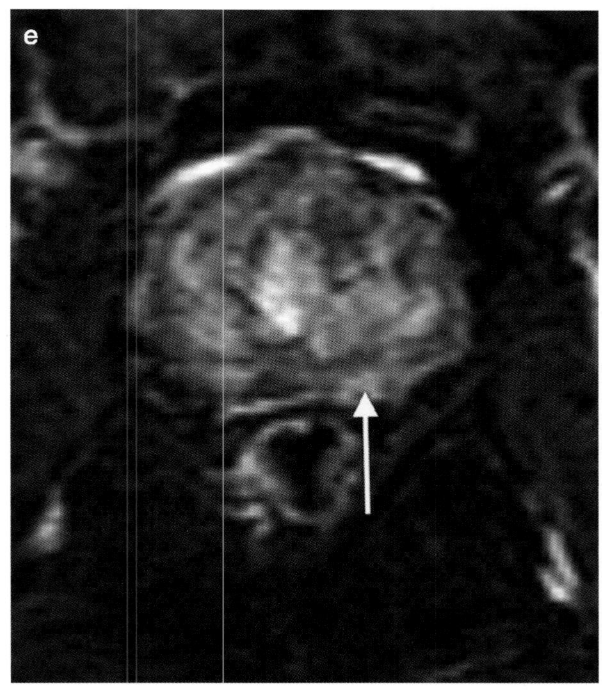

图 5.18 （续）

要点

- 放射科医生必须了解可类似于前列腺癌的不同解剖结构和良性改变。
- 前列腺癌可发生于诸如前纤维肌性间质和中央带这样的正常结构，因此需要对这些结构的正常 MRI 特征有足够的了解。
- 前列腺炎是前列腺癌误诊的常见原因。要尽可能询问是否有相关的病史（如膀胱内注射卡介苗）；然而，有时只有前列腺活检才能做出正确的诊断。
- 前列腺炎可以表现为前列腺周围脂肪的炎症变化，可类似于前列腺 T3a 期。
- 前列腺炎时可看到反应性淋巴结肿大。
- 活检后出血可类似于前列腺癌的表现，但也能有助于确诊是否存在前列腺癌（“MRI 排除征”）。

参考文献

[1] Torre L, Bray F, Siegel R, et al. Global cancer statistics, 2012. CA Cancer J Clin. 2015;65(2):87-108.

[2] Ghai S, Haider M. Multiparametric-MRI in diagnosis of prostate cancer. Indian J Urol. 2015;31(3):194.

[3] Gaziev G, Wadhwa K, Barrett T, et al. Defining the learning curve for multiparametric magnetic resonance imaging (MRI) of the prostate using MRI-transrectal ultrasonography (TRUS) fusion-guided transperineal prostate biopsies as a validation tool. BJU Int. 2015;117(1):80-6.

[4] Weinreb J, Barentsz J, Choyke P, et al. PI-RADS prostate imaging-Reporting and Data System: 2015, version 2. Eur Urol. 2016;69(1):16-40.

[5] Kasel-Seibert M, Lehmann T, Aschenbach R, et al. Assessment of PI-RADS v2 for the detection of prostate cancer. Eur J Radiol. 2016;85(4):726-31.

[6] Panebianco V, Barchetti F, Barentsz J, et al. Pitfalls in interpreting mp-MRI of the prostate: a pictorial review with pathologic correlation. Insights Imaging. 2015;6(6):611-30.

[7] Hricak H, Dooms G, McNeal J, et al. MR imaging of the prostate gland: normal anatomy. AJR. 1987;148(1):51-8.

[8] Bouyé S, Potiron E, Puech P, et al. Transition zone and anterior stromal prostate cancers: zone of origin and intraprostatic patterns of spread at histopathology. Prostate. 2009;69(1):105-13.

[9] McNeal J. The zonal anatomy of the prostate. Prostate. 1981;2(1):35-49.

[10] Quick C, Gokden N, Sangoi A, et al. The distribution of PAX-2 immunoreactivity in the prostate gland, seminal vesicle, and ejaculatory duct: comparison with prostatic adenocarcinoma and discussion of prostatic zonal embryogenesis. Hum Pathol. 2010;41(8):1145-9.

[11] Vargas H, Akin O, Franiel T, et al. Normal central zone of the prostate and central zone involvement by prostate cancer: clinical and MR imaging implications. Radiology. 2012;262(3):894-902.

[12] Hansford B, Karademir I, Peng Y, et al. Dynamic contrast-enhanced MR imaging features of the nor-

mal central zone of the prostate. Acad Radiol. 2014;21(5):569-77.

[13] Semple J. Surgical capsule of the benign enlargement of the prostate. BMJ. 1963;1(5346):1640-3.

[14] Allen K, Kressel H, Arger P, et al. Age-related changes of the prostate:evaluation by MR imaging. AJR. 1989;152(1):77-81.

[15] Watanabe Y, Nagayama M, Araki T, et al. Targeted biopsy based on ADC map in the detection and localization of prostate cancer: a feasibility study. J Magn Reson Imaging. 2012;37(5):1168-77.

[16] Ramakrishnan K, Salinas R. Prostatitis: acute and chronic. Prim Care. 2010;37(3):547-63.

[17] Hambrock T, Fütterer J, Huisman H, et al. Thirty-two-channel coil 3T magnetic resonance-guided biopsies of prostate tumor suspicious regions identified on multimodality 3T magnetic resonance imaging: technique and feasibility. Investig Radiol. 2008;43(10):686-94.

[18] Meier-Schroers M, Kukuk G, Wolter K, et al. Differentiation of prostatitis and prostate cancer using the prostate imaging-Reporting and Data System (PI-RADS). Eur J Radiol. 2016;85(7):1304-11.

[19] Bour L, Schull A, Delongchamps N, et al. Multiparametric MRI features of granulomatous prostatitis and tubercular prostate abscess. Diagn Interv Imaging. 2013;94(1):84-90.

[20] Mohan H, Bal A, Punia R, et al. Granulomatous prostatitis-an infrequent diagnosis. Int J Urol. 2005;12(5):474-8.

[21] Prando A, Billis A. Focal prostatic atrophy: mimicry of prostatic cancer on TRUS and 3D-MRSI studies. Abdom Imaging. 2008;34(2):271-5.

第六章

前列腺癌和MRI：局部分期

内容

6.1 简介

前列腺癌(PCa)的正确分期对于前列腺癌治疗管理非常重要，这样才可能选择合适的治疗方法和正确的治疗计划。检测前列腺癌的包膜外侵犯(ECE)是肿瘤分期的重要组成部分，这是因为不存在包膜外侵犯(病灶局限在前列腺内)会对长期预后产生积极影响，而对于存在包膜外侵犯(非局限在前列腺内/病理分期≥T_3期的疾病)则相反[1,2]。

目前已开发出临床列线图来评估包膜外侵犯的风险[3,4]。其中大多数是基于前列腺特异性抗原(PSA)、活检信息和临床分期。然而，磁共振成像(MRI)被认为是前列腺癌局部肿瘤分期最好的影像工具，并且在确定 T 分期方面明显优于直肠指诊、超声和 CT[5]。最近的研究表明，多参数(mp)MRI 信息可以提高临床列线图的准确性，可能这些列线图将在不久的将来融入这些信息[6]。尽管前列腺 MRI 具有优势，但其阅读需要一个重要的学习曲线(译者注，即掌握前列腺 MRI 阅片并不容易)，其诊断效能依赖于专门的培训和经验[7-9]。

本章综合了前列腺癌分期的各个主要方面，结合了临床及影像学方法，以便使读者了解多参数 MRI 在前列腺癌分期中的应用，并促进使用多参数 MRI 进行肿瘤分期。

6.2 肿瘤分期

前列腺癌分期利用肿瘤、淋巴结及转移(TNM)分类(表 6.1)。局部肿瘤分期说明见图 6.1。

前列腺癌有多种治疗选择。如前所述，肿瘤的扩展是选择和计划治疗方法时需要考虑的最重要的方面之一。表 6.2 显示了肿瘤分期和其他临床和 mpMR 因素在治疗决策中的重要性。

在日常工作中，mpMR 的使用主要集中在对 T_2 期和 T_3 期肿瘤分期的鉴别。mpMR 对 T_2 分期的不同亚类区分的效能有限，这是因为 mpMR 对标志病变(较大且通常侵袭性更强的病变)的检测灵敏度相对较高，而对多灶性、较小的和(或)非侵袭性肿瘤的检测灵敏度相对较低[10,11]。

过去认为 T_3 期肿瘤不适合手术，但这种看法已经改变。在这种情况下，外科医生在实施根治性前列腺切除术时遇到三个主要问题：肿瘤安全性、尿控和勃起功能的保留。放射科医生在这种情况下扮演重要角色，必须向外科医生提供有用的信息，以避免切缘阳性，并在神经血管保留方面协助决策，同时牢记保留尿控和勃起功能的目标。然而，很重要的是要认识到 mpMR 的范围和局限性。有些 mpMR 征象与前列腺包膜外侵犯的可能性有着或大或小的关联，但这些征象只是提示性的，而不是确定性的。外科医生在做手术决定时必须意识到这一点。

表 6.1　前列腺癌的肿瘤、淋巴结和转移(TNM)分类(Sobin LH, G. M. , Wittekind C. , 恶性肿瘤 TNM 分类 . UICC 国际抗癌联盟 . 第 7 版 . 2009. http://www.uicc.org/resources/tnm)

T-原发肿瘤	
T_X T_0	原发肿瘤不可评估 无原发肿瘤证据
T_1	不可触及的或影像不可见的非临床显著癌 T_{1a}:5%或更少的组织被切除后偶然发现的组织学改变 T_{1b}:超过 5%的组织被切除后偶然发现的组织学改变 T_{1c}:穿刺活检发现（如，因为 PSA 升高）
T_2	肿瘤局限在前列腺内[a]
	T_{2a}:肿瘤累及前列腺一叶的一半或更少 T_{2b}:肿瘤累及前列腺超过一叶的一半，但尚未累及两叶 T_{2c}:肿瘤累及两叶
T_3	肿瘤累及前列腺包膜外[b]
	T_{3a}:肿瘤包膜外侵犯(单侧或双侧)包括镜下膀胱颈部受累 T_{3b}:肿瘤累及精囊
T_4	肿瘤累及除了精囊以外的邻近结构:外括约肌，直肠，肛提肌，和(或)盆壁
N-区域淋巴结[c]	
N_X	区域淋巴结不可评估
N_0	无区域淋巴结转移
N_1	区域淋巴结转移[d]
M-远处转移[e]	
M_X M_0 M_1	远处转移不可评估 无远处转移 远处转移 M_{1a}:非区域淋巴结 M_{1b}:骨骼 M_{1c}:其他部位

a. 肿瘤经穿刺活检，在一叶或两叶发现，但不可触及或影像不可见，分类为 T_{1c}

b. 肿瘤累及前列腺尖部，或者侵及(未侵出)前列腺包膜，不是分类为 pT_3，而是 pT_2

c. 区域淋巴结为真骨盆淋巴结，本质上为髂总动脉分叉处下方的盆腔淋巴结

d. 一侧或两侧不影响 N 分期

e. 当出现一个部位以上的转移，应采用最高分期(advanced)的分类

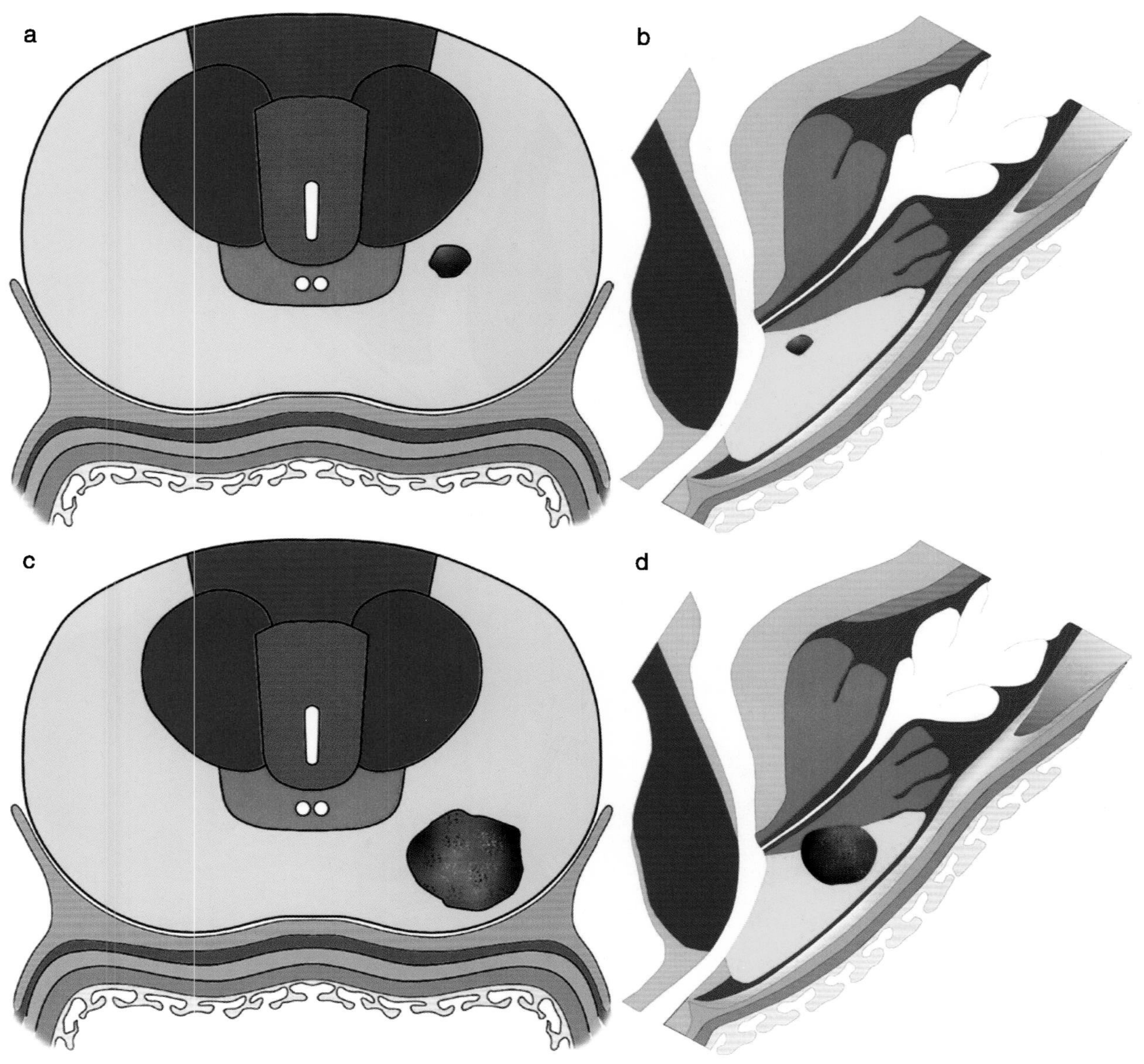

图 6.1　**前列腺癌 TNM 分类中肿瘤评分(见表 6.1)**

T_1 期前列腺癌横轴位(a) 和矢状位(b)表现。T_{2a} 期前列腺癌横轴位(c) 和矢状位(d)表现。T_{2b} 期前列腺癌横轴位(e) 和矢状位(f)表现。T_{2c} 期前列腺癌横轴位(g)表现。T_{3a} 期前列腺癌横轴位(h) 和矢状位(i)表现。T_{3b} 期前列腺癌矢状位(j)表现。T_4 期前列腺癌横轴位(k) 和矢状位(l)表现

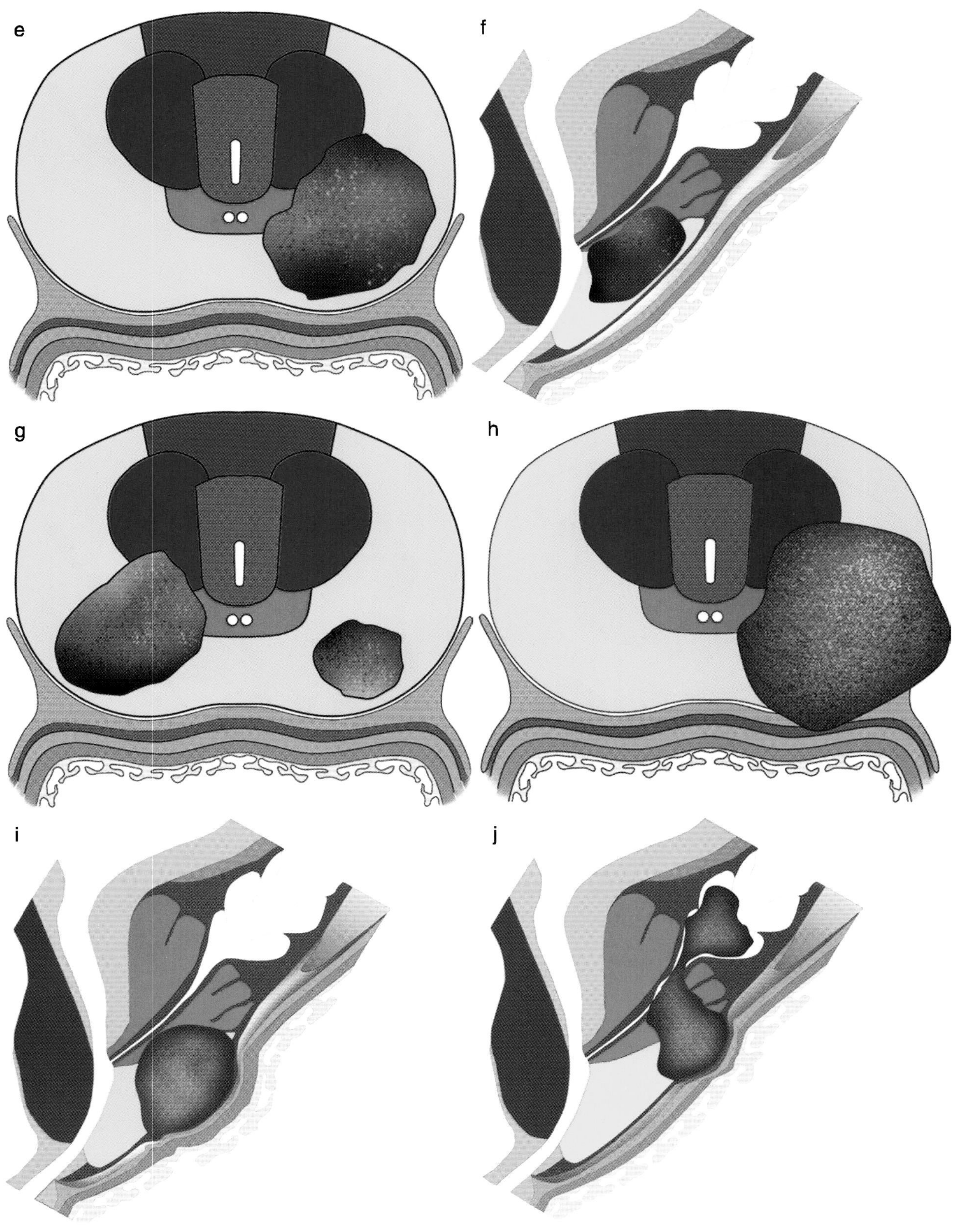

图 6.1 （续）

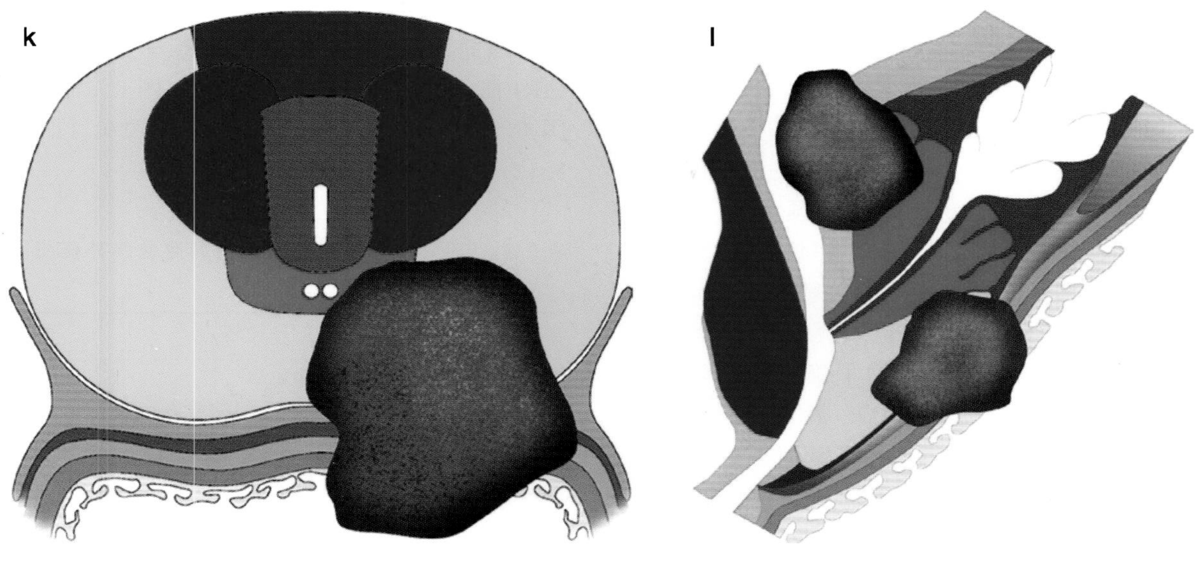

图 6.1 （续）

表 6.2 根据 EAU 危险组分类,临床因素及多参数 MRI 因素对前列腺癌管理的影响

	临床因素	多参数 MRI 因素	对临床的影响
低危组-局限性	PSA＜10 ng/ml 和 GS＜7（ISUP 分级 1）和 cT_{1-2a}	病变定性,大小测定,PIRADS 评分,排除 cT_3 疾病	患者适宜采取积极监测或局部治疗
中危组-局限性	PSA 10～20 ng/ml 或 GS 7（ISUP 分级 2/3）或 cT_{2b}	病变定性,大小测定,PIRADS 评分,T 分期（T_2 还是 T_3）,排除 N^+ 的疾病	患者适宜采取保留神经的前列腺根治术;根治性前列腺切除术中淋巴结清扫范围评估（如有提示）;制订放射治疗方法和方式的计划
高危组-局限性	PSA＞20 ng/ml,或 GS＞7（ISUP 分级为 4/5）或 cT_{2c}	病变定性,大小测定,PIRADS 评分,T 分期（T_2 还是 T_3）,识别 N^+ 的疾病,排除 M^+ 的疾病	患者适宜采取治愈性治疗方法;根治性前列腺切除术中淋巴结清扫范围评估（如有提示）;评估前列腺窝和骨盆区的 EBRT 治疗区域
高危组-局部进展期	任何 PSA,任何 GS 评分,$cT_{3\sim4}$ 或 cN^+,任何 ISUP 分级	确定 N^+ 淋巴结数量,体积及位置,识别 M^+ 疾病	患者适宜采取多学科（multimodal）治疗;根治性前列腺切除术中淋巴结清扫范围评估（如有提示）;评估前列腺窝和骨盆区的 EBRT 治疗区域
转移组	任何 PSA,任何 T 分期,任何 N^+/M^+,任何 ISUP 分级	N^+ 淋巴结伴或不伴 M^+ 疾病的定性和测量	需要采取适当的全身治疗 评估全身治疗的效果

PSA. 前列腺特异性抗原;GS. Gleason 评分;ISUP. 国际泌尿病理学会;EBRT:外照射放射治疗

6.3 与前列腺包膜外侵犯(ECE)相关的征象

对可能的 ECE 的评估是定性的，需要专家阅片[9]。尽管缺乏与 PCa 的 ECE 相关征象的完整共识，但 ESUR 已经提出了用于预测 ECE 的评分系统(表 6.3)。Boesen 等[12]评估了该模型，发现≥4 的阈值水平具有最佳的灵敏度和特异性关系(分别为 0.81 和 0.78)，但阈值水平≥3 具有更高的阴性预测值(0.95)。为了确定使用多参数 MRI 时预测 ECE 的最佳方法，需要进行更广泛的评估。与此同时，我们认为 ESUR 的评分系统是帮助前列腺癌患者管理的一个很好的选择。ECE 的概率按五分制进行评分，提供序数风险评分量表，其中较高的分数对应于 ECE 的较高风险。因此，放射科医师必须熟悉与 ECE 相关的 MRI 征象(图 6.2，图 6.3，图 6.4，图 6.5，图 6.6，图 6.7，图 6.8，图 6.9，图 6.10，图 6.11 和图 6.12)。

表 6.3 ESUR MRI 前列腺指南前列腺包膜外侵犯风险评分[11]

标准	肿瘤特点	评分
包膜外侵犯	肿瘤紧邻包膜	1
	包膜不规则，回缩或者增厚	3
	神经血管束增厚	4
	肿瘤外凸或包膜缺失	4
	包膜外有可测量的病灶	5

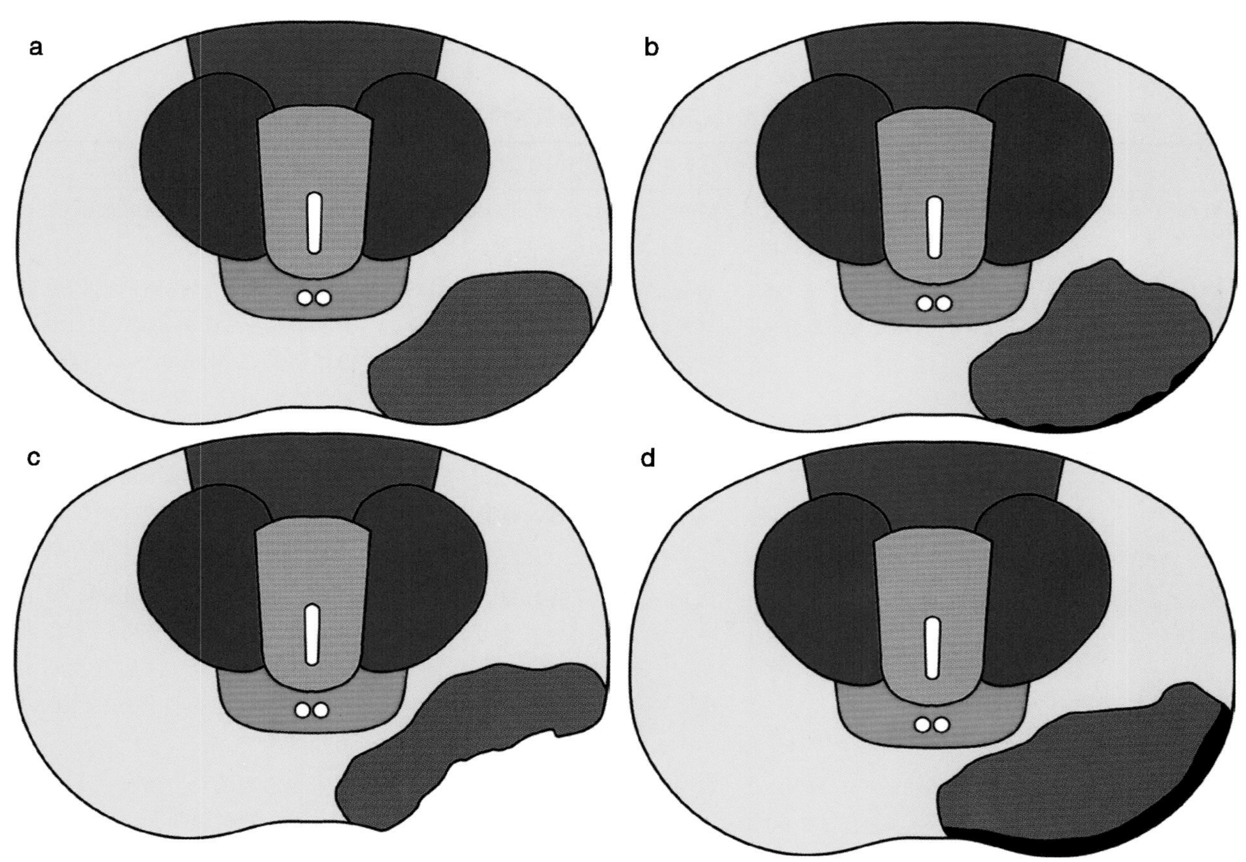

图 6.2 ESUR MRI 前列腺指南前列腺包膜外侵犯风险评分(如表 6.3 所示)

a. 肿瘤紧邻包膜；b. 包膜不规则；c. 包膜回缩；d. 包膜增厚；e. 神经血管束增厚；f. 包膜外凸；g. 包膜缺失；h. 包膜外见可测量病灶

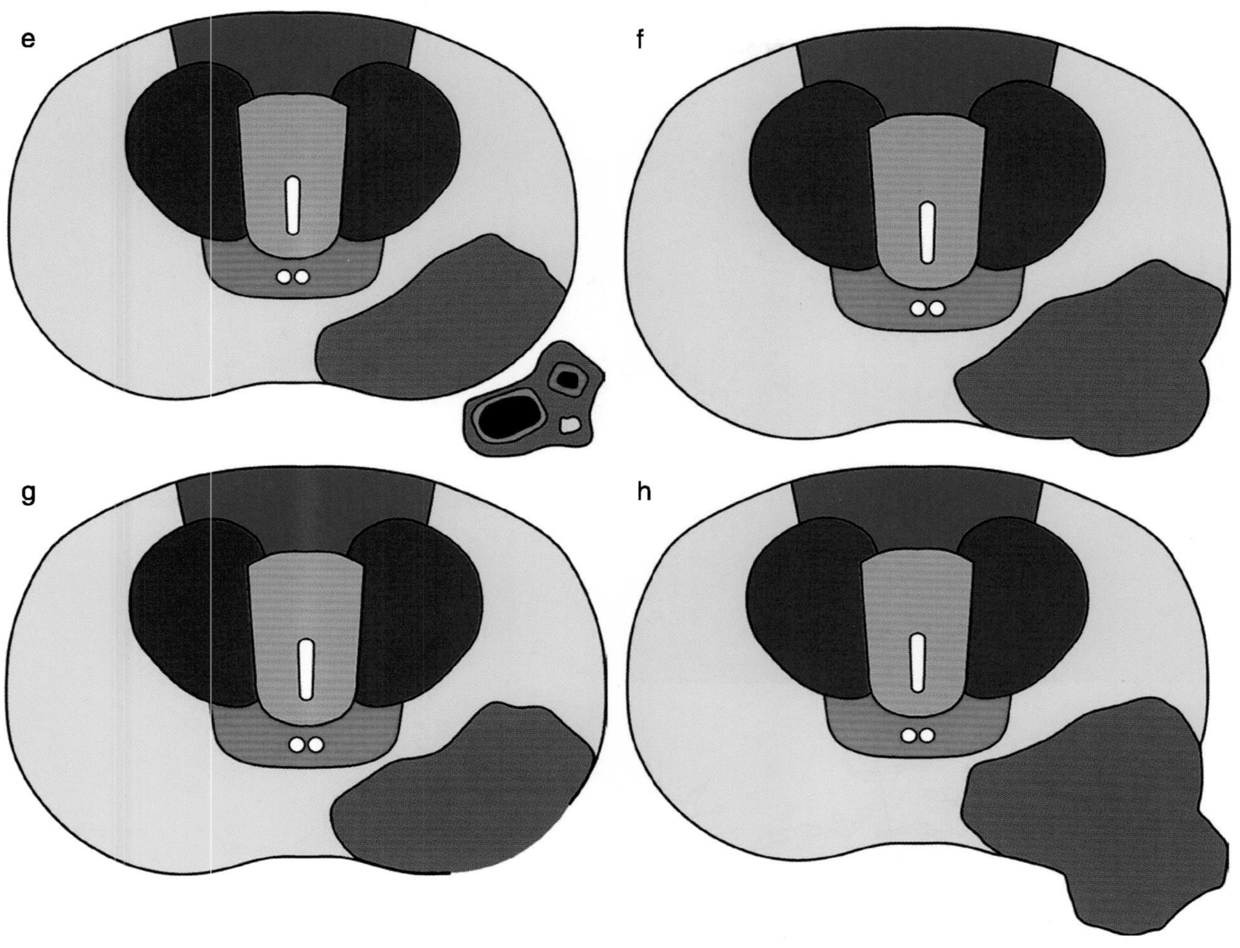

图 6.2 （续）

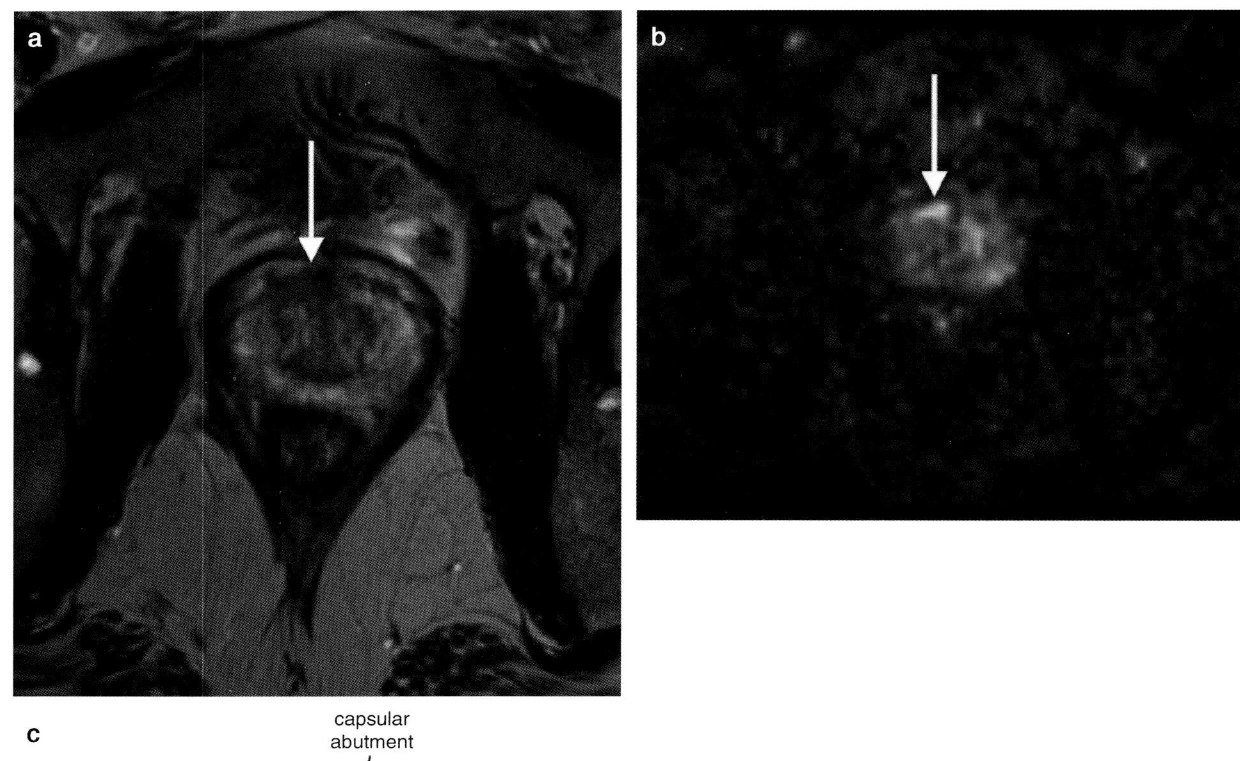

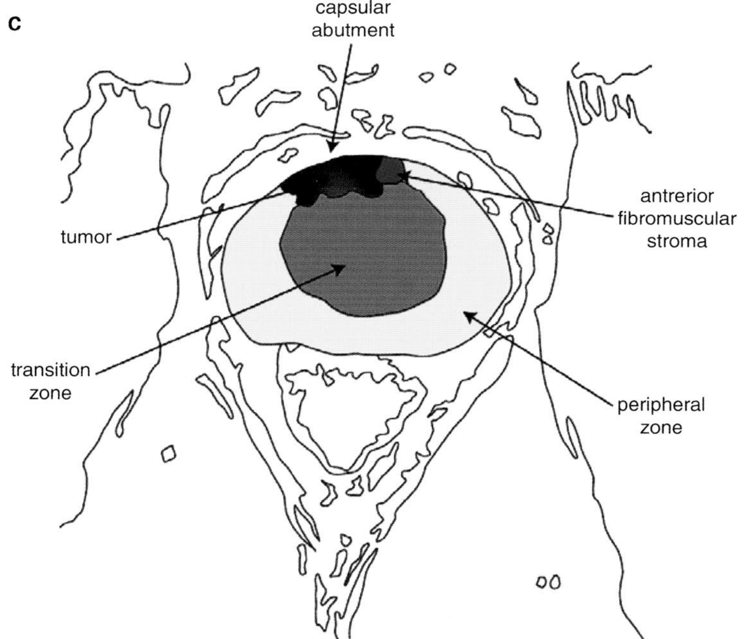

图 6.3　59 岁患者，PSA 为 8 ng/ml，可能存在前列腺包膜外侵犯(ECE)的示例

a. 前列腺中部横轴位 T_2 加权图像显示右侧外周带前角可见一边界不清低信号区域，b. DWI 图像示扩散受限，符合 PI-RADS 4 分的病变(白箭)。要注意，可疑病变与前列腺包膜前缘接触，这一发现提示 ECE(肿瘤紧邻包膜-ESUR 评分 1 分，ECE 低风险)。c. 相对应的模式图。手术标本(d)显示 pT_{2c} 前列腺癌(Gleason 3 + 4)，切缘阴性(黑箭)

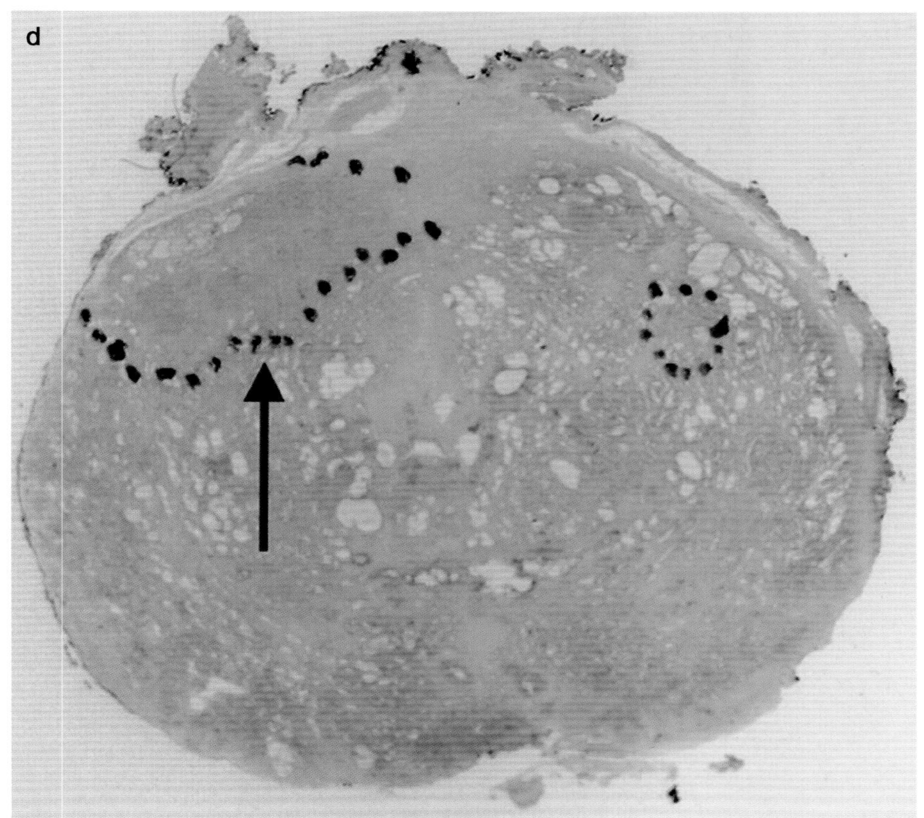

图 6.3 （续）

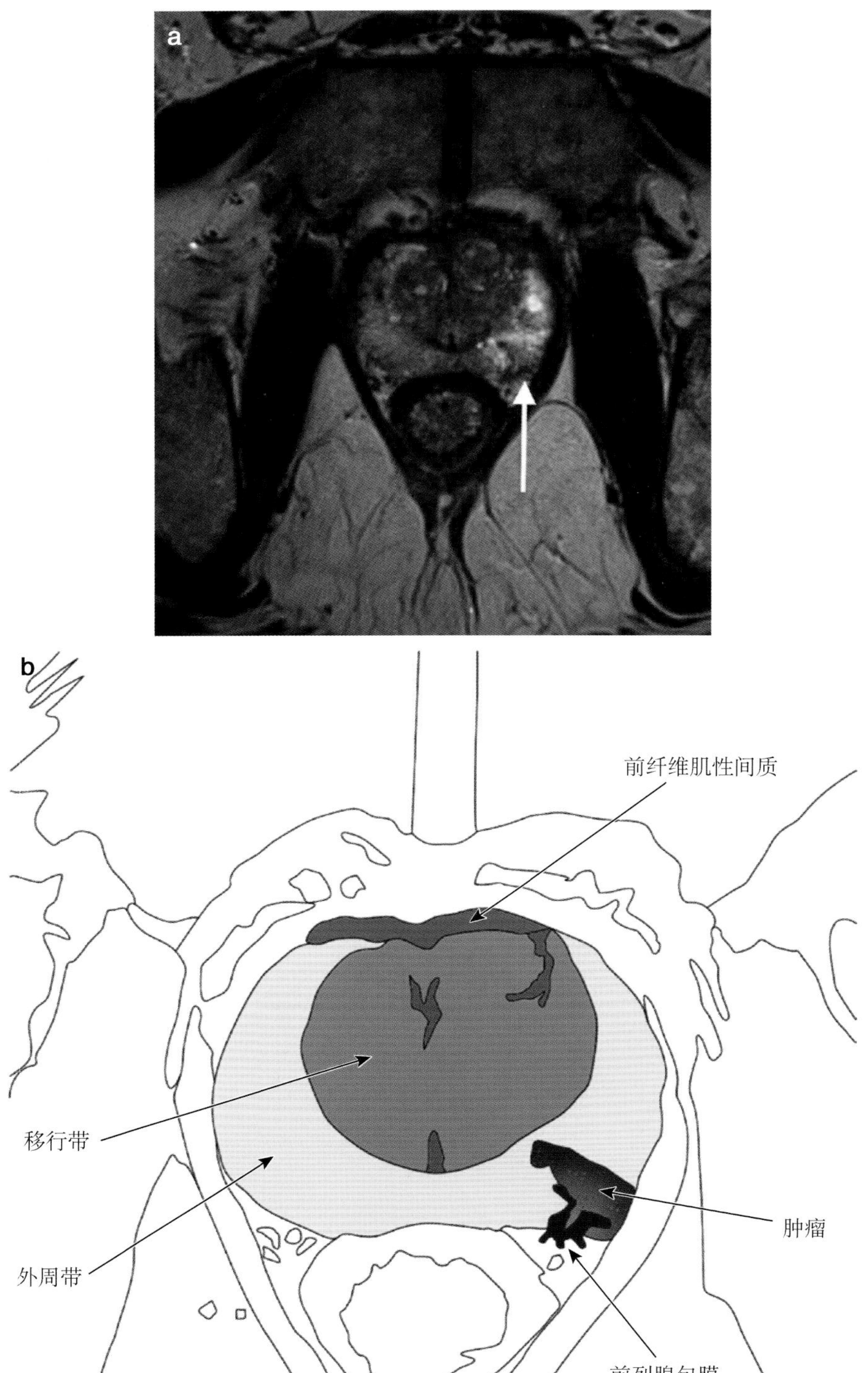

图 6.4　63 岁患者，PSA 为 6.39 ng/ml，包膜不规则是 ECE 的征象

a. 前列腺中部横轴位 T_2 加权图像显示左侧外周带可见包膜不规则（白箭），报告为 ECE 可能（ESUR 评分 3 分，ECE 中度风险）。b. 相对应的模式图。c. 手术标本证实 pT_{3a} 前列腺癌（Gleason 3 ＋ 4），镜下存在微小 ECE（黑箭）

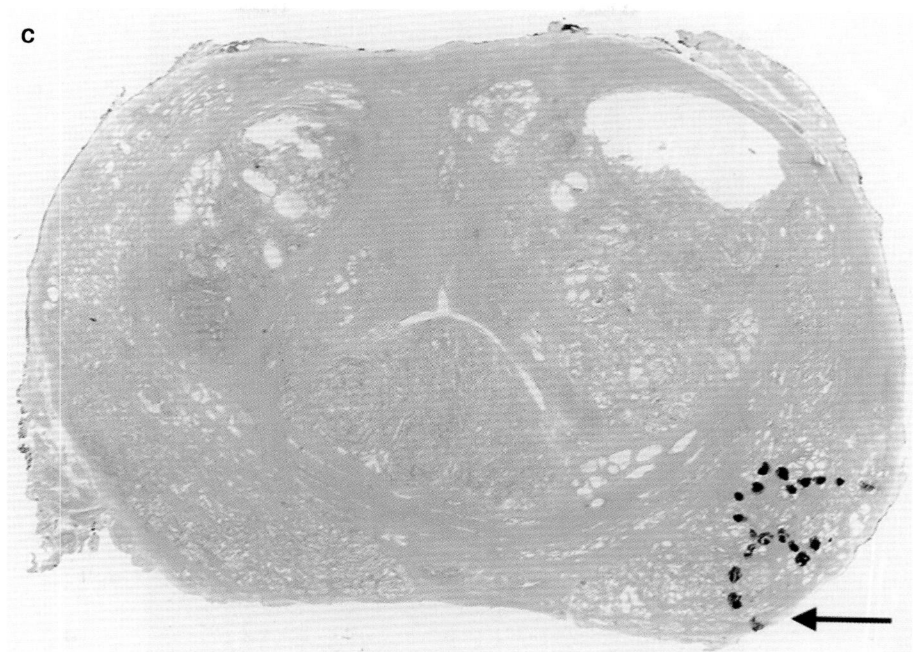

图 6.4 （续）

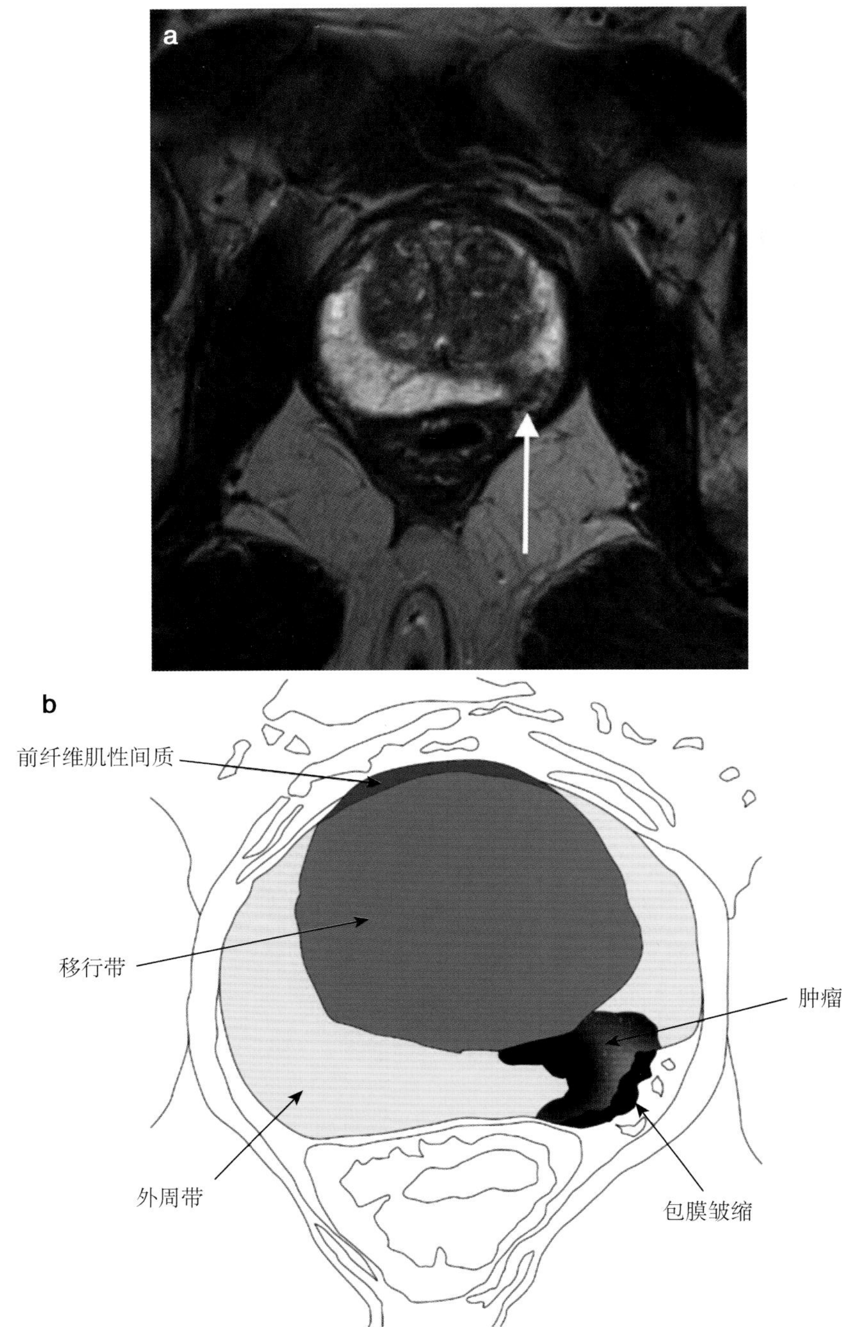

图 6.5　61 岁患者，PSA 为 10 ng/ml，包膜回缩是 ECE 的征象

a. 前列腺中部-尖部横轴位 T_2 加权图像显示左侧外周带结节样低信号，显著扩散受限（未展示），符合 PI-RADS 4 分病变。前列腺两叶的外周带边缘见明显的不对称，左侧包膜显著回缩（白箭），改变了左侧外周带轮廓。这一表现应报告为 ECE 的一个征象（ESUR 评分 3 分，ECE 中度风险）。b. 相对应的模式图。c. 手术标本证实 pT_{3b} 前列腺癌（Gleason 4 + 3），正如 MRI 中描述，该区域前列腺周围脂肪中存在 ECE（黑箭）

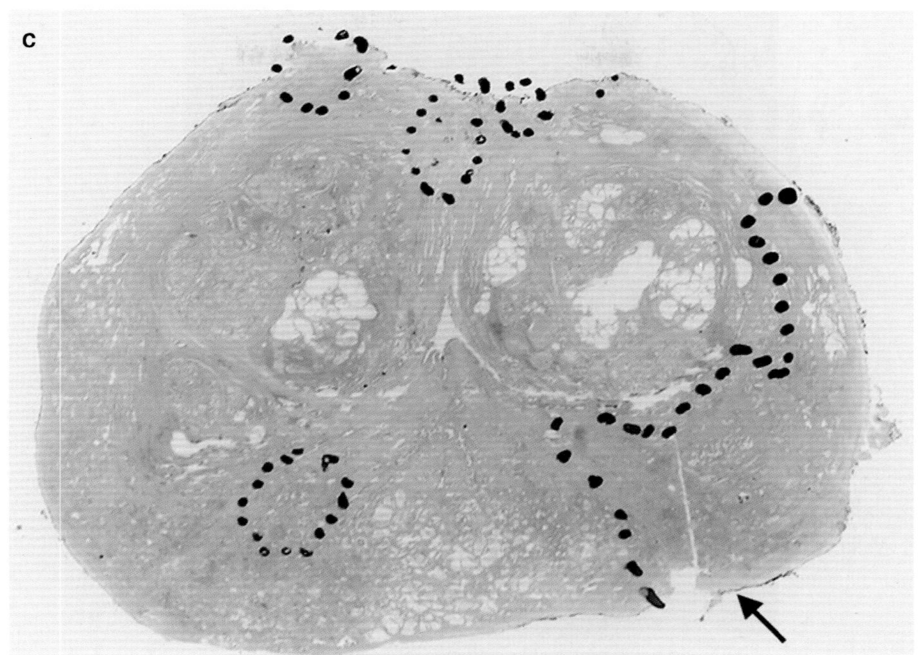

图 6.5　(续)

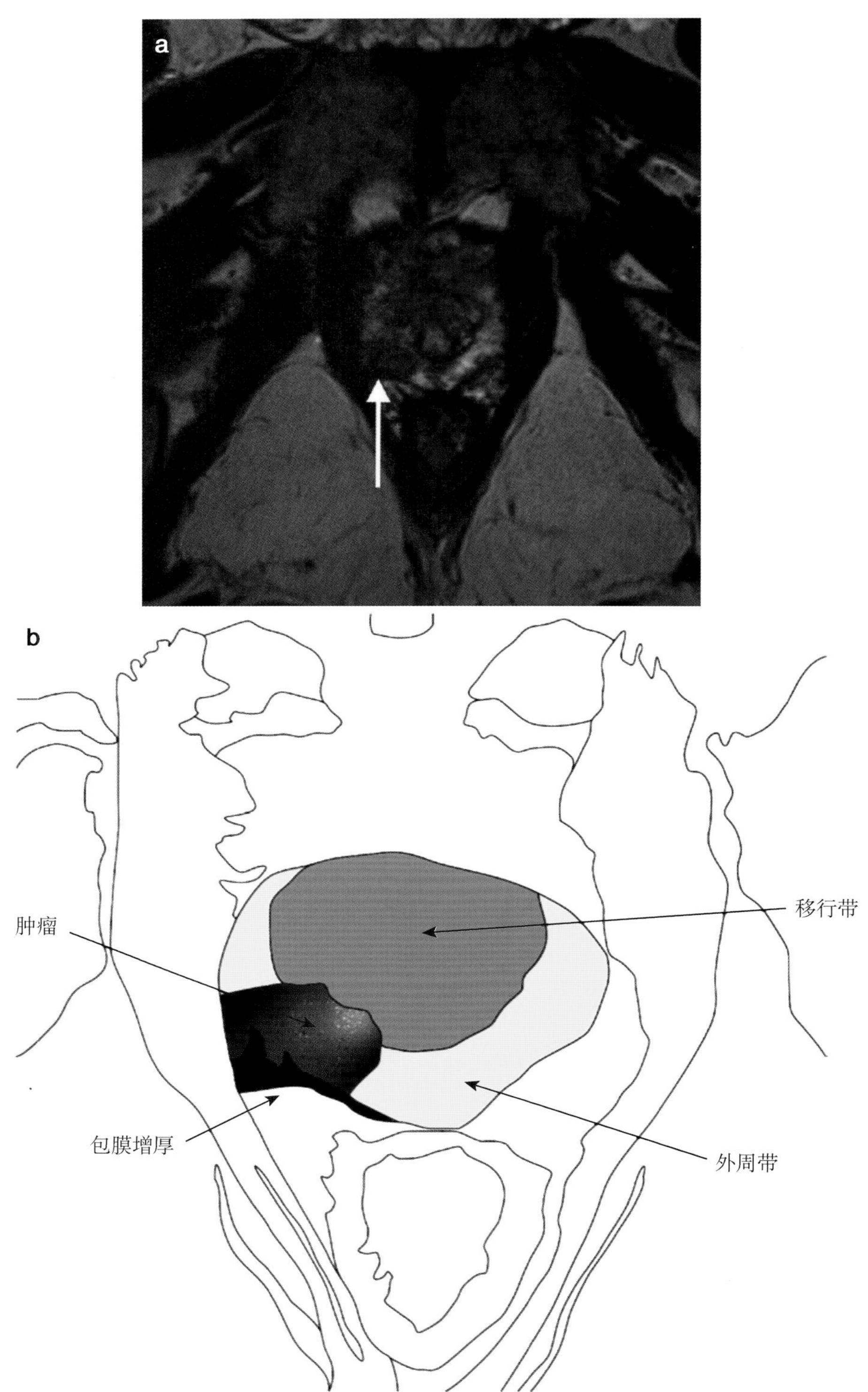

图 6.6　61 岁患者，PSA 为 5.21 ng/ml，存在包膜外侵犯，包膜增厚

a. 前列腺尖部横轴位 T_2 加权图像显示右侧外周带可见一低信号结节，和多参数 MRI 的其他特征（未展示）符合 PI-RADS 4 分病变。白箭所指，与左侧外周带周围正常前列腺包膜相比，前列腺右叶包膜局限性增厚（ESUR 评分 3 分，ECE 中度风险）。b. 相对应的模式图。c. 手术标本显示为 pT_{2c} 前列腺癌（Gleason 4 ＋ 3），所指区域（黑箭）肿瘤无限接近手术切缘

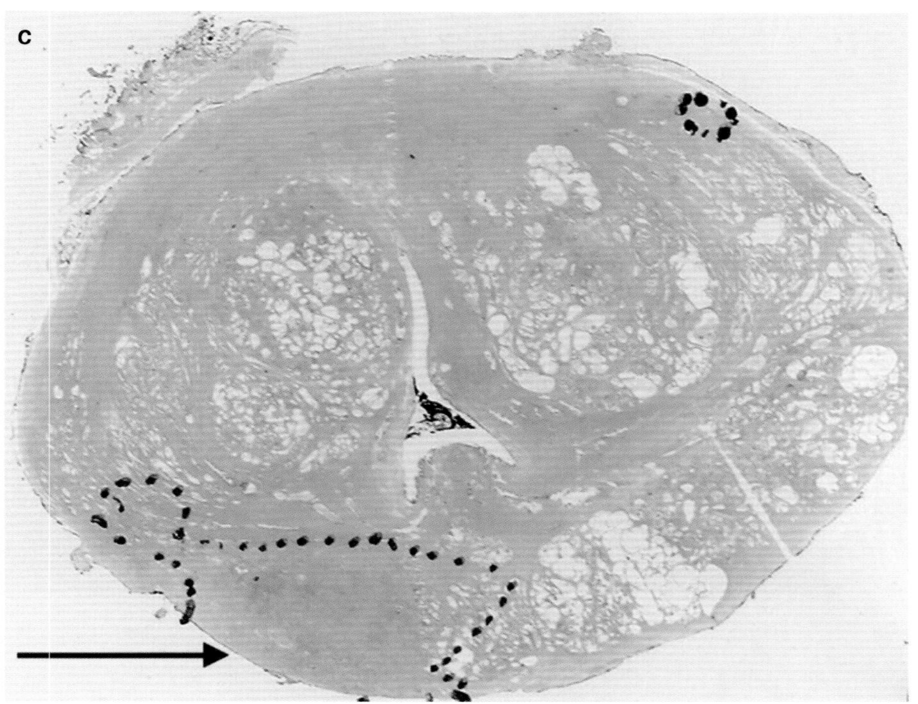

图 6.6　(续)

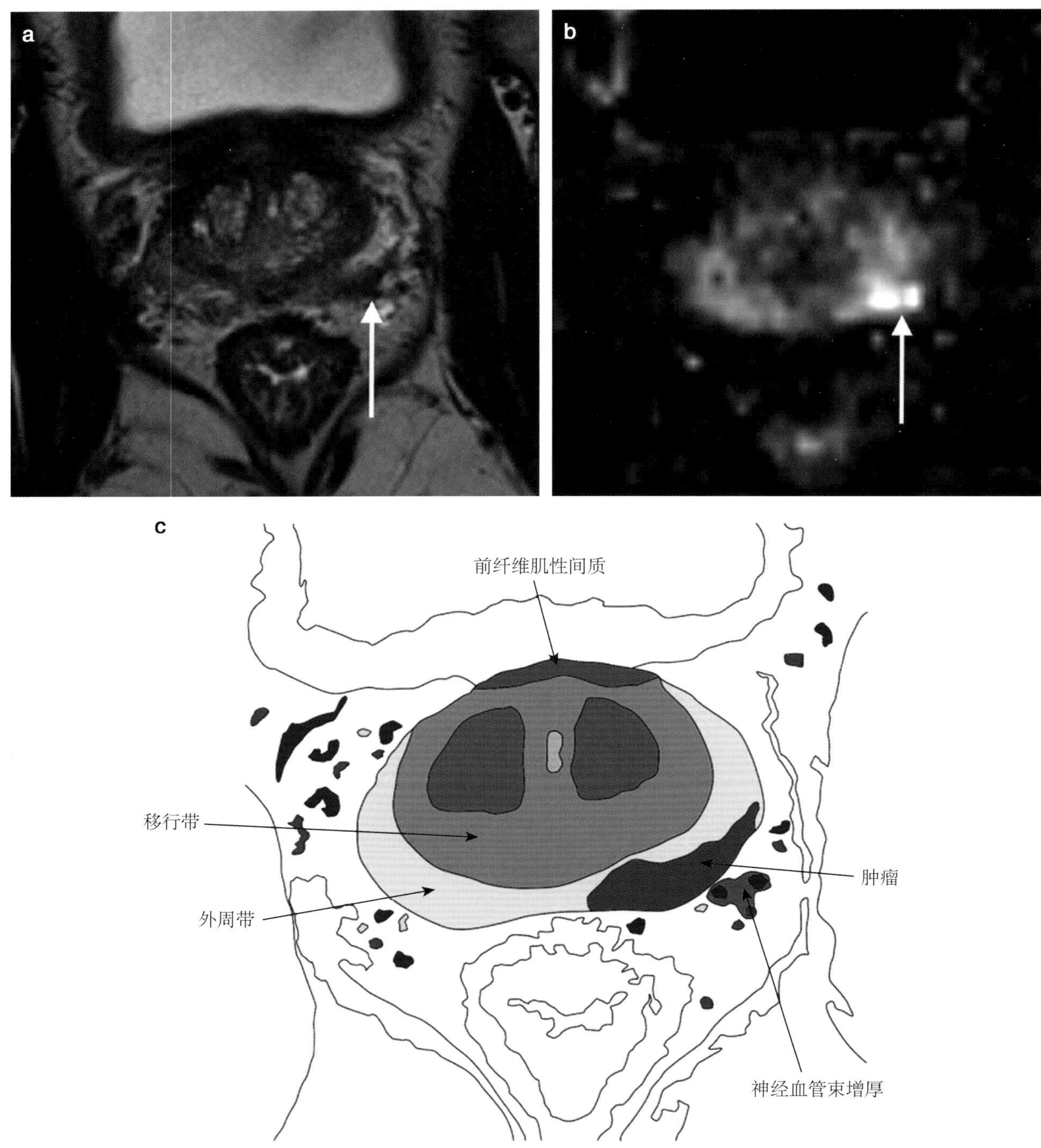

图 6.7 68 岁患者，PSA 为 4.76 ng/ml，神经血管束增厚作为 ECE 的征象

前列腺底部与中部结合部位的横轴位 T_2 加权图像(a)和 DWI 图像(b)显示左侧外周带可见一 T_2 低信号的结节样病变，DWI 示显著扩散受限，符合 PI-RADS 4 分病变。同时包膜增厚延伸至左侧神经血管束(白箭)，相较于对侧，左侧神经血管束增厚(ESUR 评分 4 分，ECE 高风险)。正常的右侧神经血管束在右侧外周带及直肠外侧脂肪内呈点灶低信号影。c. 相对应的模式图。d. 手术标本证实 pT_{3a} 前列腺癌(Gleason 4 + 3)，左侧神经血管束受累(黑箭)

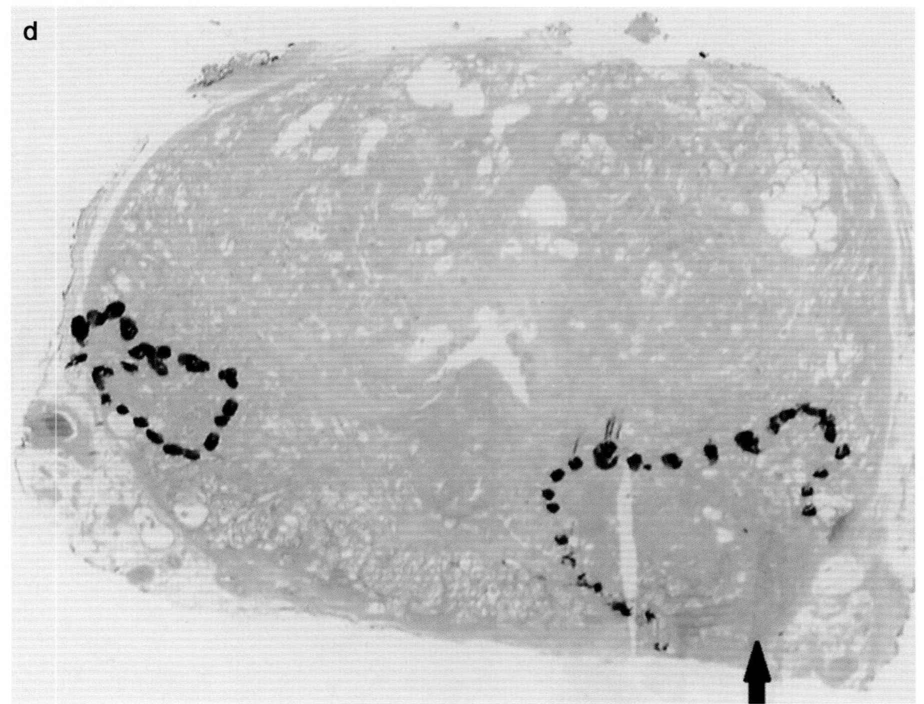

图 6.7 （续）

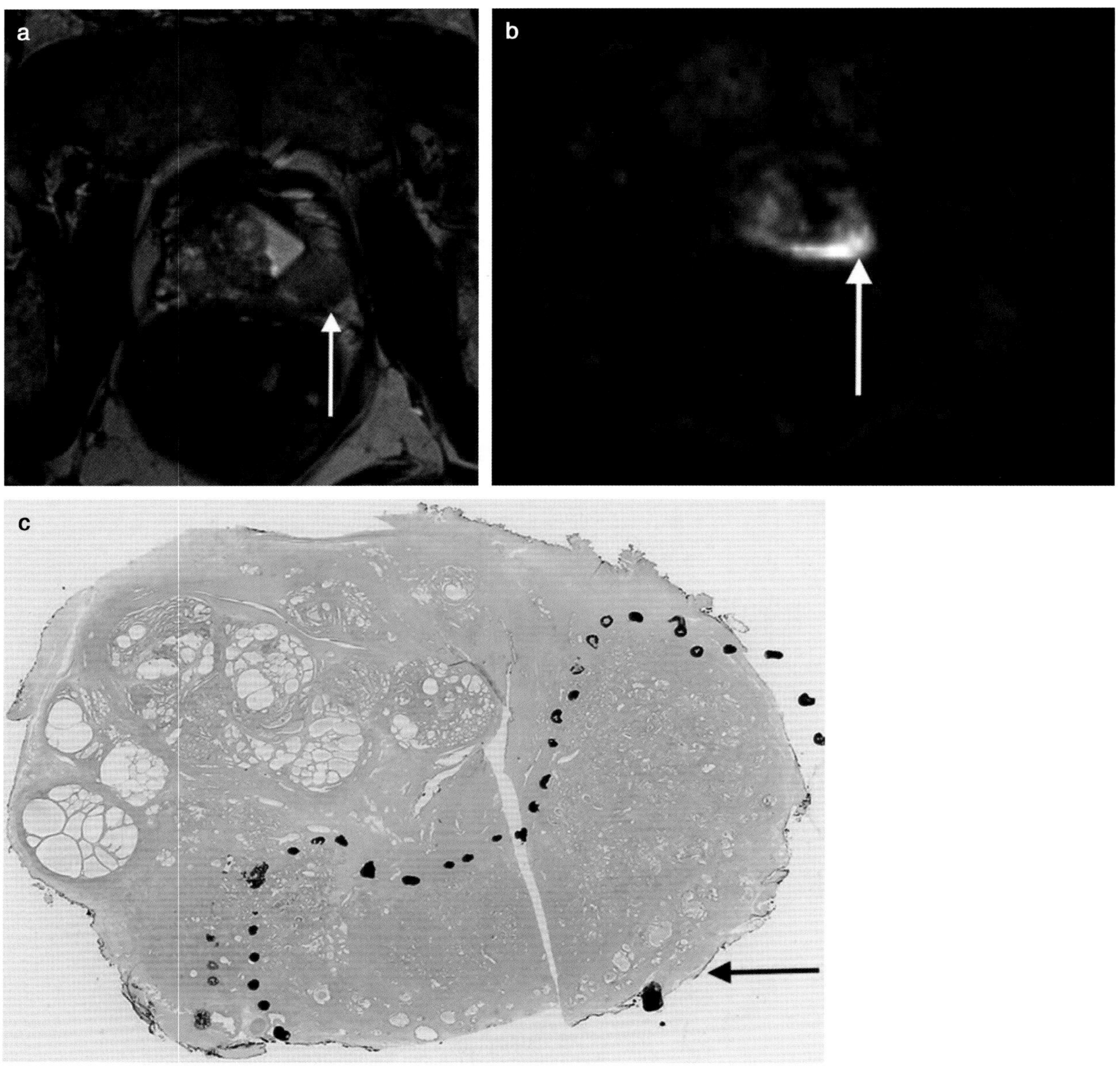

图 6.8　62 岁患者，前列腺包膜凸出，PSA 为 8.46 ng/ml

前列腺中部-尖部横轴位 T_2 加权图像(a)和 DWI 图像(b)显示左侧外周带可见一 PI-RADS 4 分病变。前列腺两叶之间显著不对称，由于存在病灶且包膜凸起(白箭)，左叶增大，这一表现可能提示 ECE(ESUR 评分 4 分，ECE 高风险)。c. 手术标本证实 pT_{3a} 前列腺癌(Gleason 3 ＋ 4)伴有前列腺周围脂肪的广泛浸润(黑箭)

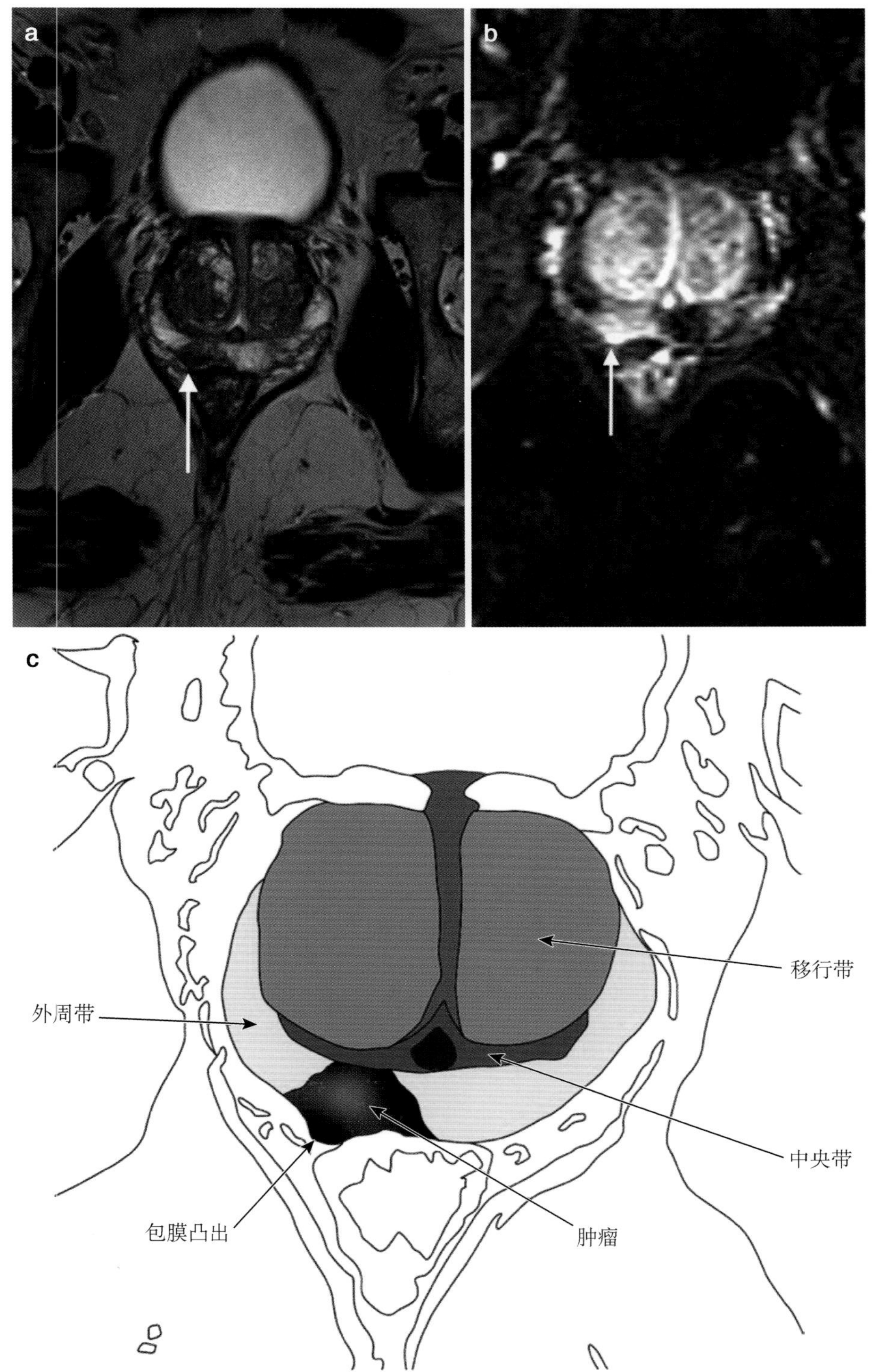

图 6.9 **前列腺包膜凸出预测 ECE 的示例,68 岁患者,PSA 为 9.26 ng/ml**

a. 前列腺中部水平横轴位 T_2 加权图像显示右侧外周带的结节样低信号区域,具有多参数 MRI 中的 PI-RADS 4 分病变的特征(未展示)。请注意局限性包膜凸出(白箭),该表现在 DCE 图像(b)上显示得更佳(ESUR 评分 4 分,ECE 高风险)。c. 相对应的模式图。d. 手术标本证实 pT_{3a} 前列腺癌(Gleason 3 + 4)伴有右侧前列腺周围脂肪浸润(黑箭)

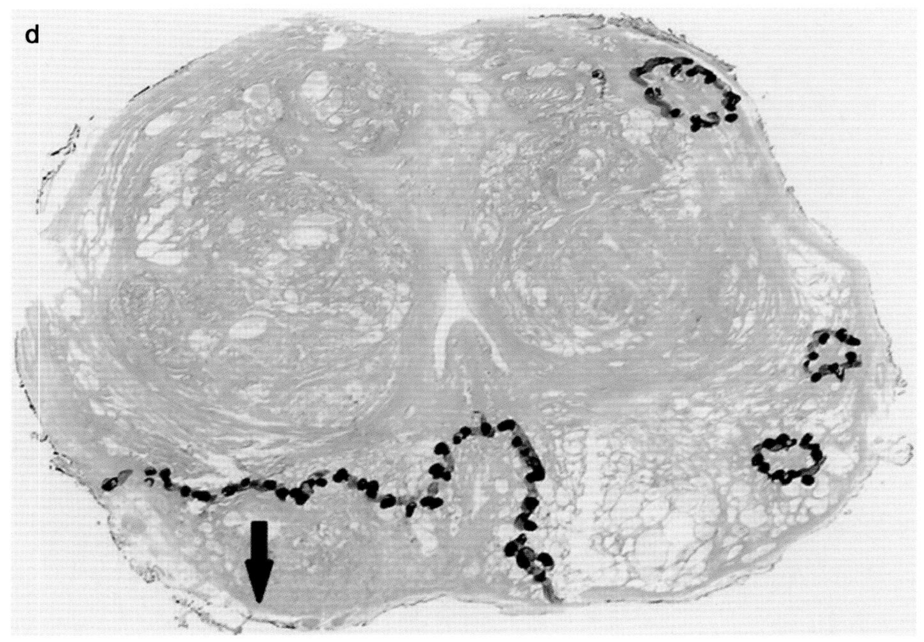

图 6.9 （续）

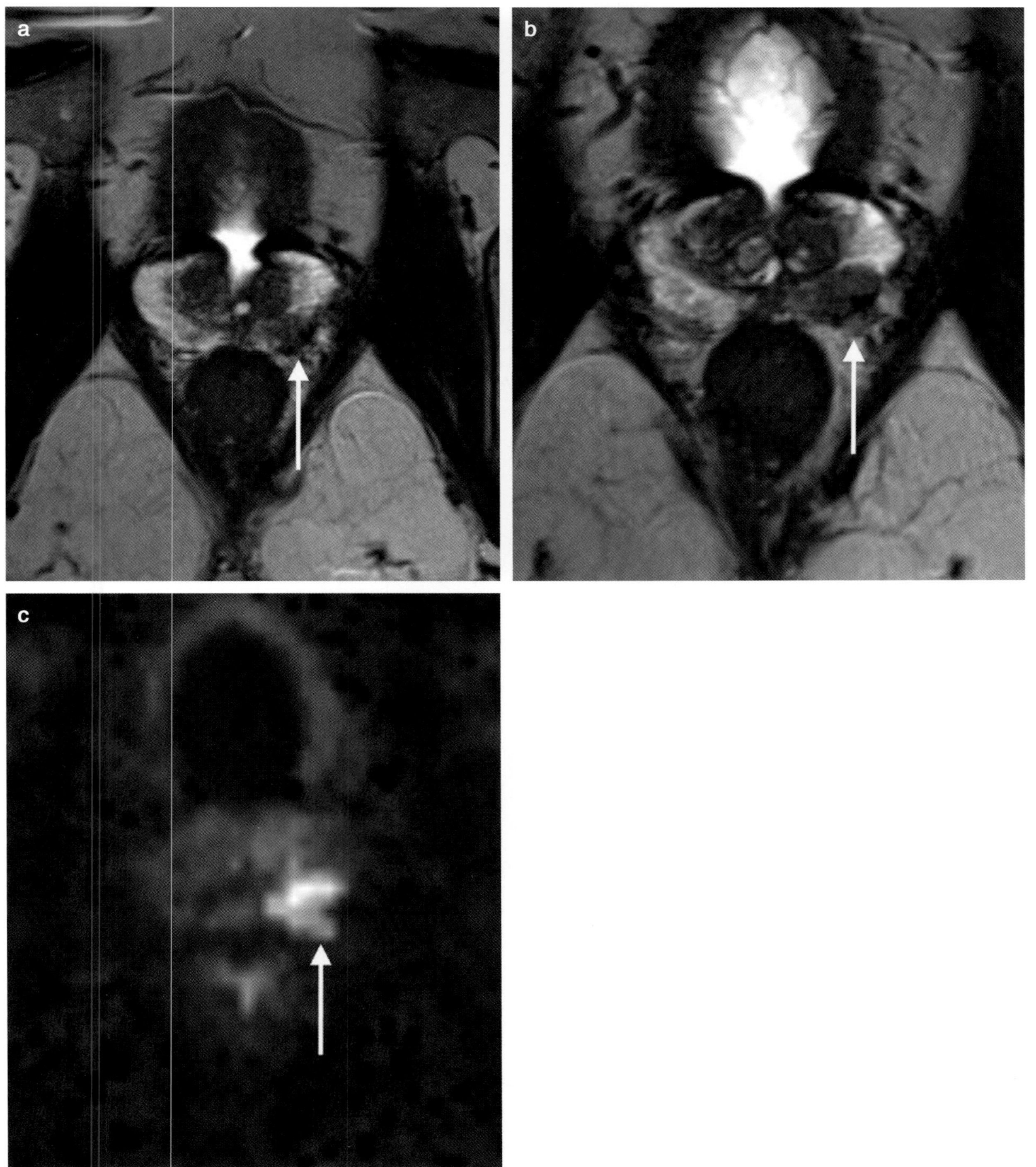

图 6.10 **可测量 ECE 的示例,69 岁患者,PSA 为 16 ng/ml**

前列腺中部不同水平横轴位 T_2 加权图像(a,b)和 DWI 图像(c)显示左侧外周带可见 PI-RADS 5 分病变。然而,在图 a,b 中,可以看到低信号区域浸润至包膜外前列腺周围脂肪内,造成包膜中断(白箭)(ESUR 评分 4 分,ECE 高风险)。在 DWI 图像中,ECE 可测量,这一表现高度提示 ECE(ESUR 评分 5 分,ECE 高风险)。d,e. 分别与图 a,b 水平相对应的模式图。f,g. 手术标本证实 pT_{3a} 前列腺癌(Gleason 4+5),前列腺周围脂肪内浸润达 4 mm(黑箭)

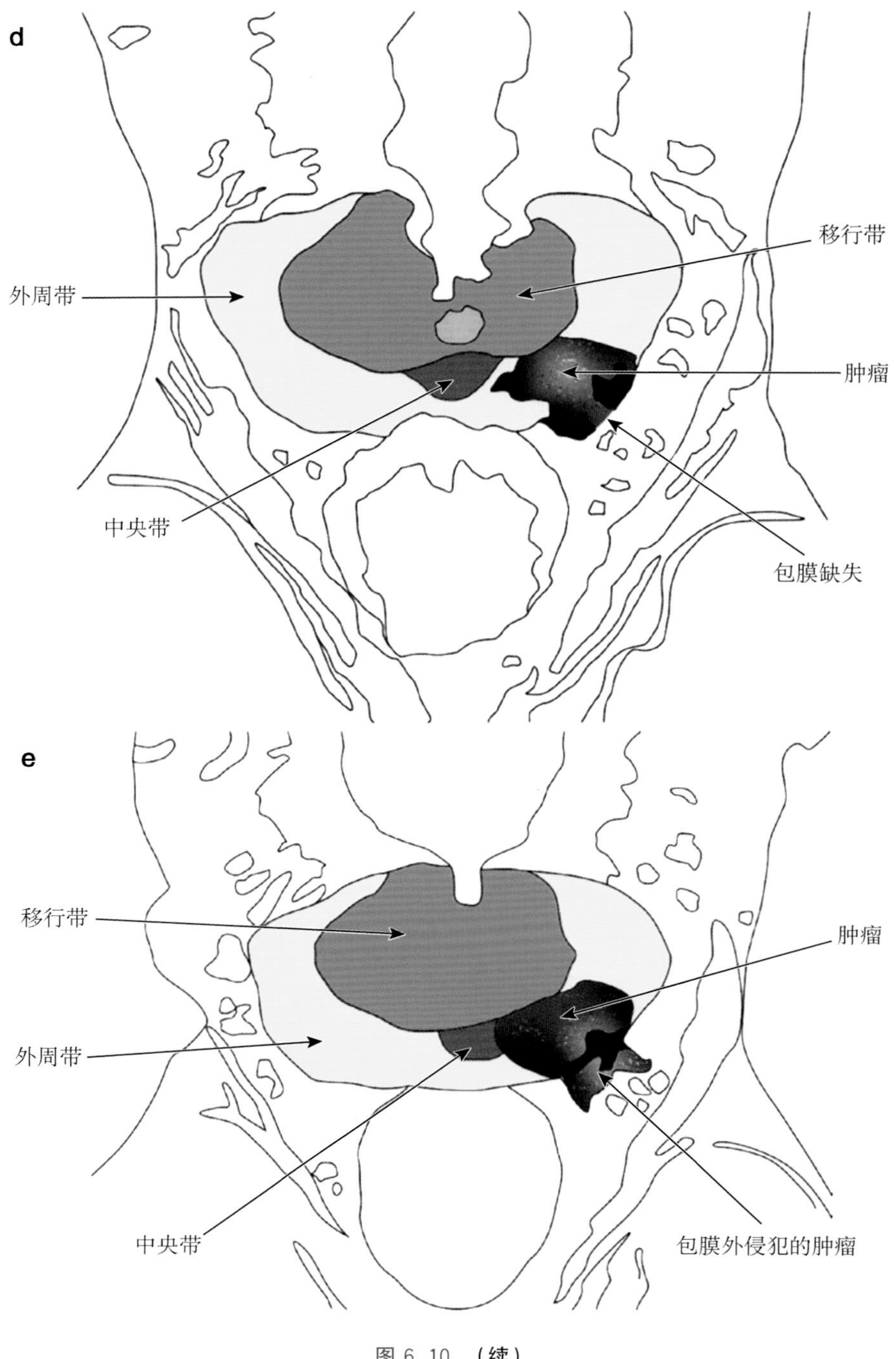

图 6.10 （续）

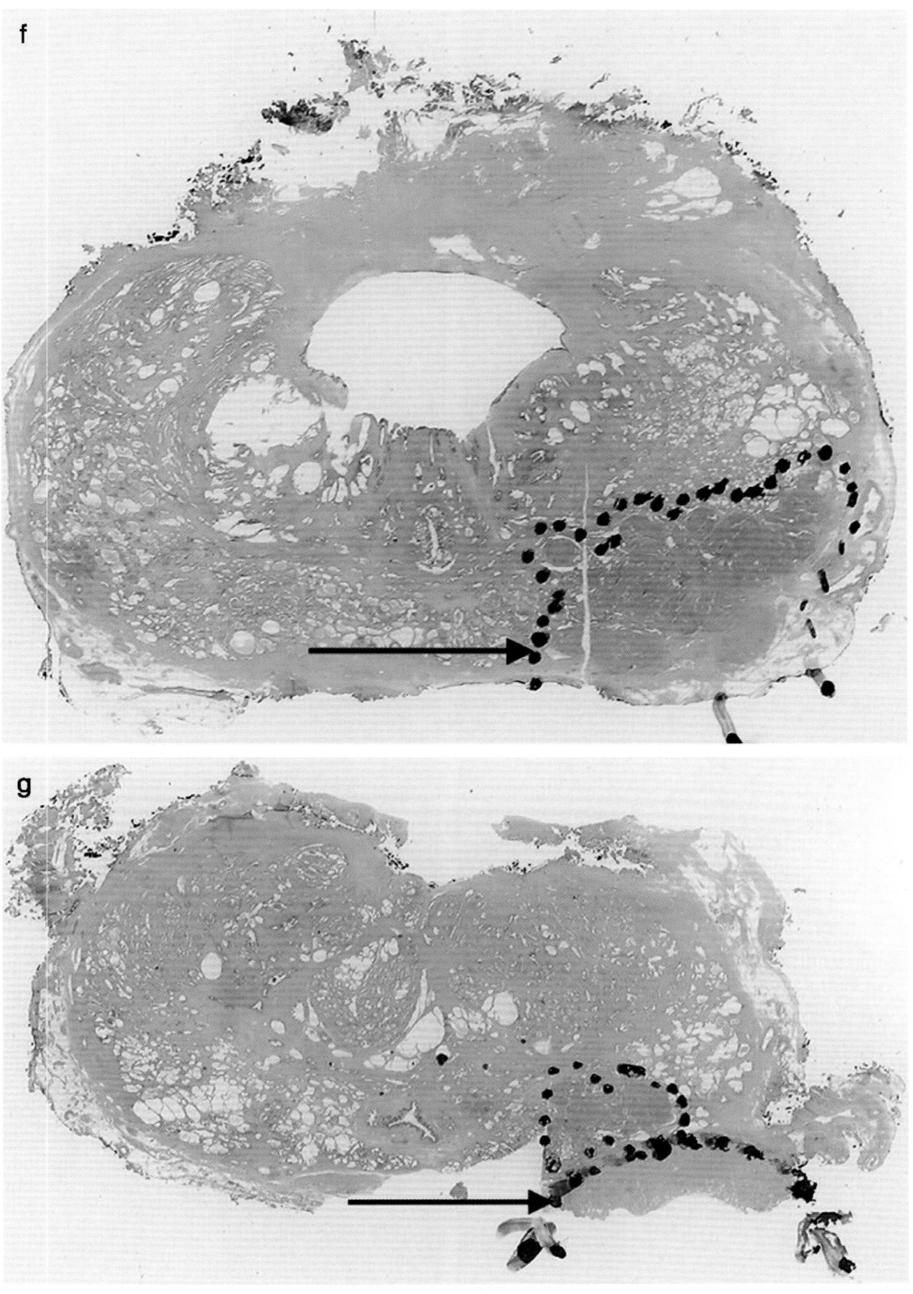

图 6.10 （续）

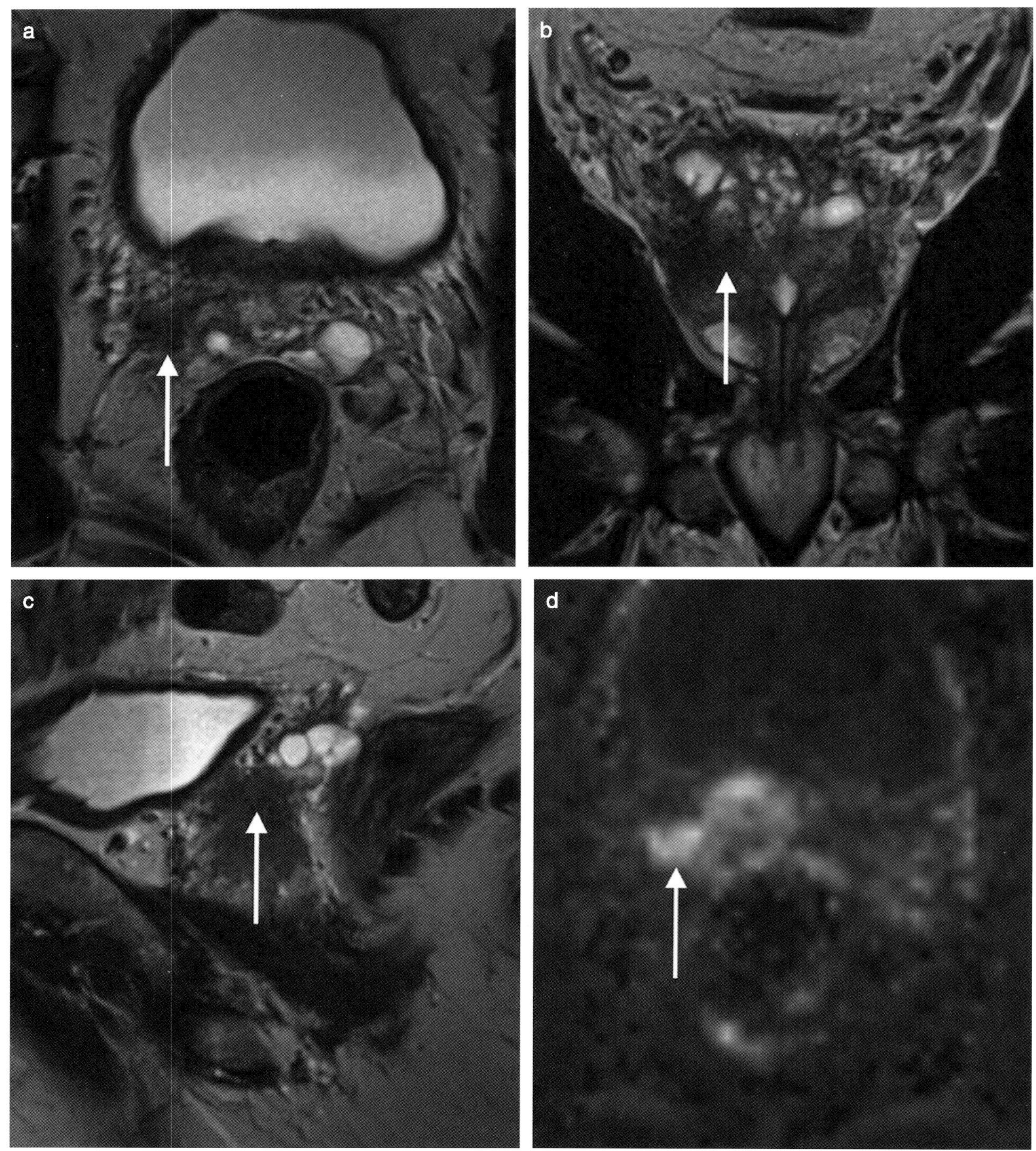

图 6.11　精囊受侵的示例(T_{3b} 疾病),60 岁患者,PSA 为 4.6 ng/ml

横轴位(a)、冠状位(b)和矢状位(c)T_2 加权图像显示右侧前列腺底部前列腺癌病灶(在图 b 上部分显示为低信号病变)向右侧精囊延展,右侧精囊受累。右侧精囊在其最尾部区域呈现边界不清的异常低信号,在横轴位 DWI 图像上扩散受限(d)(白箭)。请注意右侧精囊其余部分以及左侧精囊的正常高信号。e. 相对应的模式图。f. 手术标本证实 pT_{3b} 前列腺癌(Gleason 4 + 4)伴右侧精囊受侵(黑箭)

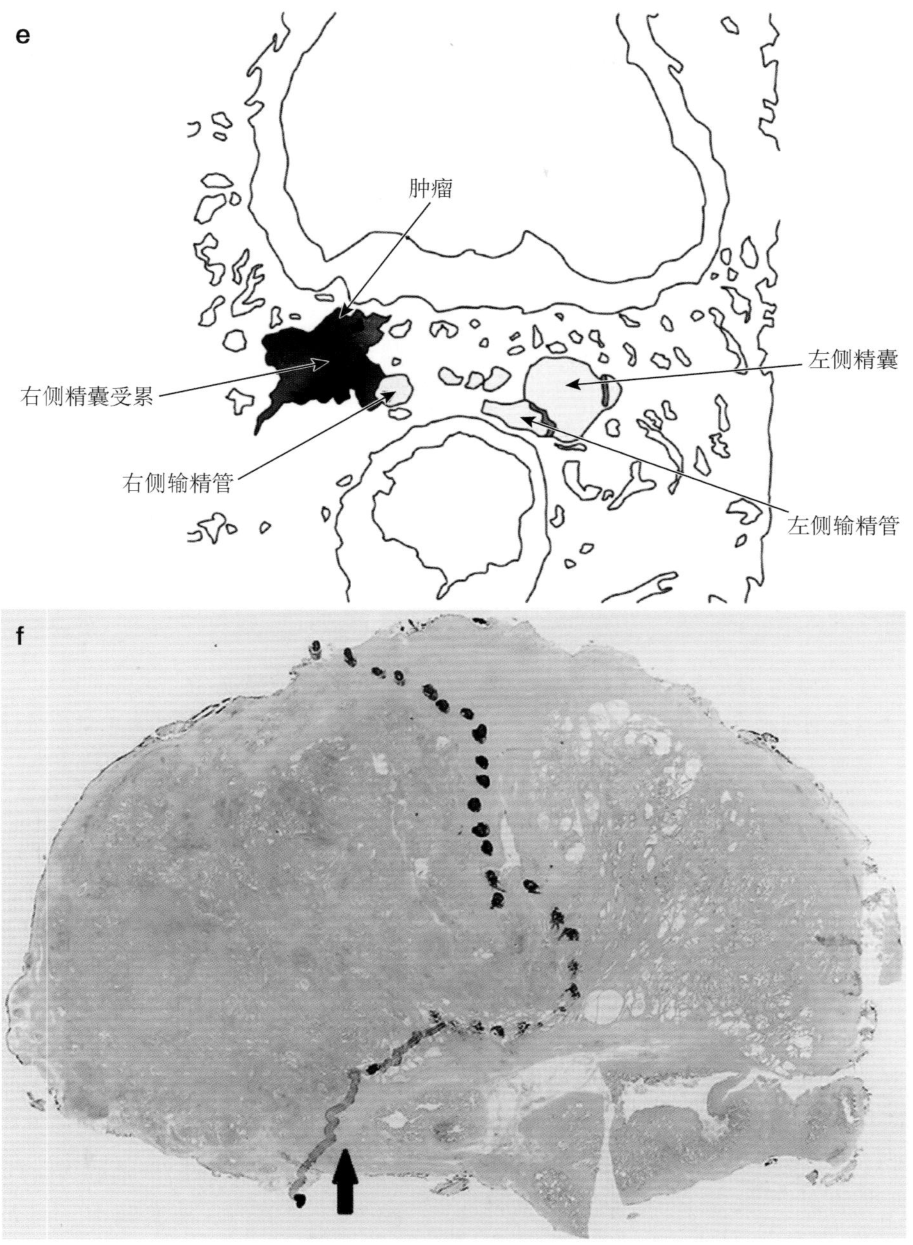

图 6.11 （续）

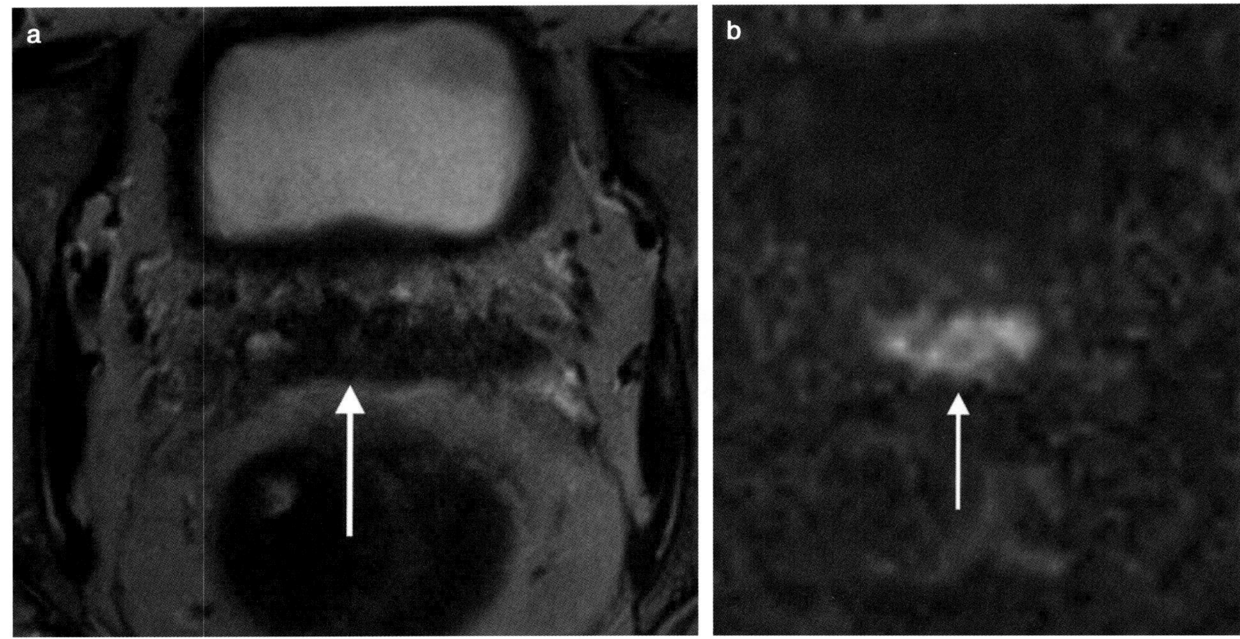

图 6.12　**双侧精囊受累示例(T_{3b} 疾病),67 岁患者,PSA 为 16.1 ng/ml**

前列腺癌患者精囊下部水平的横轴位 T_2 加权图像(a)和 DWI 图像(b)显示两侧精囊异常低信号,同时表现为显著扩散受限(白箭)。这明显提示精囊受累。手术标本证实 pT_{3b} 前列腺癌(Gleason 4 + 4),两侧精囊受累

6.4　局灶性 ECE 与确定的 ECE 比较

区分局灶性和确定的 ECE 非常重要:局灶性 ECE 定义为前列腺外存在几个肿瘤腺体,与确定的 ECE 比较具有更好的预后。mpMR 技术在检测局灶性 ECE 方面价值有限。确定的 ECE 定义为前列腺外不仅是存在几个肿瘤腺体,而是更多。在这种情况下,手术切缘阳性与预后不良有关。在这些病例中,mpMR 的准确度更高。

6.5　mpMR 用于分期的灵敏度和特异度

Rooij 等发表了最新的关于使用多参数 MRI 进行前列腺癌局部分期的荟萃分析[13]。作者分析了 2000 年至 2014 年 8 月的数据库。这项荟萃分析是当前了解多参数 MRI 作为前列腺癌患者管理工具的优势和局限性的支柱之一。

Rooij 等的荟萃分析清楚地显示多参数 MRI 是一种对局部分期具有低灵敏度和高特异度的技术(表 6.4)。检测 ECE 的灵敏度受到阅片者经验的影响(对经验不足的阅片者来说灵敏度较低);相反,特异度更稳定,并且受此因素的影响较小。

参与 PCa 管理的所有医生必须理解这些概念并将其应用于日常实践中。例如,一位患者病变位于前列腺外周带,后部区域,左叶,Gleason 评分 3+4,且无 ECE 的 mpMR 征象。理想情况下,外科医生想要保留其神经血管束。问题:在这种情况下,他或她可以这样做吗? 因为 mpMR 对于检测 ECE 具有低灵敏度,所以如果可行的话,对左侧区域采取术中冰冻切片以确认边缘阴性是合理的。由于在检测前列腺临床显著癌方面,mpMR 技术阴性预测值高,所以对于前列腺右叶,保留神经血管束而不采取术中冰冻切片是合理的。

表 6.4 Rooij 等的荟萃分析结果[13],多参数 MRI 对前列腺癌局部分期的灵敏度和特异度

	灵敏度	特异度
ECE	57 (95% CI 0.49～0.64)	91 (95% CI 0.88～0.93)
SVI	58 (95% CI 0.47～0.68)	96 (95% CI 0.95～0.97)
整个 T_3 期	61 (95% CI 0.54～0.67)	88 (95% CI 0.85～0.91)

ECE. 包膜外侵犯;SVI. 精囊受侵

6.6 MR 设备

ECE 的评估需要使用 1.5T 或 3T 场强的 MR 设备。较高的场强(3T)在 ECE 检测中提供更好的结果[13]。

同样,Rooij 等的荟萃分析表明当使用 3T 的场强进行多参数 MRI 扫描时,使用直肠内线圈对 ECE 检测没有显示出显著的益处,而当使用 1.5T 的场强时,则对肿瘤分期有一定的益处。然而,1.5T 技术正在迅速改进,新的 1.5T 设备很可能在这一方面已经发生了改变。

6.7 mpMR 序列

高技术质量的成像是精确的肿瘤分期所必需的。要进行充分的前列腺癌肿瘤局部分期需要高分辨率 T_2 序列。增加功能成像(DWI/ADC;DCE)可提高 ECE,SVI 和整个 T_3 期检测的灵敏度,特别对于经验较少的阅片者效果明显(图 6.7 和图 6.10)[12,13]。

结论

前列腺癌准确分期是前列腺癌管理和治疗成功的关键点之一。MR 是评估局部分期的最佳成像工具。然而,高质量的图像是必不可少的,并且要通过专门的阅片来实现准确的诊断。

要点

- 包膜外侵犯(ECE)对前列腺癌患者的预后具有重要的临床意义。
- 多参数 MRI 是用于前列腺癌局部分期的最佳成像工具。
- 多参数 MRI 在局部分期中主要集中在区分 T_2 和 T_3 期疾病。
- 放射科医师和泌尿科医生可以从多参数 MRI 获得关键的术前信息以避免勃起功能障碍和尿失禁的可能。
- 多参数 MRI 对前列腺癌中 ECE 的检测灵敏度低,特异度高。
- 前列腺癌 ECE 的 ESUR 评分,根据多参数 MRI 局部分期,对 ECE 判定为低风险到高风险。放射科医师应该熟悉多参数 MRI 上 ECE 的征象,如果存在的话,应将其添加到报告中。

参考文献

[1] Mikel Hubanks J, Boorjian S, Frank I, et al. The presence of extracapsular extension is associated with an increased risk of death from prostate cancer after radical prostatectomy for patients with seminal vesicle invasion and negative lymph nodes. Urol Oncol. 2014;32(1):26. e1-7.

[2] Tollefson M, Karnes R, Rangel L, et al. The impact of clinical stage on prostate cancer survival following radical prostatectomy. J Urol. 2013;189(5):1707-12.

[3] Eifler J, Feng Z, Lin B, et al. An updated prostate cancer staging nomogram (Partin tables) based on cases from 2006 to 2011. BJU Int. 2012;111(1):22-9.

[4] Ohori M, Kattan M, Koh H, et al. Predicting the presence and side of extracapsular extension: a nomogram for staging prostate cancer. J Urol. 2004;

171(5):1844-9.

[5] Cooperberg M, Lubeck D, Mehta S, et al. Time trends in clinical risk stratification for prostate cancer: implications for outcomes (data from CaPSURE). J Urol. 2003;170(6):S21-7.

[6] Han M, Partin A, Piantadosi S, et al. Era specific biochemical recurrence-free survival following radical prostatectomy for clinically localized prostate cancer. J Urol. 2001;166(2):416-9.

[7] Akin O, Riedl C, Ishill N, et al. Interactive dedicated training curriculum improves accuracy in the interpretation of MR imaging of prostate cancer. Eur Radiol. 2010;20(4):995-1002.

[8] Fütterer J, Engelbrecht M, Huisman H, et al. Staging prostate cancer with dynamic contrast-enhanced Endorectal MR imaging prior to radical prostatectomy: experienced versus less experienced readers. Radiology. 2005;237(2):541-9.

[9] Wibmer A, Vargas H, Donahue T, et al. Diagnosis of Extracapsular extension of prostate cancer on prostate MRI: impact of second-opinion readings by subspecialized genitourinary oncologic radiologists. AJR. 2015;205(1):W73-8.

[10] Vargas H, Hötker A, Goldman D, et al. Updated prostate imaging reporting and data system (PI-RADS v2) recommendations for the detection of clinically significant prostate cancer using multiparametric MRI: critical evaluation using whole-mount pathology as standard of reference. Eur Radiol. 2015;26(6):1606-12.

[11] Le J, Tan N, Shkolyar E, et al. Multifocality and prostate cancer detection by Multiparametric magnetic resonance imaging: correlation with whole-mount histopathology. Eur Urol. 2015; 67 (3): 569-76.

[12] Boesen L, Chabanova E, Løgager V, et al. Prostate cancer staging with extracapsular extension risk scoring using multiparametric MRI: a correlation with histopathology. Eur Radiol. 2014;25(6):1776-85.

[13] de Rooij M, Hamoen E, Witjes J, et al. Accuracy of magnetic resonance imaging for local staging of prostate cancer: a diagnostic meta-analysis. Eur Urol. 2016;70(2):233-45.

第七章

肿瘤复发及随访

内容

7.1　引言

前列腺癌可以选择不同的治疗方案：雄激素剥夺治疗，前列腺切除术和放射治疗的经典治疗以及局部疗法，例如高强度聚焦超声、冷冻消融和激光消融。此外，目前主动监测是监测生长缓慢的前列腺癌的一种选择。

对于局部复发的病例，这些疗法不仅是最终选择，也是补救方案。因此，必须发现局部复发并进行精确定位，以期在最好的情况下进行补救治疗[1]。

大约30%接受根治性前列腺切除术的患者会发生生化复发[2]。生化复发(即，在没有明确转移的情况下血清PSA升高)被认为是定义局部前列腺癌患者治疗失败的适当终点。

据估计，接受外照射放射治疗(EBRT)的患者多达50%发生生化复发，可能是由于5年后局部复发所造成[3]。

新的局部治疗方法的出现是一个补充因素，驱使临床医师更有兴趣对前列腺和前列腺区进行更详细的评估[4]。

多参数MRI在评估这些患者[5]中发挥重要作用，可以检测或排除局部复发，以促进补救治疗或潜在的全身治疗，最终改善前列腺癌患者的护理和生活[6]。

用于评估治疗后前列腺癌的MRI方案与PI-RADS指南建议的方案相似，但是在肿瘤复发的情况下，必须进行动态对比增强扫描，因为它可以区分良性组织和前列腺癌复发。此外，MR波谱成像可能是另一种工具，可以与其他功能序列的信息[7]结合起来，帮助MRI对前列腺癌复发的完整分析[8]。

本章概述了不同治疗后前列腺和前列腺区的正常表现以及复发和残留前列腺癌的多参数MRI特征，以及PRECISE小组对主动监测的男性患者MRI诊断标准化的建议[9]。

7.2　根治性前列腺切除术(表7.1)

根治性前列腺切除术包括切除整个前列腺、精囊和输精管的壶腹部分以及膀胱尿道吻合术(图7.1)。

在根治性前列腺切除术后，PSA在理论上应该是检测不出的。当PSA浓度超过0.2 ng/ml时，患者发生生化复发[10]。

正常术后纤维化的 MRI 特征包括所有序列中，前括约肌和直肠壁呈中低信号(图 7.1)。前列腺切除术后约 20%的患者中观察到保留的精囊[11]。对正常残留精囊的识别具有重要意义[12]，可以避免误诊为复发性肿瘤而进行活检(图 7.2)。因此，在约 70%具有残留精囊的患者中发生生化复发。

盆腔淋巴结清扫术是可以采取的，但并不是强制性的。在淋巴结清扫部位可发生淋巴囊肿，多发生于沿骨盆和主动脉旁的解剖淋巴结链区域。淋巴囊肿不应与其他术后并发症混淆，如尿瘤、血肿、脓肿或坏死性肿大淋巴结。手术夹可能会产生磁敏感伪影，尤其是动态对比梯度回波序列[3]。

前列腺切除术后术区出现软组织，这些软组织在 T_1 加权图像上与肌肉呈等信号，而在 T_2 加权图像上与肌肉相比呈稍高或中等信号[13]，提示局部复发。复发性肿瘤通常在动脉期显著强化并在静脉期廓清，而肉芽组织在晚期呈无强化或轻度强化[14]。此外，局部复发在高 b 值 DWI 上呈高信号，ADC 图呈低信号(图 7.3)。

表 7.1 **根治性前列腺切除术**

正常表现	复发表现
低信号纤维	术区出现呈等信号的结节样软组织肿块
保留的精囊腺	快速及显著的结节样强化
金属夹	局灶性扩散受限
残留的前列腺	胆碱峰升高的软组织
显著的静脉丛	
术后积液(淋巴囊肿、血肿、尿瘤、脓肿)	

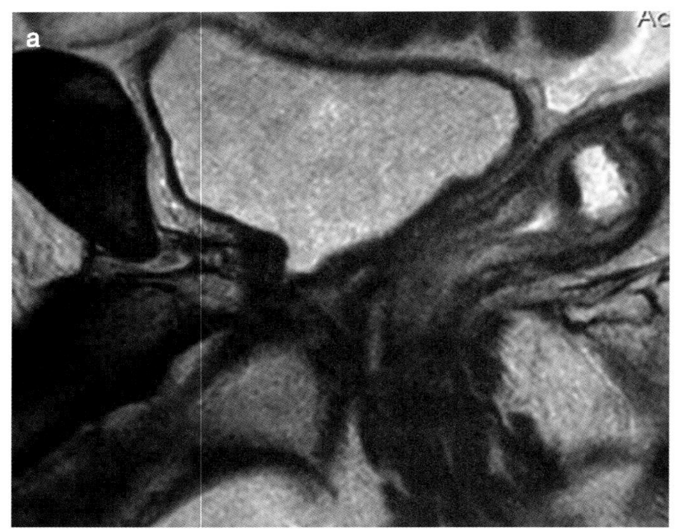

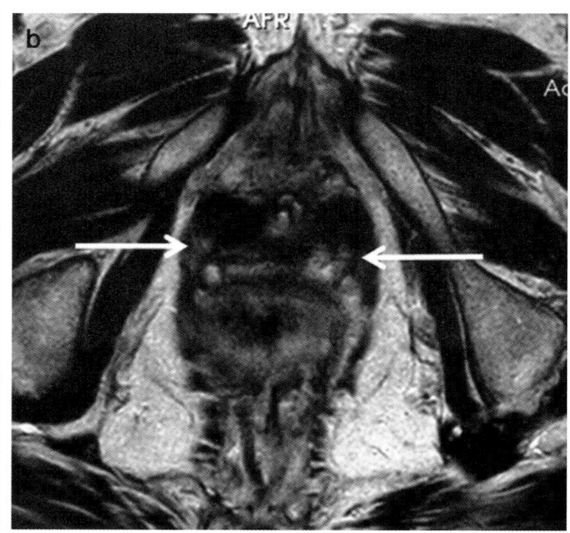

图 7.1 **前列腺切除术后术区正常表现**

矢状位(a)及横轴位(b)T_2WI 显示膀胱颈向下牵拉与尿道膜部吻合。横轴位图像显示吻合处(箭)为形态一致、对称的低信号

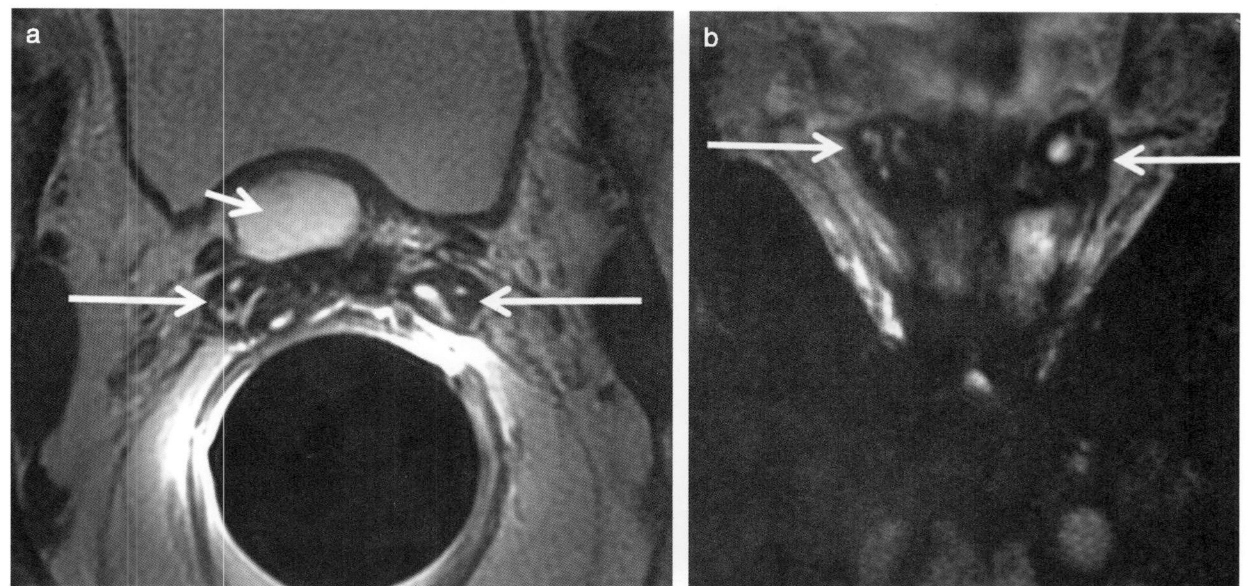

图 7.2　**正常保留的精囊**

63 岁男性，PSA 为 0.7ng/ml。横轴位(a)及冠状位 T_2WI(b)显示保留的双侧精囊(长箭)，具有典型精囊的卷曲管状表现。所保留的右侧精囊前缘可见一意外发现的囊肿(短箭)

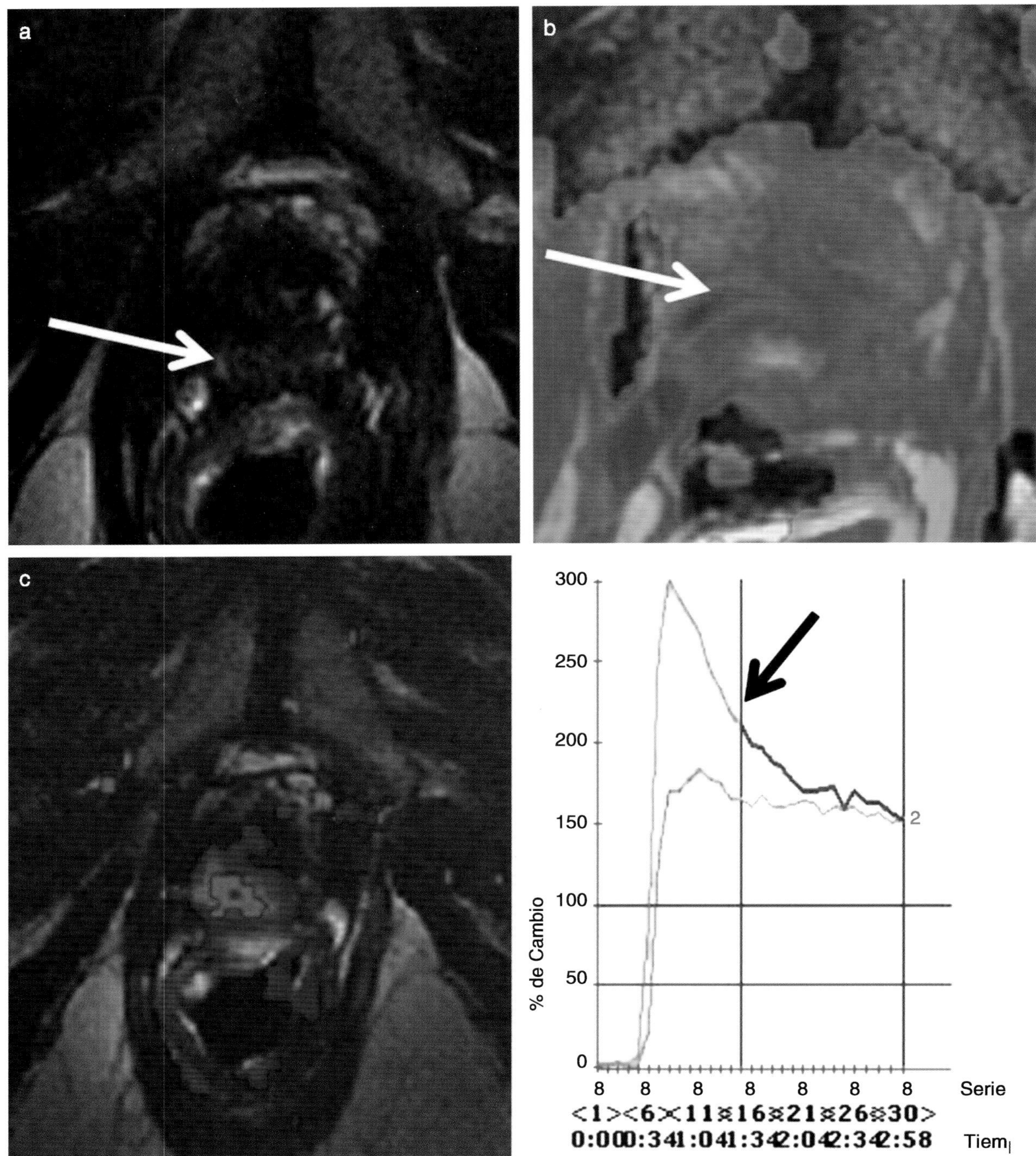

图 7.3 前列腺切除术后复发

横轴位 T_2WI(a)、ADC 图(b)，DCE 彩图(c)以及相应的时间/信号曲线，显示 T_2WI 上可见一软组织肿块，与吻合区肌肉相比呈等和稍高信号。ADC 图(b)显示扩散受限，正如图上蓝色的低 ADC 值区(箭)。DCE 图(c)显示病变早期强化及廓清(箭)，考虑为膀胱尿道吻合处的复发

7.3　放射治疗(表 7.2)

放疗后血清 PSA 升高是生物活性肿瘤的最佳指标[2,10]。在 PSA 最低点后，一旦血清 PSA 升高，则需要进行影像检查以判断这种升高是由局部复发还是全身复发所致。外照射放疗(RT)后，前列腺组织在 T_2 加权 MR 图像上所有腺体呈弥漫性低信号(图 7.4)，这限制了肿瘤的检出。多参数评估将有助于检测复发[14]，表现为更高水平的胆碱，DCE 呈多血供表现[15]和 DWI 上的扩散受限以及相应 ADC 图上的结节样病变(图 7.5)。了解先前的病变位置有助于分析肿瘤可能的功能性变化(图 7.6)，以确定是否存在肿瘤复发[16]。

外照射放疗可以通过将放射源(粒子或针)直接植入前列腺(图 7.4)进行近距离放射治疗。植入物可能是永久性的或临时性的。对于永久性植入物，波谱成像和 DWI 可能不是最理想的选择，因为金属粒子植入物可能会造成磁敏感伪影和图像失真[17]。因此，DCE 是多参数前列腺 MR 检查中的关键序列，用于检测永久性近距离放射治疗后的复发[18]，其特征是病变快速强化和早期廓清(图 7.7)。临时性的近距离放射治疗没有金属材料残留，不受磁敏感伪影的影响；因此，除了 DCE 之外，可以进行所有多参数扫描来检测复发，例如 DWI 和 MR 波谱，其表现与外照射放疗的描述类似。

表 7.2　放射治疗

正常表现	复发表现
T_2WI 上腺体萎缩，呈弥漫低信号	T_2WI 上出现局灶性的相对于正常前列腺的低信号
T_2WI 上由于治疗表现为局灶性低信号	快速显著的强化及廓清
前列腺周围不规则	扩散受限
盆腔内炎性改变	
骨髓出现脂肪替代	

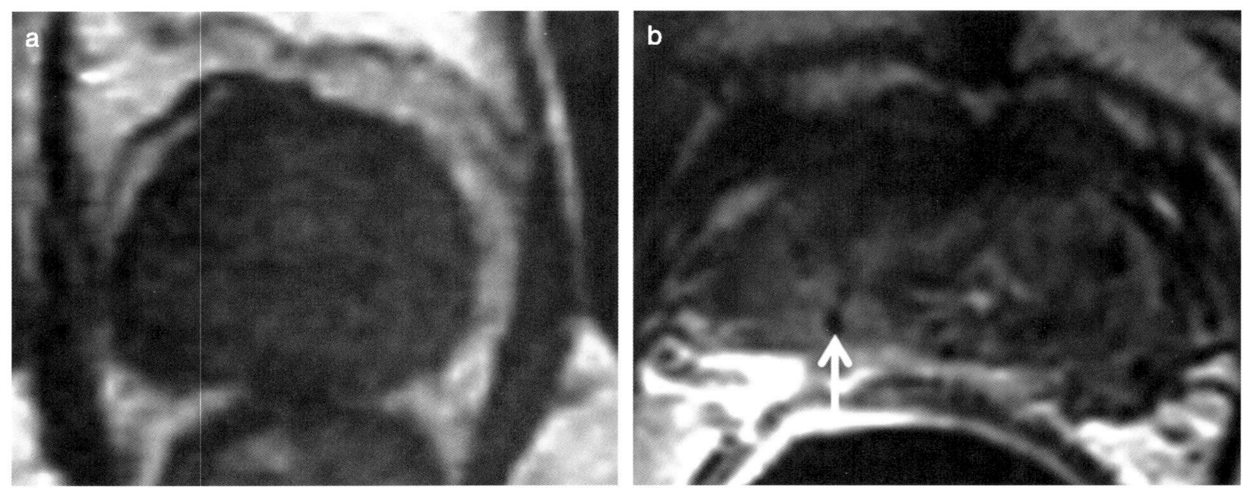

图 7.4 外照射放疗(RT)和近距离放射治疗后 MRI

a. 外照射 RT 后横轴位 T_2WI 显示整个前列腺的信号强度减低，并且各解剖分区显示不清。b. 横轴位 T_2WI 显示多个放射性粒子(箭)植入前列腺，整个前列腺的信号强度减低，使得肿瘤难以分辨

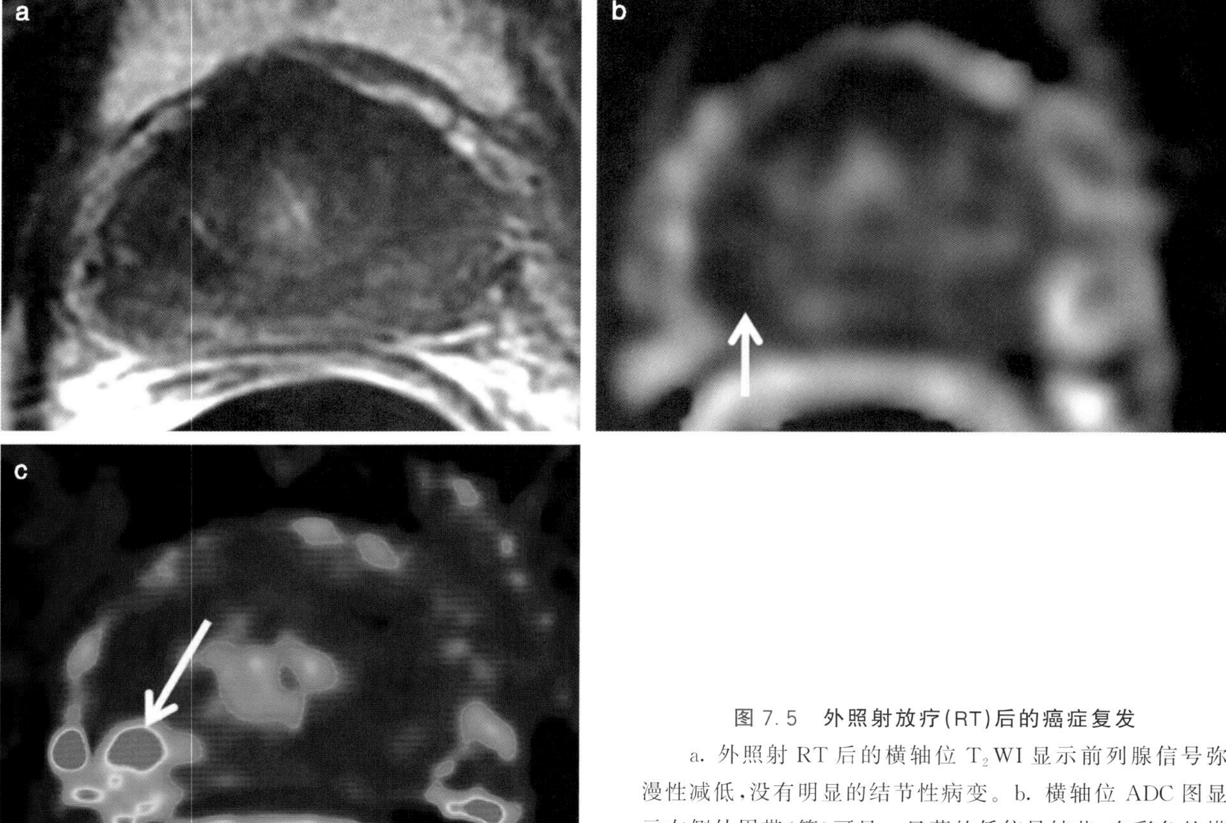

图 7.5 外照射放疗(RT)后的癌症复发

a. 外照射 RT 后的横轴位 T_2WI 显示前列腺信号弥漫性减低，没有明显的结节性病变。b. 横轴位 ADC 图显示右侧外周带(箭)可见一显著的低信号结节，在彩色的横轴位动态对比增强序列(c)上表现为早期显著强化(箭)，诊断为肿瘤复发，经活检证实为前列腺癌复发

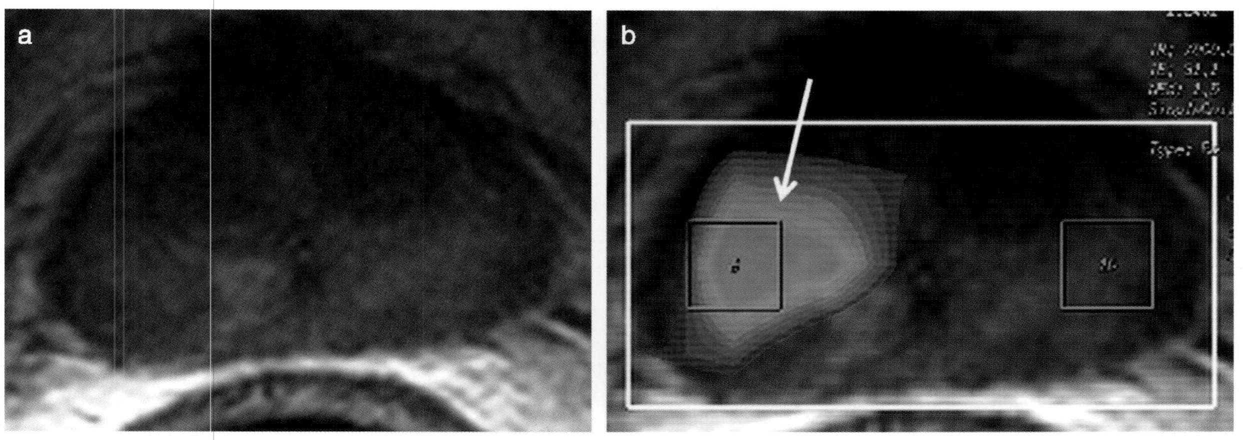

图 7.6　外照射放疗(RT)后的癌症复发

a. 外照射 RT 后的横轴位 T_2WI 显示前列腺信号弥漫性减低，右侧边缘略外凸，未见到明显的结节性病变。b. 波谱成像后处理的横轴位彩图显示右侧区域具有较高水平的胆碱，表现为绿色，这是由于肿瘤复发所致，并经活检证实

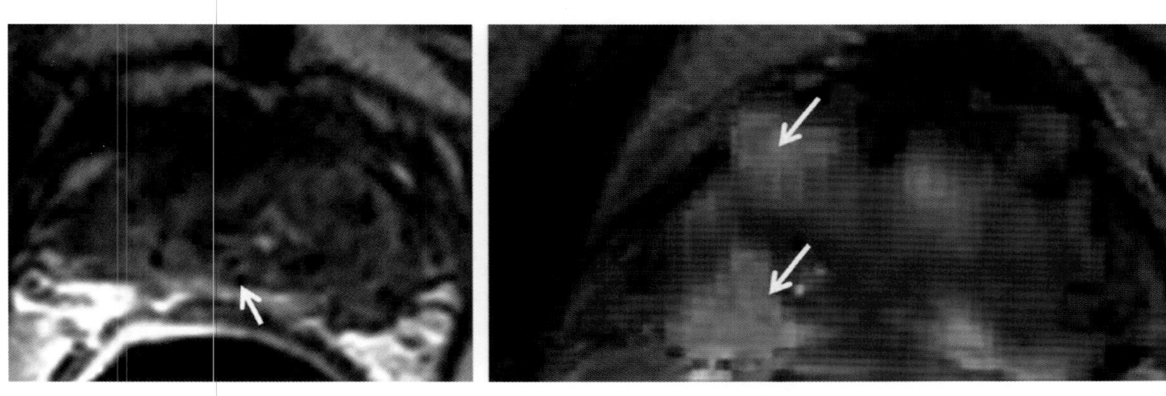

图 7.7　近距离放射治疗后的癌症复发

横轴位 T_2WI(左)显示多个放射性粒子(箭)植入前列腺，整个前列腺的信号强度减低，导致肿瘤难以分辨。相应的横轴位动态对比增强序列(右)显示：复发肿瘤表现为右侧外周带早期显著强化的两个结节性病变(箭)，经活检证实为前列腺癌复发

7.4　雄激素剥夺治疗(表 7.3)

雄激素剥夺治疗后的 MR 表现，根据治疗的类型(单一疗法或联合药物)和持续时间不同而不同[3]。这些表现从短期单一疗法的无变化到 T_2WI 前列腺信号均匀减低，以及前列腺体积、精囊腺大小的缩小。尽管可以联合 T_2 加权图像上局灶性低信号(图 7.8)，胆碱水平(图 7.9)，扩散受限和多血供(图 7.8)等特征进行诊断，但仍很难区分良性前列腺组织和恶性病变。功能序列(DWI、DCE 和波谱)可用于治疗的监测(图 7.9)，能够比形态序列如 T_2WI 更准确地评估疗效。在 T_2WI 上，良性炎性病变可能会被误认为肿瘤复发(图 7.9)。

表 7.3　**雄激素剥夺疗法**

正常表现	复发表现
T_2WI 上腺体萎缩，呈弥漫低信号	快速显著的强化及廓清
前列腺周围无不规则表现	扩散受限
盆腔内无炎性改变	胆碱升高
无骨髓脂肪替代	

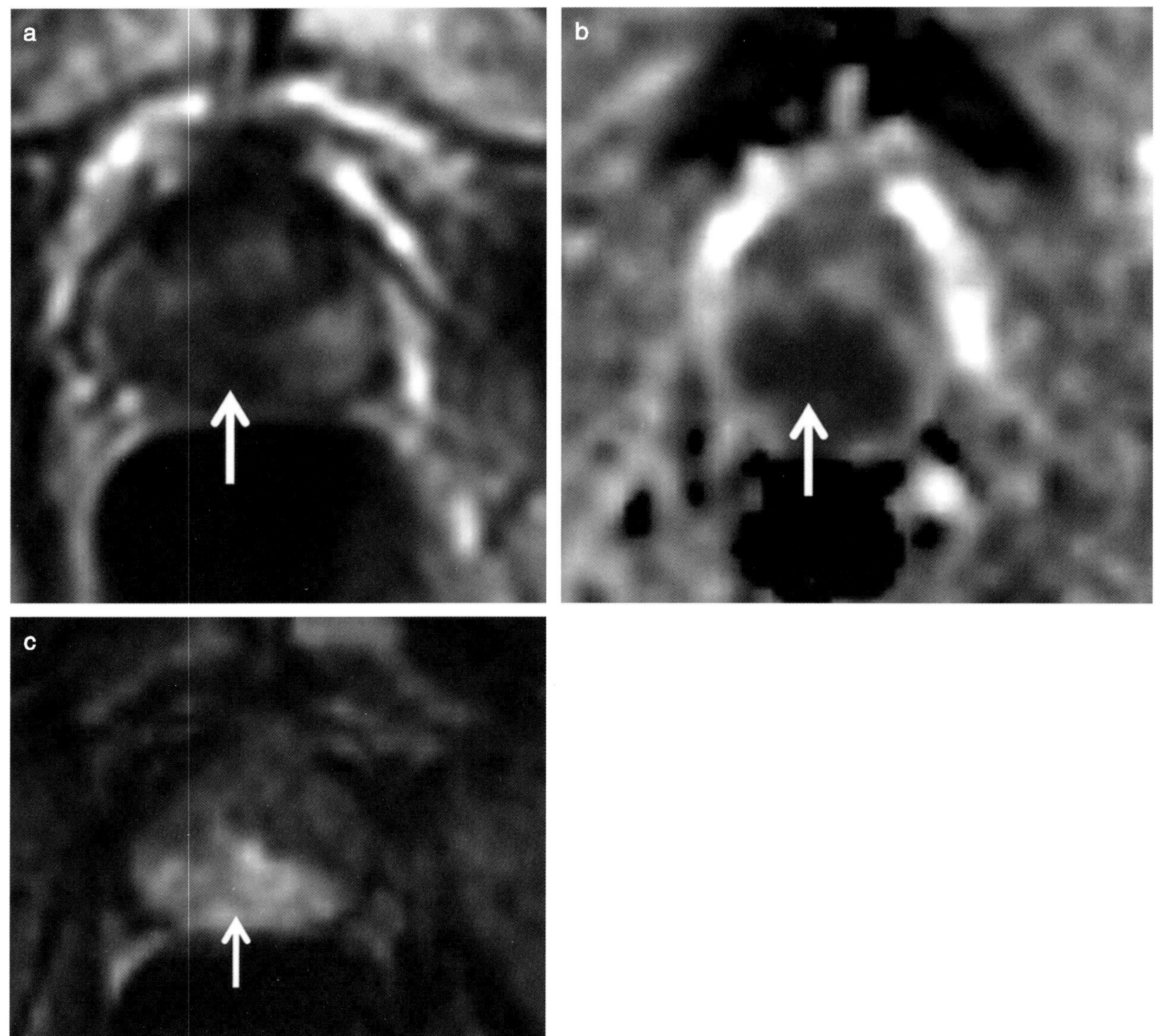

图 7.8　**雄激素剥夺治疗(ADT)后的肿瘤复发**

a. ADT 后横轴位 T_2WI 显示右侧外周带为主(箭)呈不均匀低信号。b. 病变在横轴位 ADC 图(箭)和动态对比增强序列(c)(箭)上显示得更为明显

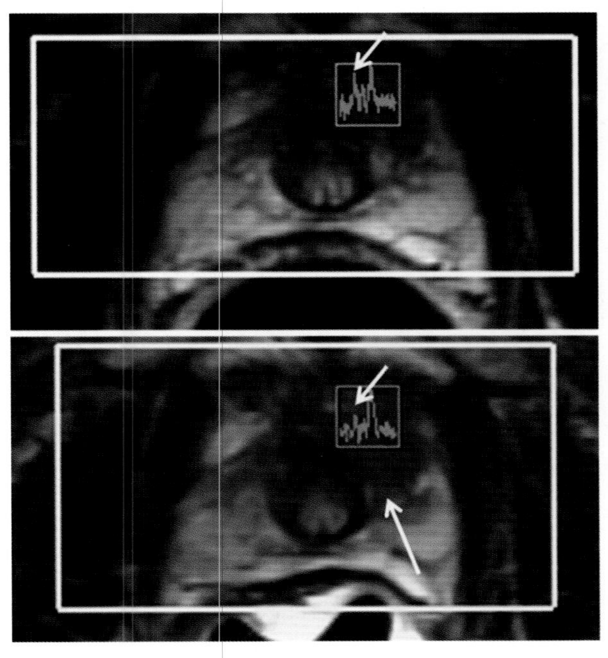

图 7.9　**雄激素剥夺治疗(ADT)后的随访**

ADT 前的横轴位 T_2WI(上图)显示局灶性低信号肿瘤病变内出现高胆碱水平(箭)。治疗 6 个月后(下图),PSA 水平显著降低,该病变内胆碱峰水平减低(短箭),由于病变的非肿瘤性变化,其在 T_2WI 上径线增大(长箭)

7.5　局部治疗(表 7.4)

7.5.1　冷冻治疗

冷冻治疗是指在极低的温度下使组织消融。冷冻治疗后[19]没有特异性改变,具体情况取决于治疗的范围和病灶的位置(图 7.10)。预期治疗后的影像表现可能为:由于存在坏死导致的不均匀强化,前列腺边界(图 7.11)、尿道及直肠壁增厚。复发肿瘤可表现为:T_2 加权图像上呈中等信号,扩散受限,代谢改变[20],明显强化(图 7.12)。

表 7.4　**局部治疗**

正常表现	复发表现
萎缩	快速显著的强化及廓清
坏死	扩散受限
治疗边界增厚	高水平胆碱

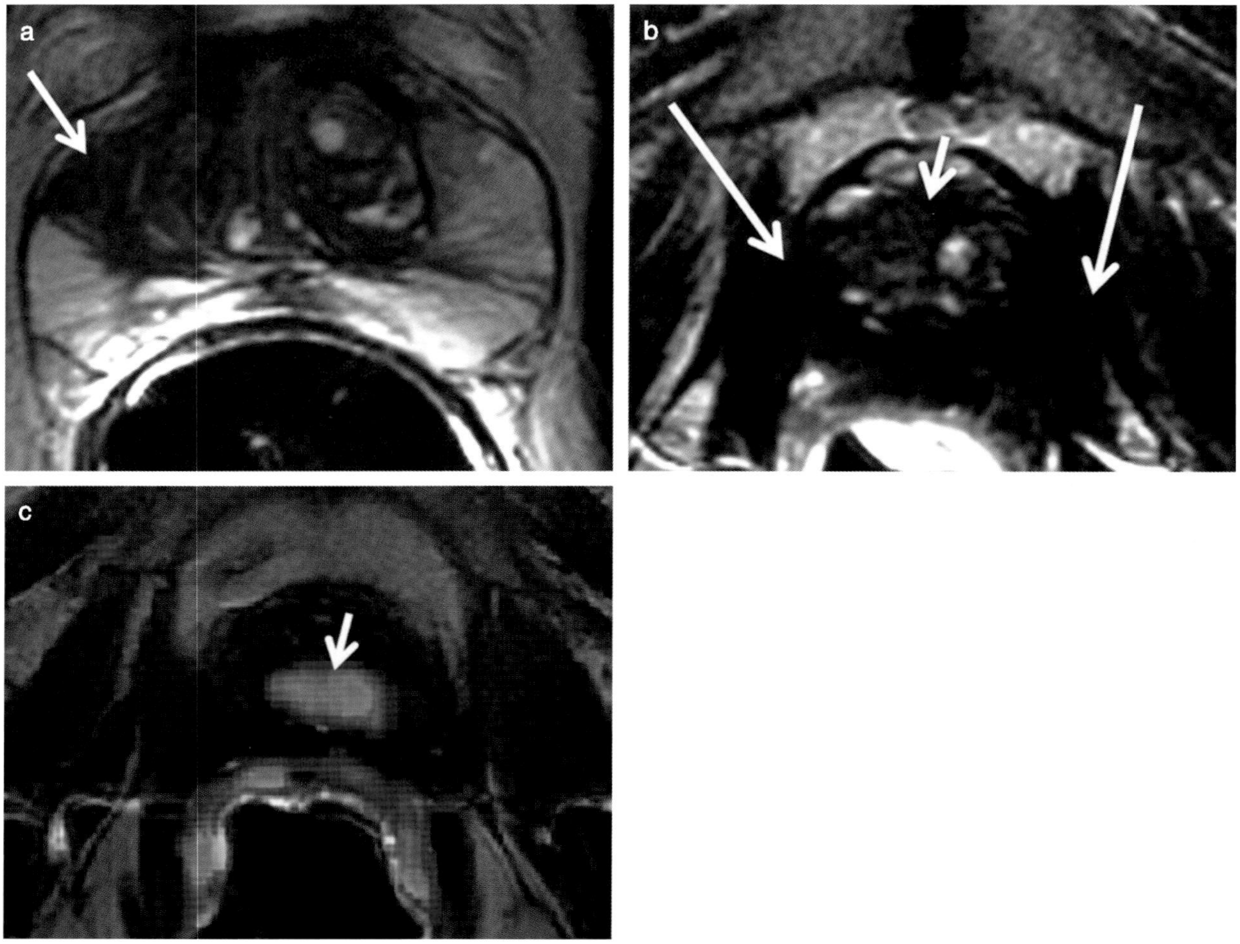

图 7.10　**冷冻治疗后的变化**

a. 冷冻治疗前横轴位 T_2WI 显示外周带右前角可见前列腺癌（箭）。b. 冷冻治疗后横轴位 T_2WI 显示外周带萎缩，前列腺包膜增厚（箭），移行带体积变小，动态序列上弥漫性强化(c)（箭）

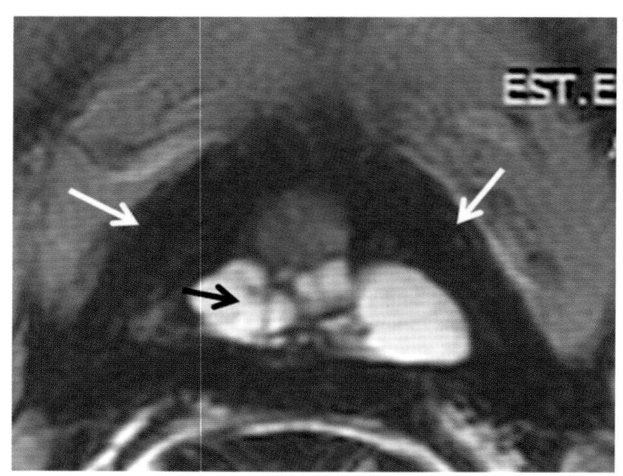

图 7.11　**冷冻治疗后的变化**

冷冻治疗后横轴位 T_2WI 显示前列腺包膜增厚，前列腺纤维化（白箭），体积变小，腺体坏死（黑箭）

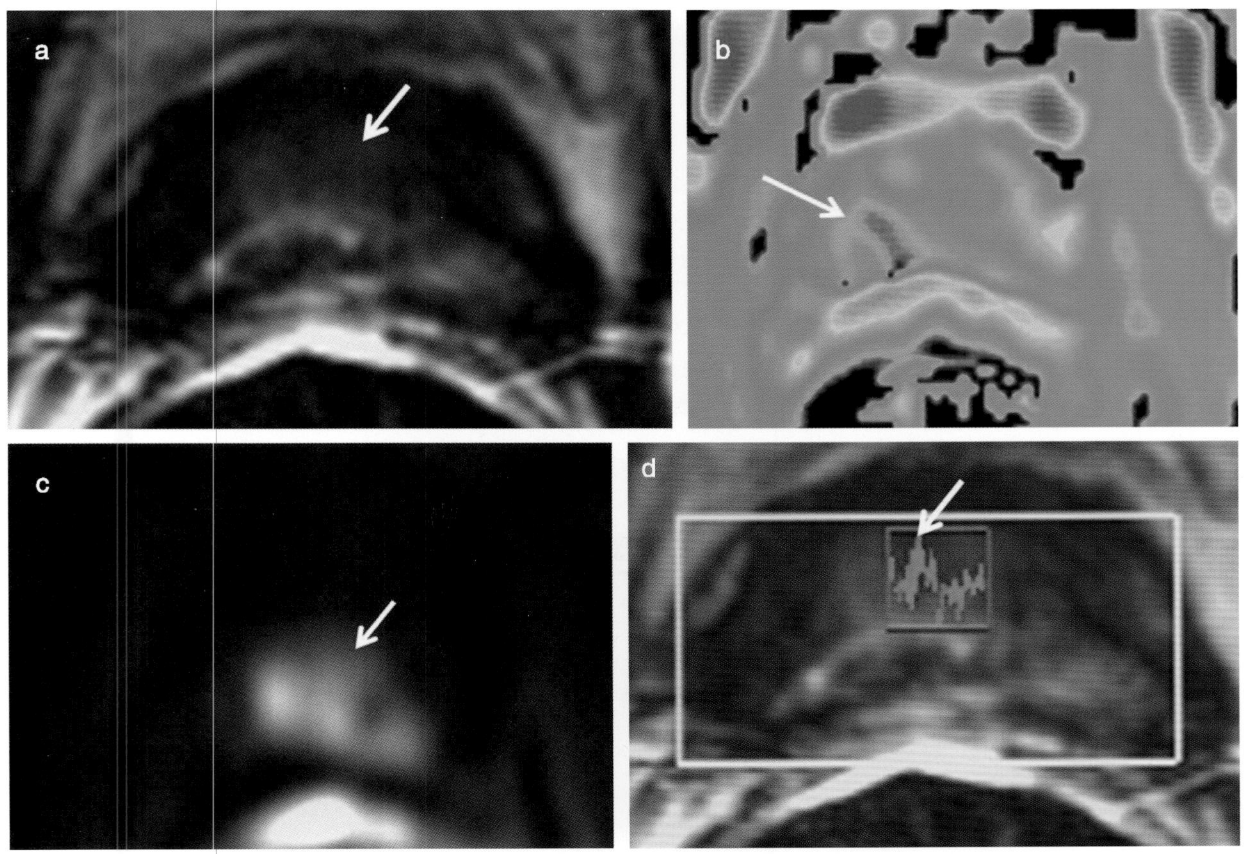

图 7.12 冷冻治疗后复发

冷冻治疗后横轴位 T_2WI(a)显示前列腺内可见一中等信号强度区域(箭),彩色图(b)中 ADC 值较低,呈蓝色,动态增强序列早期显著强化,波谱成像胆碱峰升高,诊断为前列腺癌复发

7.5.2 高强度聚焦超声(HIFU)

HIFU 产热造成坏死,可产生空洞效应,腺体萎缩,或前列腺周围增厚,但无强化(图 7.13)。DCE 和 DWI 可能是分析复发[21]最有帮助的序列,尤其是肿瘤复发可表现为早期强化的结节(图 7.14)。前列腺组织中与治疗相关的反应性强化区域可能很难与残留的有活性的肿瘤区分开来,尤其治疗病灶的边缘更难判断。复发的肿瘤可表现为快速峰值强化和早期廓清。

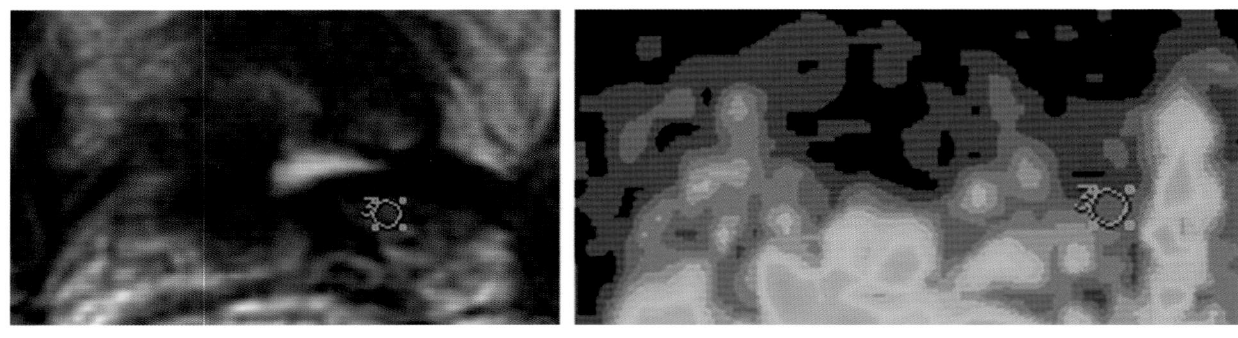

图 7.13　**高强度聚焦超声(HIFU)后变化**

HIFU 治疗后横轴位 T_2WI(左)显示右侧移行带萎缩，感兴趣区(圆)内未见局灶性强化，这是良性改变，无局灶性复发

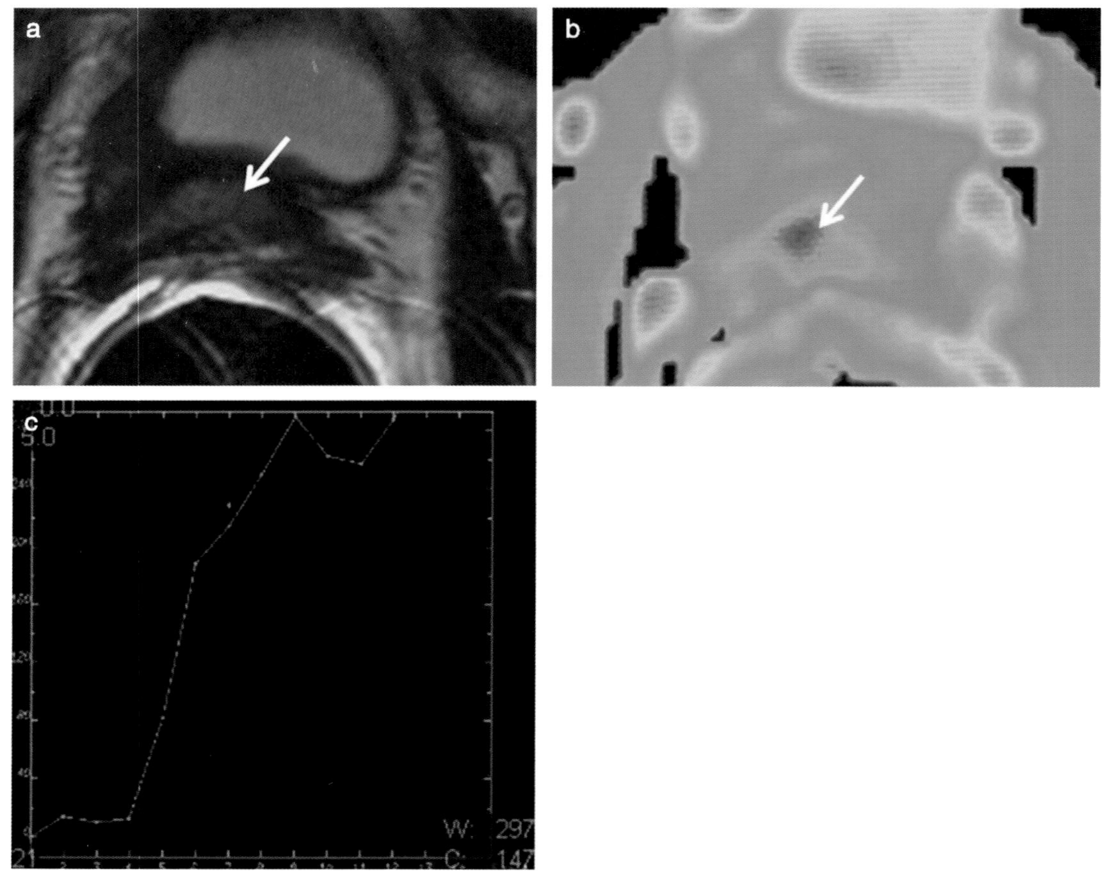

图 7.14　**高强度聚焦超声(HIFU)术后复发情况**

HIFU 治疗后横轴位 T_2WI(a)显示一中等信号区域(箭)，在彩图(b)上显示较低的 ADC 值，呈蓝色(箭)，在时间/信号强度曲线(c)上表现为早期显著强化，诊断为肿瘤复发

7.5.3 激光疗法

激光疗法、光动力疗法，是在氧气存在的情况下使用特定波长的激光进行治疗。在治疗边界可见明显不规则的坏死区域[22]，尤其是在进行动态增强扫描后显示明显，坏死区域之间可见强化区（活性组织）[23]。

7.6 主动监测

前列腺癌的主动监测是一种针对低风险、局限性前列腺癌患者的管理策略，其目的是为了随访病情进展以推迟标准的积极治疗（根治性前列腺切除术和放疗）。该策略包括定期随访检测血清 PSA、直肠指诊和重复前列腺活检。PSA 动态变化并不能可靠地预测病情进展，而活检是一种侵袭性的手术，并发症多。因此，多参数 MRI 已成为一种越来越常用于主动监测的成像工具。PRECISE 规范有助于收集数据和评估主动监测[9]过程中男性患者的 MRI 表现。PRECISE 检查清单列出了在基线或随访时 MRI 应报告的关键信息，包括临床变量和 MRI 数据，如体积、ADC 值和不同序列的影像表现（图 7.15）。基线 MRI 报告之后的 MRI 报告应评估与基线 MRI 扫描相比发生显著影像学进展的可能性（1～5 级），并描述做出该评估的影像学依据（表 7.5）。

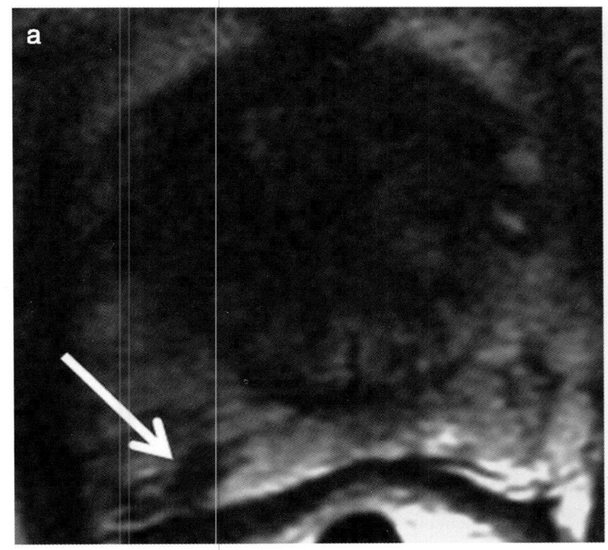

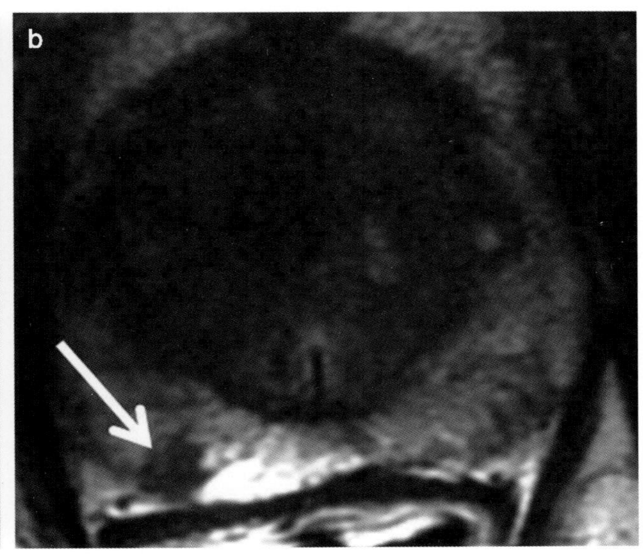

图 7.15 主动监测中进展表现

a. 活检前横轴位 T_2WI，显示尖部右侧病变（箭）。靶向穿刺活检结果显示前列腺癌 Gleason 评分 3 + 3(10%)。b. 随访 2 年后横轴位 T_2WI，病灶略增大，边缘呈毛刺状（箭），ADC 值轻度下降。随访靶向穿刺活检显示前列腺癌 Gleason 评分 3 + 4(15%)，前列腺切除术后标本证实

表 7.5 采取主动监测男性患者 MRI 进展可能性评估

Likert 分级	MRI 进展可能性评估
1	既往 MRI 上可疑征象消失
2	既往 MRI 上可疑征象的范围缩小，和(或)较前不明显
3	MRI 表现稳定：无新的局灶/弥漫性病变出现
4	疑似前列腺癌的征象大小显著增加，和(或)病变更加明显
5	影像上明确的分期进展

结论

前列腺的多参数 MRI 提供了前列腺癌不同治疗方法的重要信息：根治性前列腺切除术、放射治疗-近距离放射治疗、雄激素剥夺治疗和局灶性治疗。复发性前列腺癌的 MRI 表现需要对不同的序列进行分析，尤其是 DWI 和 DCE。此外，目前对低风险和局限性前列腺癌主动监测的随访方法要求评估 MRI 上影像表现的变化，以确定随着时间的推移是否存在前列腺显著癌。

要点

- 多参数 MRI 提供了前列腺癌不同治疗方法的重要信息：根治性前列腺切除术、放射治疗-近距离放射治疗、雄激素剥夺治疗和局灶性治疗。
- 复发性前列腺癌的多参数 MRI 表现需要对不同的序列进行分析，尤其是 DWI 和 DCE。
- 目前对低风险和局限性前列腺癌主动监测的随访方法要求评估 MRI 上影像表现的变化，以确定随着时间的推移是否存在前列腺显著癌。

参考文献

[1] Martino P, Scattoni V, Galosi A, Consonni P, Trombetta C, Palazzo S, et al. Role of imaging and biopsy to assess local recurrence after definitive treatment for prostate carcinoma (surgery, radiotherapy, cryotherapy, HIFU). World J Urol. 2011;29:595-605.

[2] Fütterer JJ. Imaging of recurrent prostate cancer. Radiol Clin N Am. 2012;50(6):1075-83.

[3] Vargas HA, Wassberg C, Akin O, Hricak H. MR imaging of treated prostate cancer. Radiology. 2012;262(1):26-42.

[4] Wassberg C, Akin O, Vargas HA, Shukla-Dave A, Zhang J, Hricak H. The incremental value of contrast-enhanced MRI in the detection of biopsy-proven local recurrence of prostate cancer after radical prostatectomy: effect of reader experience. AJR Am J Roentgenol. 2012;199(2):360-6.

[5] Panebianco V, Barchetti F, Grompone MD, Colarieti A, Salvo V, Cardone G, et al. Magnetic resonance imaging for localization of prostate cancer in the setting of biochemical recurrence. Urol Oncol. 2016;34(7):303-10.

[6] De Visschere PJ, De Meerleer GO, Fütterer JJ, Villeirs GM. Role of MRI in follow-up after focal therapy for prostate carcinoma. AJR Am J Roentgenol. 2010;194(6):1427-33.

[7] Vilanova JC, Luna-Alcalá A, Boada M, Barceló J. Multiparametric MRI. The role of MRI techniques in the diagnosis, staging and follow up of prostate cancer. Arch Esp Urol. 2015;68(3):316-33.

[8] Catalá V, Vilanova JC, Gaya JM, Algaba F, Martí T. Multiparametric magnetic resonance imaging and prostate cancer: what's new? Radiologia. 2017;59(3):196-208.

[9] Moore CM, Giganti F, Albertsen P, Allen C, Bangma C, Briganti A, et al. Reporting magnetic resonance imaging in men on active surveillance for prostate cancer: the PRECISE recommendations-a report of a European School of Oncology Task Force. Eur Urol. 2017;71(4):648-55.

[10] Professionals S-O. Uroweb-European Association of Urology (EAU) [Internet]. Uroweb. 2017. http://uroweb.org/. Cited 8 April 2017.

[11] Theodorescu D, Lippert MC, Broder SR, Boyd JC. Early prostate-specific antigen failure following radical perineal versus retropubic prostatectomy: the importance of seminal vesicle excision. Urology. 1998;51(2):277-82.

[12] Sella T, Schwartz LH, Hricak H. Retained seminal vesicles after radical prostatectomy: frequency, MRI characteristics, and clinical relevance. AJR Am J Roentgenol. 2006;186(2):539-46.

[13] Murphy G, Haider M, Ghai S, Sreeharsha B. The expanding role of MRI in prostate cancer. AJR Am J Roentgenol. 2013;201(6):1229-38.

[14] Barchetti F, Panebianco V. Multiparametric MRI for recurrent prostate cancer post radical prostatectomy and postradiation therapy. Biomed Res Int. 2014;2014:316272.

[15] Sciarra A, Panebianco V, Salciccia S, Osimani M,

Lisi D, Ciccariello M, et al. Role of dynamic contrast-enhanced magnetic resonance (MR) imaging and proton MR spectroscopic imaging in the detection of local recurrence after radical prostatectomy for prostate cancer. Eur Urol. 2008; 54 (3): 589-600.

[16] Roy C, Foudi F, Charton J, Jung M, Lang H, Saussine C, et al. Comparative sensitivities of functional MRI sequences in detection of local recurrence of prostate carcinoma after radical prostatectomy or external-beam radiotherapy. AJR Am J Roentgenol. 2013;200(4):W361-8.

[17] Lopes Dias J, Lucas R, Magalhães Pina J, João R, Costa NV, Leal C, et al. Post-treated prostate cancer: normal findings and signs of local relapse on multiparametric magnetic resonance imaging. Abdom Imaging. 2015;40(7):2814-38.

[18] Boonsirikamchai P, Choi S, Frank SJ, Ma J, Elsayes KM, Kaur H, et al. MR imaging of prostate cancer in radiation oncology: what radiologists need to know. Radiographics. 2013;33(3):741-61.

[19] Kalbhen CL, Hricak H, Shinohara K, Chen M, Parivar F, Kurhanewicz J, et al. Prostate carcinoma: MR imaging findings after cryosurgery. Radiology. 1996;198(3):807-11.

[20] Kurhanewicz J, Vigneron DB, Hricak H, Parivar F, Nelson SJ, Shinohara K, et al. Prostate cancer: metabolic response to cryosurgery as detected with 3D H-1 MR spectroscopic imaging. Radiology. 1996;200(2):489-96.

[21] Rouvière O. Imaging techniques for local recurrence of prostate cancer: for whom, why and how? Diagn Interv Imaging. 2012;93(4):279-90.

[22] Woodrum DA, Kawashima A, Gorny KR, Mynderse LA. Prostate cancer: state of the art imaging and focal treatment. Clin Radiol. 2017; 72: 665-79.

[23] Oppenheimer DC, Weinberg EP, Hollenberg GM, Meyers SP. Multiparametric magnetic resonance imaging of recurrent prostate cancer. J Clin Imaging Sci. 2016;6:18.